Marcel Doll

50 Workouts

Bodyweight-Training für Fortgeschrittene

Noch effektiver trainieren ohne Geräte – für mehr Kraft, Ausdauer und Beweglichkeit

riva

Bibliografische Information der Deutschen Nationalbibliothek:
Die Deutsche Nationalbibliothek verzeichnet diese Publikation in der Deutschen Nationalbibliografie. Detaillierte bibliografische Daten sind im Internet über http://dnb.d-nb.de abrufbar.

Für Fragen und Anregungen
info@m-vg.de

Wichtige Hinweise
Dieses Buch ist für Lernzwecke gedacht. Es stellt keinen Ersatz für eine individuelle medizinische Beratung dar und sollte auch nicht als solcher benutzt werden. Wenn Sie medizinischen Rat einholen wollen, konsultieren Sie bitte einen qualifizierten Arzt. Der Verlag und der Autor haften für keine nachteiligen Auswirkungen, die in einem direkten oder indirekten Zusammenhang mit den Informationen stehen, die in diesem Buch enthalten sind.

Ausschließlich zum Zweck der besseren Lesbarkeit wurde auf eine genderspezifische Schreibweise sowie eine Mehrfachbezeichnung verzichtet. Alle personenbezogenen Bezeichnungen sind somit geschlechtsneutral zu verstehen.

Originalausgabe
1. Auflage 2024

Türkenstraße 89
80799 München
Tel.: 089 651285-0

Redaktion: Susanne Schneider
Umschlaggestaltung: Manuela Amode
Bildnachweis: Illustrationen auf dem Umschlag und im Innenteil: evoletics – ein Produkt der science on filed GmbH
Layout: Meike Herzog, www.alpsee-design.de
Satz: Daniel Förster, Belgern
Druck: Florjancic Tisk d.o.o., Slowenien
Printed in the EU

ISBN Print 978-3-7423-2554-9
ISBN E-Book (PDF) 978-3-7453-2329-0
ISBN E-Book (EPUB, Mobi) 978-3-7453-2328-3

Inhalt

Bodyweight-Training für Fortgeschrittene

1

Die Latte höher legen – neue Trainingsziele mit dem eigenen Körpergewicht erreichen

Du trainierst bereits regelmäßig, besitzt eine gute Grundfitness und bist immer wieder auf der Suche nach neuen sportlichen Herausforderungen? Auch dein fortgeschrittenes Training kann ohne zusätzliches Equipment sehr effektiv sein. Zusätzlich profitierst du von den Vorzügen des Trainings, das ausschließlich mit dem eigenen Körpergewicht als Trainingswiderstand auskommt. Das Training kann jederzeit und überall stattfinden. Du benötigst außer ein wenig Zeit nur idealerweise eine Gymnastikmatte und Trainingsmotivation. Da du es bereits schaffst, regelmäßig Training in deinen Wochenplan zu integrieren – schließlich zählst du dich zu den Fortgeschrittenen –, bin ich mir sicher, dass Letzteres bei dir vorhanden ist. Somit steht deinem Training zu mehr Kraft, Ausdauer und Beweglichkeit nichts mehr im Wege.

Auf welchem Level bist du?

Die Workouts in diesem Buch setzen voraus, dass du mit den Grundübungen des Bodyweight-Trainings – wie Kniebeuge, Unterarmstütz, Ausfallschritt, Liegestütz – bereits vertraut bist und diese technisch sauber über eine entsprechende Belastungszeit ausführen kannst. Dich erwarten intensive und schweißtreibende Workouts, die weder zum Einstieg noch zum Wiedereinstieg ins Training geeignet sind. Passende Trainingspläne für Einsteiger findest du in meinem Buch *50 Workouts – Bodyweight-Training ohne Geräte*, das in der gleichen Buchreihe erschienen ist. Du bist jedoch körperlich fit und möchtest die nächste Herausforderung annehmen? Dann bist du hier genau richtig.

Mit Regeneration zum nächsten Level

Du möchtest deine Fitness steigern und bist hoch motiviert, deine Ziele zu erreichen. Da du dich körperlich absolut fit fühlst und du voller Elan und Tatendrang bist, besteht jedoch die Gefahr, dass die Regeneration zu kurz kommt. Bedenke: Nur in der idealen Kombination aus Training und Regeneration erzielen wir die bestmöglichen Resultate. Hör hier insbesondere auf dein Körpergefühl. Fühlst du dich müde, schlapp oder hast du eventuell noch Muskelkater vom letzten Training, dann ist heute nicht der ideale Tag für eine intensive Trainingseinheit. Gönn dir an solchen Tagen Zeit zur Erholung. Ein Spaziergang an der frischen Luft, eine Massage, eine moderate Ausdauerbelastung oder ein Saunagang helfen dir dabei, schnellstmöglich zu regenerieren. Guter und erholsamer Schlaf sowie eine gesunde Ernährung mit ausreichend Proteinzufuhr sind an allen Tagen die Schlüsselfaktoren für deinen Trainingsfortschritt. Im Training setzen wir lediglich den Trainingsreiz. Die Effekte und somit die Anpassungsprozesse finden jedoch in der Regeneration statt. Die Erholung sollte somit mindestens genauso viel Aufmerksamkeit bekommen wie das eigentliche Training.

Wie die Workouts aufgebaut sind

Einer intensiven Trainingseinheit sollte grundsätzlich ein Warm-up vorausgehen, mit dem du deinen Körper auf die kommende Belastung vorbereitest. Anschließend kannst du dann im eigentlichen Workout alles aus dir herausholen. Mit dem Cool-down lässt du dann deine Trainingseinheit ausklingen und leitest die Regeneration ein.

Für jeden den passenden Plan

Die Bezeichnung des Workouts gibt dir direkten Aufschluss über die Zielsetzung des Trainings. So erwarten dich Ganzkörperworkouts, Trainingspläne mit dem Fokus auf ausgewählten Körperpartien, sportartspezifische Pläne oder auch spezielle Trainingsformen wie das Supersatz- oder Split-Training. Wie viel Zeit du für den jeweiligen Trainingsplan einplanen solltest, kannst du der angegebenen Trainingsdauer entnehmen.

Wiederholungen, Belastungszeit und Pause

Neben der Auswahl der Übungen ist die Intensität des Workouts insbesondere von den Wiederholungen beziehungsweise von der Belastungszeit und der darauffolgenden Belastungspause abhängig. Bei allen Übungen, bei denen es Sinn macht, die Wiederholungen zu zählen, ist beim Trainingsplan eine Wiederholungszahl angegeben, bei allen anderen Übungen findest du eine Zeitangabe. So werden beispielsweise bei der Kniebeuge die Wiederholungen gezählt und beim Unterarmstütz läuft die Uhr. Bei zweiseitigen Übungen gilt die angegebene Wiederholungszahl beziehungsweise Belastungszeit je Seite. So wird beispielsweise der Seitstütz zunächst 50 Sekunden auf der einen Seite trainiert, um danach die Seite zu wechseln und die Position hier genauso lange zu halten. Nach jeder Übung und nach jedem Seitenwechsel folgt die angegebene Belastungspause. Eine geringere Pausenzeit lässt dir weniger Zeit, um kurz zu regenerieren, und ist damit ein entscheidender Faktor für die Gesamtintensität des jeweilige Workouts.

Das Zirkelprinzip

Bei den Workouts findest du neben den bereits besprochenen Belastungsparametern noch eine Satzzahl. Abgesehen vom Supersatz-Training sind alle Workouts nach dem Zirkelprinzip aufgebaut. In diesem Fall führst du jede Übung in der angegebenen Reihenfolge zunächst einmal aus. Wenn du bei der letzten Übung angekommen bist, hast du einen (Trainings-)Satz absolviert. Dann beginnst du wieder mit der ersten Übung des Workouts und startest damit in den zweiten Satz.

Intensive Reize durch spezielle Methoden

Insbesondere bei fortgeschrittenen Sportlern ist es notwendig, immer wieder neue Trainingsreize zu setzen und neue Trainingsmethoden anzuwenden, um ein Leistungsplateau zu vermeiden und um kontinuierlich einen Trainingsfortschritt zu erzielen. Monotones Training, aber auch unzureichende Erholung können dazu führen, dass trotz regelmäßigem Training keine weitere Trainingsfortschritte erzielt werden und sich somit ein Motivationsverlust einstellt. Durch Variation im Training – das Ändern von Trainingsroutinen, Intensitäten und Übungen – sorgst du dafür, dass dein Körper ständig neue Trainingsreize erfährt.

Supersatz-Training

Beim Supersatz-Training werden zwei verschiedene Übungen direkt hintereinander ohne Pause ausgeführt. Dabei werden zwei Übungen miteinander kombiniert, die unterschiedliche Muskelgruppen ansprechen. Durch das Auslassen der Pause ist das Training zum einen sehr zeiteffizient, aber auch intensiv. Nach einem Satz des Übungspaares wird dann eine kurze Belastungspause eingelegt, um dann mit dem gleichen Übungspaar den nächsten Satz zu beginnen. Auf den komplett durchgeführten Supersatz folgt dann eine etwas längere Pause, bevor das nächste Übungspaar folgt.

Split-Training

Im Gegensatz zum Ganzkörpertraining, bei dem du während einer Trainingseinheit alle Muskelgruppen beanspruchst, wird beim Split-Training das Training auf mehrere Einheiten aufgeteilt, um bei jeder Einheit einzelne Körperpartien gezielt zu trainieren. Dadurch entsteht ein intensives und abwechslungsreiches Programm für jede Muskelgruppe, ohne dass die einzelnen Trainingseinheiten zu lang werden. Die verschiedenen Muskelgruppen werden an unterschiedlichen Trainingstagen belastet. Statt nur zwei- oder dreimal pro Woche zu trainieren, wird nun empfohlen, mindestens vier Trainingseinheiten pro Woche einzuplanen, damit jede Muskelgruppe mindestens zweimal pro Woche trainiert wird.

In einer Trainingswoche werden daher zwei separate Workouts trainiert:

- Workout a: fokussiert auf den Oberkörper (Brust, Rücken und Schultern).
- Workout b: beinhaltet das Training für Beine, Arme und Rumpf.

An vier Trainingstagen pro Woche könntest du beispielsweise am Montag und Donnerstag die Übungen für den Oberkörper (Workout a) durchführen und am Dienstag und Freitag diejenigen für Beine, Arme und Rumpf (Workout b). Der Mittwoch und das Wochenende bleiben in diesem Beispiel trainingsfrei.

Ein großer Vorteil des Split-Trainings besteht darin, dass die einzelnen Muskelpartien mehr Aufmerksamkeit erhalten, wodurch die Muskulatur intensiver gefordert wird, und dabei pro Trainingseinheit weniger Zeit benötigt wird. Gleichzeitig erhalten die Muskeln längere Pausen bis zur nächsten Beanspruchung und können sich somit bestmöglich regenerieren.

Wie du die Intensität anpassen kannst

Das Training soll dich fordern, jedoch nicht überfordern. Eine zu hohe Intensität darf nie zulasten der Bewegungsausführung gehen. Die Belastungsparameter – Wiederholungen beziehungsweise Belastungszeit, Belastungspause und die Satzzahl – sind bei den jeweiligen Workouts vorgegeben. Diese sind jedoch nicht in Stein gemeißelt. Die oberste Priorität hat immer eine einwandfreie Bewegungsqualität und damit verbunden die Sicherheit deines Trainings. Du kannst daher jederzeit beispielsweise die Belastungszeit um zehn Sekunden kürzen oder die Pausen etwas verlängern. Führe zunächst zwei statt drei Sätze aus. Dies sind deine Möglichkeiten, die Workouts individuell an deine Belastbarkeit anzupassen.

Zusätzliche Hilfsmittel

Ein Bodyweight-Training erfordert selbstverständlich keine Trainingsgeräte. Bei wenigen Übungen benötigen wir Hilfsmittel, auf die jedoch jeder zurückgreifen kann. Folgende Hilfsmittel können zum Einsatz kommen:

- Wand
- standsicherer Tisch
- stabile Kiste – hier kann auch ein standsicherer Stuhl oder ein ähnlich hoher Gegenstand genutzt werden
- Klimmzugstange – hier kann auch eine andere sichere Möglichkeit genutzt werden, an der man sich hochziehen kann, beispielsweise Klettergerüst auf dem Spielplatz, stabiler Ast, etc.

Die für das jeweilige Workout benötigten Hilfsmittel sind bei jedem Trainingsplan angegeben. Die meisten Workouts kommen jedoch komplett ohne Hilfsmittel aus. Solltest du noch nicht im Besitz einer Gymnastik- beziehungsweise Trainingsmatte sein, kann ich dir grundsätzlich für das Bodyweight-Training empfehlen, in eine gute Matte zu investieren. Zum einen bietet sie dir im Training mehr Komfort, zum anderen Rutschsicherheit.

Für das Stoppen der Belastungszeit benötigst du eine Uhr mit Stoppfunktion. Alternativ kannst du hier aber auch eine der diversen Timer-Apps für das Smartphone einsetzen.

Warm-up

Mit den Mobilisationsübungen bereitest du dich und deinen Körper auf die kommende Belastung vor. Nimm dir vor jedem Training kurz die Zeit, dich auf das Training einzustimmen, damit dein Fokus in den nächsten Minuten ohne Ablenkung ganz auf deinem Training liegt. Mit den hier vorgestellten sechs Übungen bewegst du die wichtigsten Gelenke durch und regst deinen Stoffwechsel an.

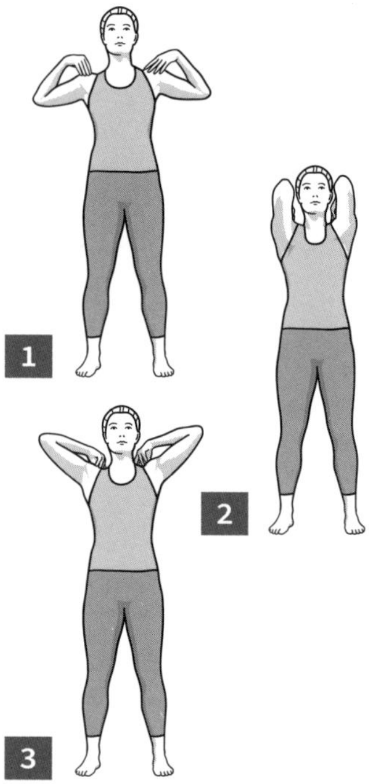

Schulterkreisen

1. Einen aufrechten, hüftbreiten Stand einnehmen. Die Fingerspitzen auf die Schulter aufsetzen. Die Ellbogen zeigen nach außen. Der Blick ist nach vorn gerichtet.
2. Die Ellbogen vor dem Brustbein zusammenführen und nach vorn oben anheben. Die Ellbogen beim Anheben so lange wie möglich nah beieinander halten.
3. Die Ellbogen nach oben öffnen und in einer großen Kreisbewegung über die Seite nach unten absenken. 30 Sekunden in einer fließenden Bewegung fortfahren.

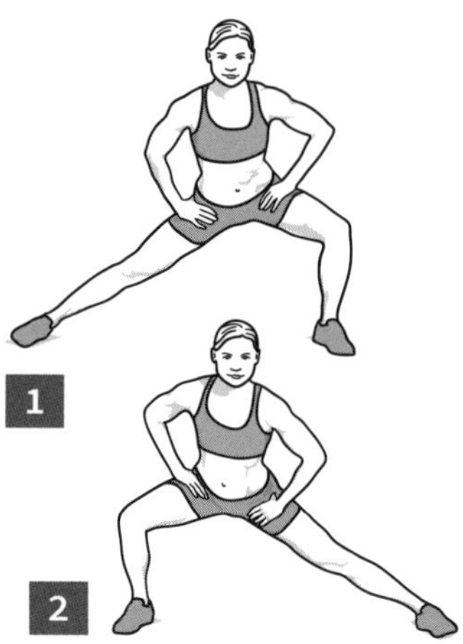

Dynamischer Wechsel im breiten Grätschstand

1. Einen breiten Grätschstand einnehmen. Die Füße parallel zueinander ausrichten. Die Hände an die Hüften legen. Ein Knie beugen und den Körperschwerpunkt auf die Seite des gebeugten Knies verlagern. Das andere Bein bleibt gestreckt.
2. Im Wechsel das rechte und linke Knie beugen. Die Position jeweils für wenige Sekunden halten. Der Blick bleibt nach vorn gerichtet. Die Mobilisation 30 bis 60 Sekunden ausführen.

Hüftrotation im Sitz

1. Eine sitzende Position einnehmen. Die Füße dabei etwas mehr als schulterbreit aufsetzen. Die Knie befinden sich im rechten Winkel. Die Hände hinter dem Gesäß flächig aufsetzen. Die Fingerspitzen zeigen nach hinten. Der Blick ist nach vorn gerichtet, die Schultern sind tief.
2. Im Wechsel die Knie zur rechten und linken Seite senken. Die Position jeweils für wenige Sekunden halten. Der Blick bleibt nach vorn gerichtet. Die Mobilisation 30 bis 60 Sekunden ausführen.

Tipp: Zur Steigerung die Hände vom Boden lösen und vor dem Brustkorb halten. Den Oberkörper in der Bewegung möglichst lang aufrichten.

1

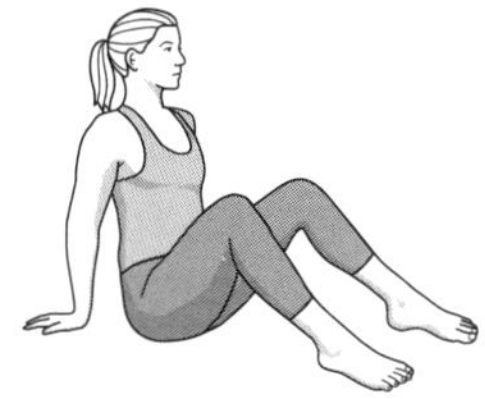

2

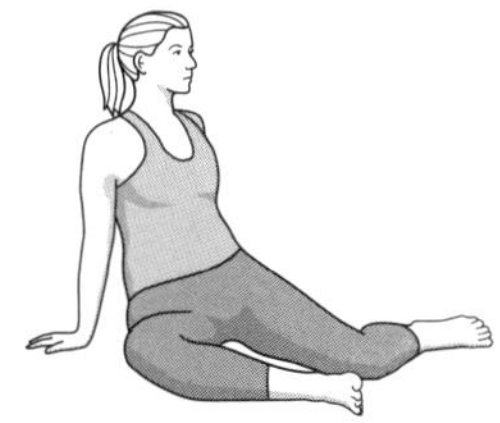

Wirbelsäulenmobilisation im Vierfüßlerstand

1. Einen Vierfüßlerstand einnehmen. Die Hände befinden sich unter den Schultern, die Knie unter den Hüften. Die Füße sind gestreckt. Nun das Kinn Richtung Brust ziehen und das Becken aufrichten beziehungsweise das Schambein nach vorn rollen, sodass der Rücken rund wird. Dabei den Bauchnabel Richtung Wirbelsäule ziehen. Mit den Händen aktiv vom Boden abdrücken.
2. Anschließend die Wirbelsäule wieder strecken, den Bauch nach unten sinken lassen, dabei das Becken kippen und das Gesäß nach oben schieben. In dieser Bewegung das Brustbein nach vorn oben schieben und den Kopf anheben. In einem fließenden, langsamen Tempo zwischen Beugung und Streckung der Wirbelsäule für 30 bis 60 Sekunden hin- und herwechseln.

1

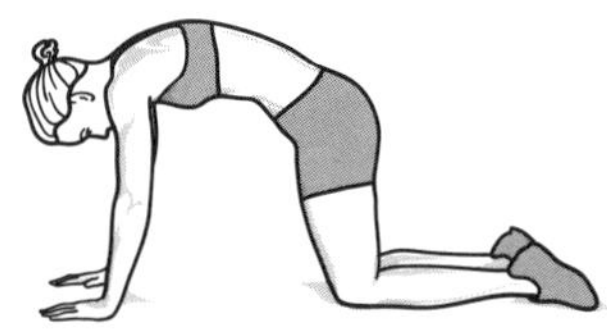

2

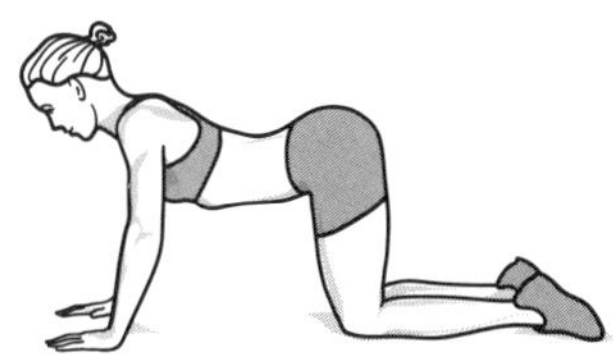

Hüftmobilisation aus dem Ausfallschritt

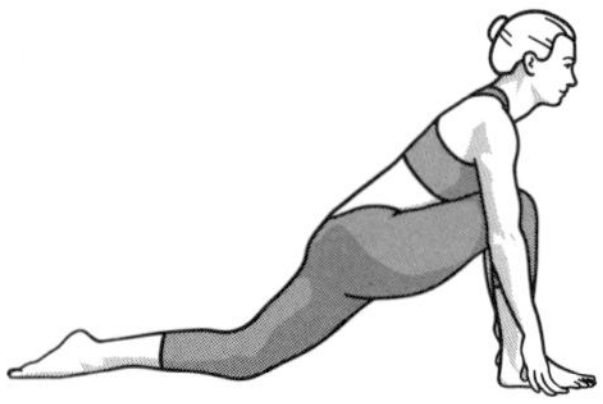

1

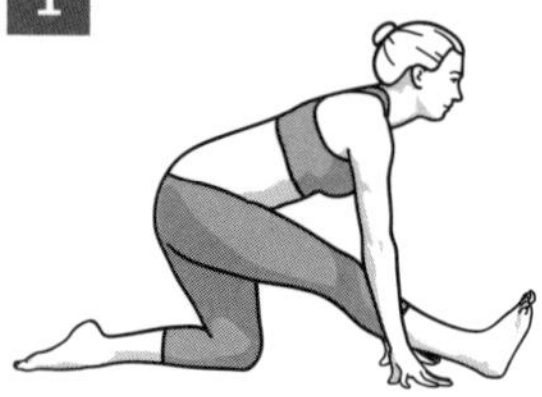

2

1. In einen Ausfallschritt mit dem rechten Fuß nach vorn steigen. Das linke Knie zum Boden absenken und den linken Fußrücken ablegen. Die Hände ebenfalls auf dem Boden aufsetzen. Der linke Hüftknochen sinkt nach unten. Den Oberkörper aufrichten und nach vorn blicken. Die Position einige Sekunden halten.
2. Das rechte Bein strecken und das Gesäß nach hinten schieben. Die Ferse vorn aufstellen, sodass die Fußspitzen nach oben zeigen. Der Rücken ist gestreckt. Beide Hüftknochen bleiben auf einer Höhe. Den gestreckten Oberkörper nach unten zum rechten Bein absenken. Die Position für einige Sekunden halten. Danach das vordere Bein wieder beugen und im fließenden Wechsel 30 bis 60 Sekunden von einer Position in die andere kommen. Danach die Seite wechseln.

Rotation aus dem Ausfallschritt

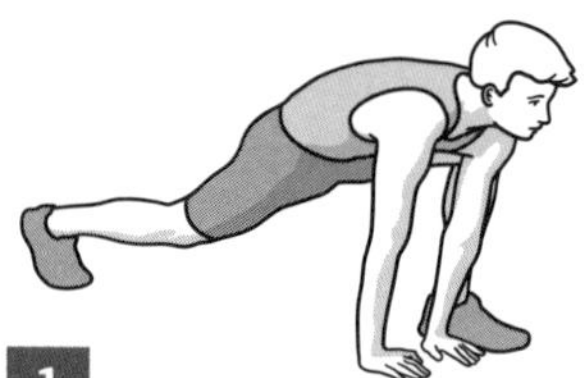

1

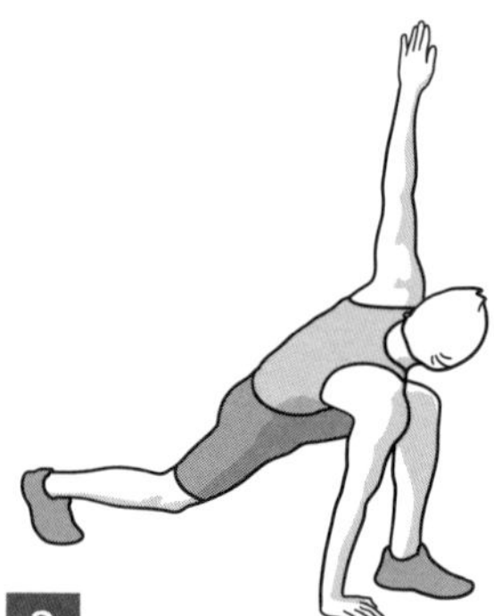

2

1. In einen Ausfallschritt mit dem linken Fuß nach vorn steigen. Beide Hände neben der linken Fußinnenseite schulterbreit und flächig auf dem Boden aufsetzen. Das rechte Bein nach hinten strecken und die Zehen aufstellen. Der Rücken ist gestreckt und der Blick nach unten gerichtet.
2. Die linke Hand lösen und mit dem Oberkörper nach links aufdrehen. Der linken Hand mit dem Blick folgen. Wieder nach unten eindrehen und im fließenden Wechsel für 30 bis 60 Sekunden fortfahren. Danach die Seite wechseln.

Cool-down

Genauso wie du dich mit den Mobilisationsübungen auf das Training eingestimmt hast, so lassen wir das Training mit ein paar Dehnübungen ausklingen und leiten so die Regeneration ein. Atmung und Herzschlag dürfen sich nach deiner intensiven Trainingseinheit wieder normalisieren und du darfst stolz auf deine erbrachte Leistung sein.

Dehnung von Oberschenkelrückseite und Wade

1. Auf den Rücken legen. Das linke Bein ausstrecken und flach auf dem Boden ablegen. Das rechte Bein anwinkeln und mit beiden Händen die Oberschenkelrückseite umgreifen.
2. Das rechte Bein nach oben strecken und die Fußspitzen aktiv nach unten ziehen. Die Position 30 bis 60 Sekunden halten. Danach die Seite wechseln.

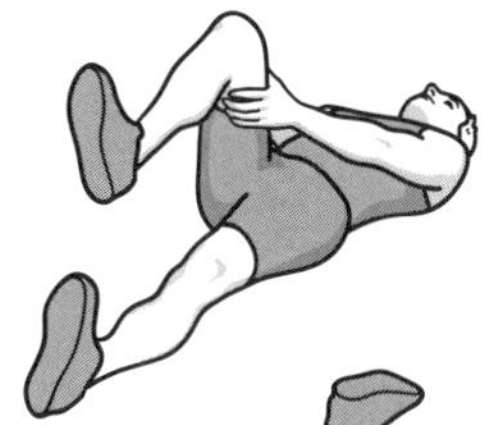

1

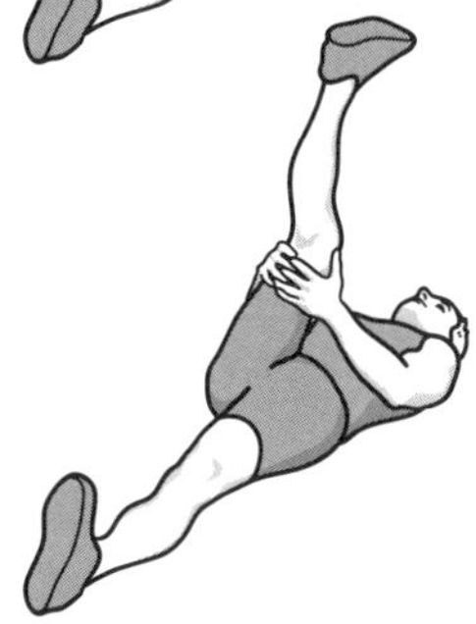

2

Dehnung von Hüftbeuger und Oberschenkelvorderseite

1. Auf eine Seite legen und den Kopf auf dem unteren Arm ablegen. Das obere Bein rechtwinklig gebeugt nach vorn ablegen. Hüft- und Kniegelenk bilden etwa einen 90-Grad-Winkel. Das untere Bein ist ebenfalls rechtwinklig gebeugt. Die Hüfte ist jedoch gestreckt, sodass sich der Oberschenkel des unteren Beins in Verlängerung des Rumpfes befindet.
2. Mit der freien Hand nun das Sprunggelenk des unteren Beins greifen. Den Fuß so weit Richtung Gesäß führen, bis eine Dehnung in der Oberschenkelvorderseite wahrnehmbar ist. Die Position für 30 bis 60 Sekunden halten. Danach die Seite wechseln.

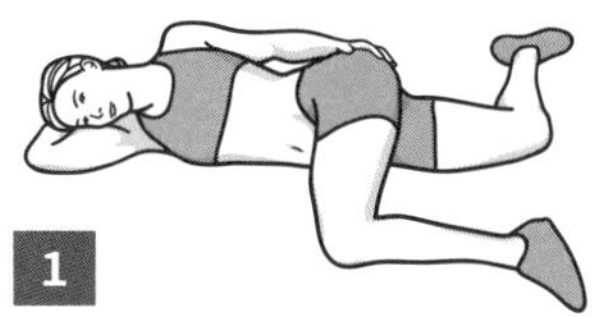

1

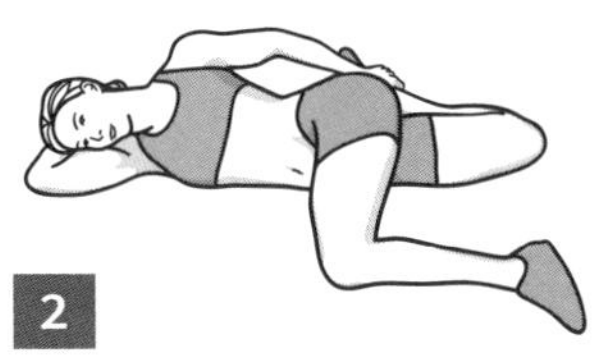

2

Dehnung von Oberschenkelrückseite und Hüftbeuger

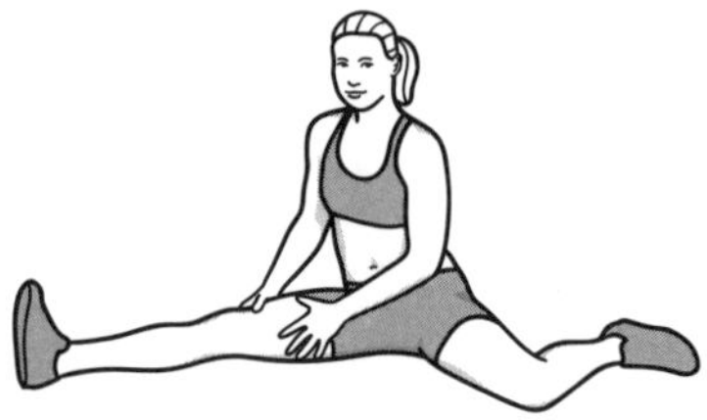

1

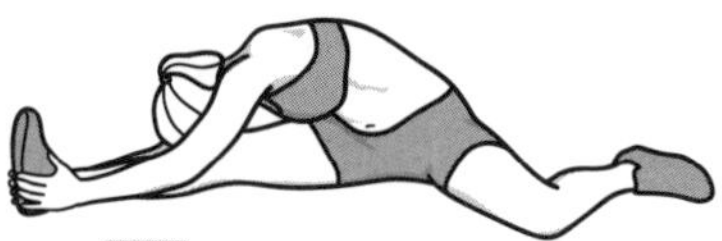

2

1. Auf den Boden setzen. Das rechte Bein nach vorn strecken. Das linke Bein anwinkeln und seitlich mit dem Fuß nach hinten zeigend ablegen.
2. Den Oberkörper nach vorn über das rechte Bein ablegen und den rechten Fuß umgreifen. Die Position 30 bis 60 Sekunden halten. Danach die Seite wechseln.

Tipp: Sollte es (noch) nicht möglich sein, den Fuß mit den Händen zu umgreifen, mit den Händen die Unterschenkelrückseite fassen.

Dehnung Gesäßmuskulatur

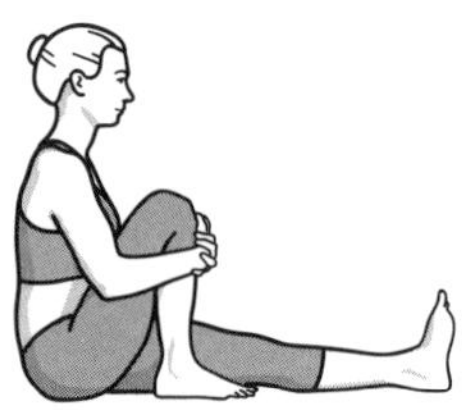

1

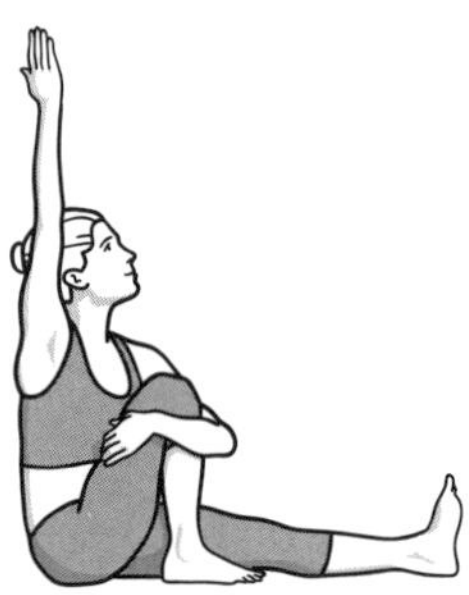

2

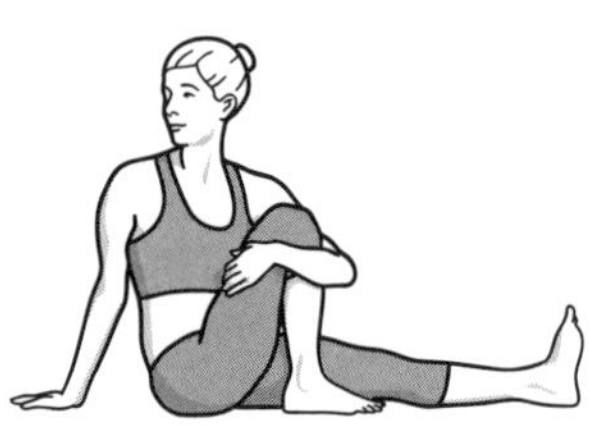

3

1. Mit aufrechtem Rücken auf den Boden setzen. Das linke Bein nach vorn ausstrecken. Das rechte Bein so anstellen, dass der Fuß auf Höhe des linken Knies steht.
2. Das rechte Bein mit dem linken Arm umgreifen. Den rechten Arm nach oben strecken, um die Wirbelsäule aufzurichten.
3. Mit dem Oberkörper zur rechten Seite rotieren und mit der rechten Hand hinter dem Gesäß abstützen. Dabei über die rechte Schulter blicken. Die Position 30 bis 60 Sekunden halten. Danach die Seite wechseln.

Dehnung von Gesäßmuskulatur und Oberschenkelvorderseite

1. In den Vierfüßlerstand auf eine Matte knien. Das rechte Knie nach vorn zur rechten Hand schieben. Den rechten Unterschenkel diagonal unter dem Oberkörper ablegen. Das linke Bein nach hinten strecken und den Fußrücken flach ablegen.
2. Den Oberkörper über das vordere Bein senken, die Unterarme auf dem Boden platzieren und den Kopf auf die Hände ablegen. Die Position 30 bis 60 Sekunden halten. Danach die Seite wechseln.

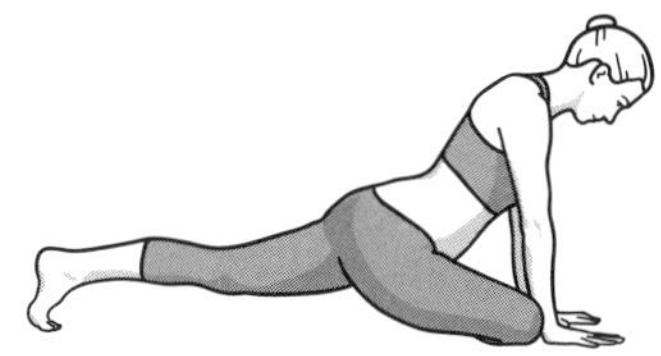

1

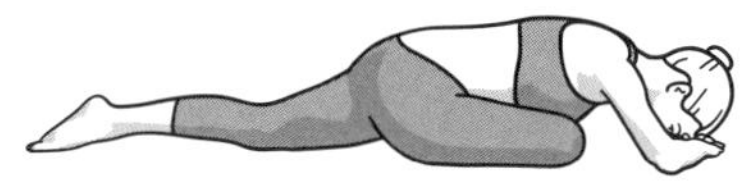

2

Hinweis: Je größer der Winkel im vorderen angewinkelten Knie ist, desto intensiver ist die Dehnung für die Gesäßmuskulatur. Bei Kniebeschwerden den Winkel jedoch klein halten.

Dehnung des Rückens

In den Fersensitz knien. Die Füße mit den Fußrücken ablegen, das Gesäß ruht auf den Fersen, die Stirn auf dem Boden platzieren. Die Arme weit nach vorn ausstrecken. Die Position 30 bis 60 Sekunden halten.

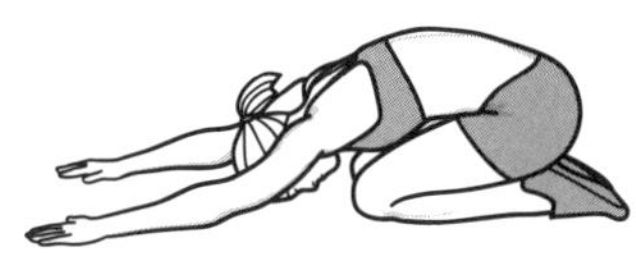

Tipp: Bei Schulterbeschwerden ist es angenehmer, die Arme seitlich neben dem Körper nach hinten abzulegen.

Die Workouts

2

1 Ganzkörperworkout für Fortgeschrittene 1

Trainingsdauer: 20 Minuten

	Übungen	Wiederholungen/ Belastungszeit	Belastungspause in Sekunden	Sätze	Seite
1	Unterarmstütz	40 Sek.	20	2	128
2	Paddeln in Bauchlage	40 Sek.	20	2	138
3	Seitstütz	40 Sek. je Seite	20	2	131
4	Kniebeuge	12 Wdh.	20	2	139
5	Liegestütz	12 Wdh.	20	2	124
6	Bergsteiger im Stütz	40 Sek.	20	2	131
7	Einbeiniges Beckenheben	12 Wdh. je Seite	20	2	141
8	Ausfallschritt	12 Wdh. je Seite	20	2	139

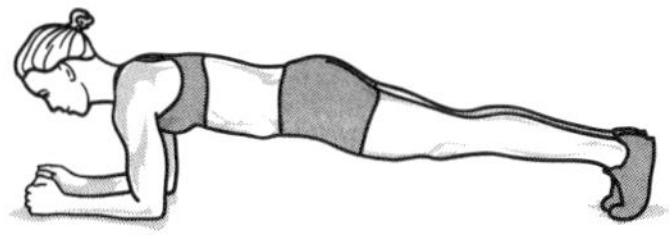

1 Unterarmstütz

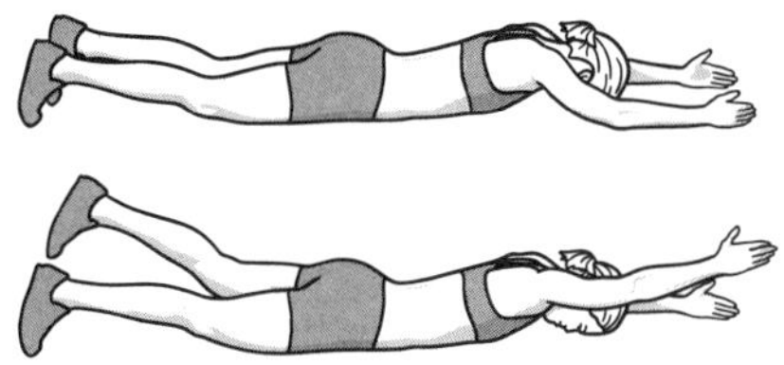

2 Paddeln in Bauchlage

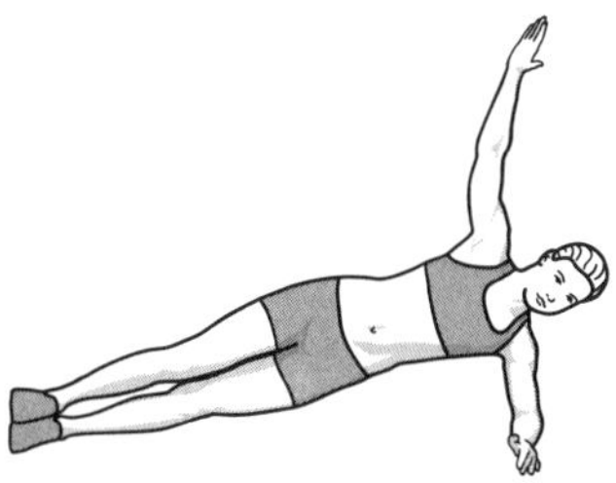

3 Seitstütz

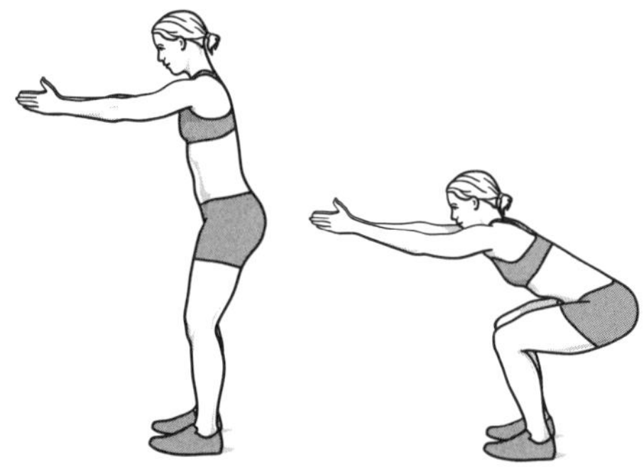

4 Kniebeuge

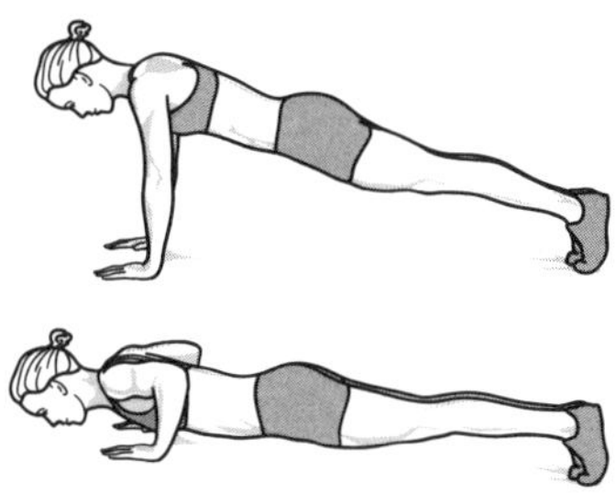

5 Liegestütz

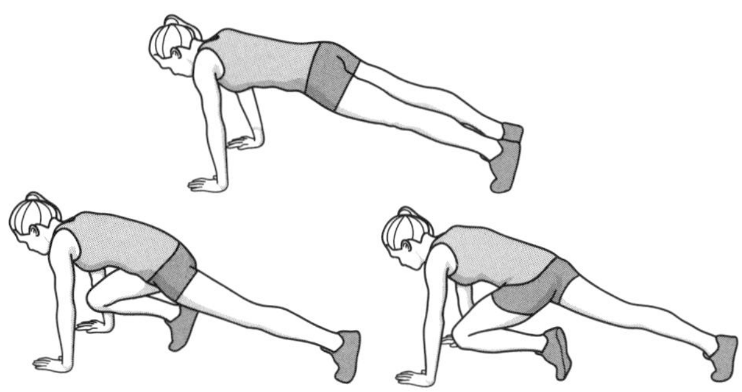

6 Bergsteiger im Stütz

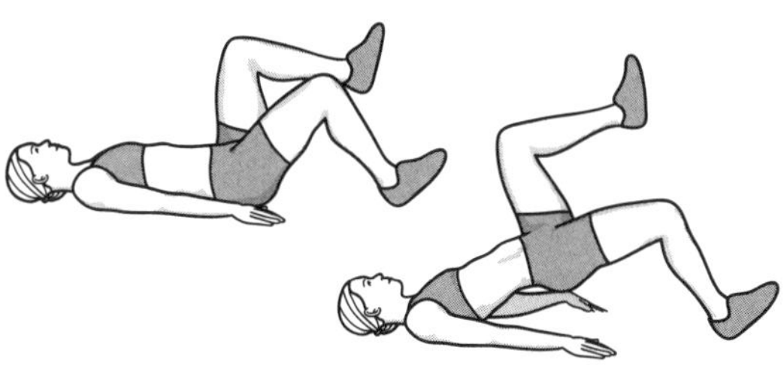

7 Einbeiniges Beckenheben

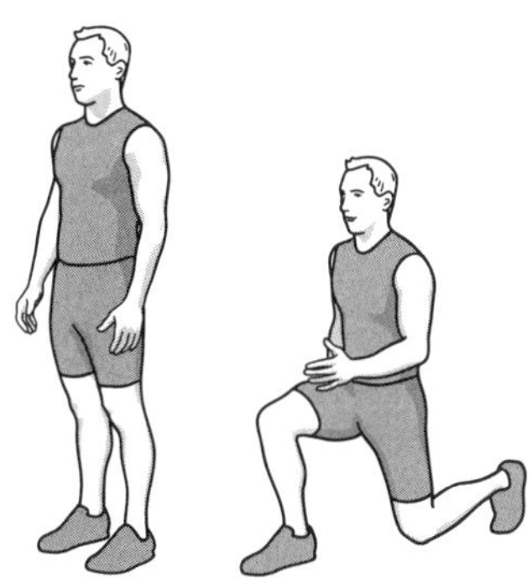

8 Ausfallschritt

2 Ganzkörperworkout für Fortgeschrittene 2

Trainingsdauer: 20 Minuten

	Übungen	Wiederholungen/ Belastungszeit	Belastungspause in Sekunden	Sätze	Seite
1	Hampelmann im Wechselschritt	50 Sek.	20	3	122
2	Unterarmstütz mit Hüftwippe	50 Sek.	20	3	130
3	Seitheben in Bauchlage	15 Wdh.	20	3	128
4	Dynamischer Seitstütz	15 Wdh. je Seite	20	3	132
5	Seitlicher Ausfallschritt	15 Wdh. je Seite	20	3	139
6	Schere	50 Sek.	20	3	137

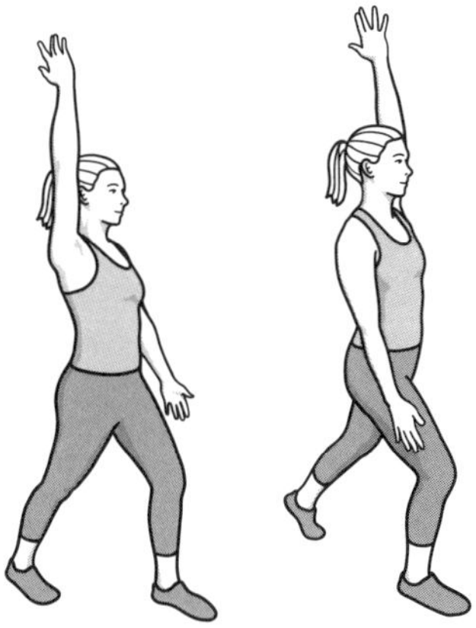

1 Hampelmann im Wechselschritt

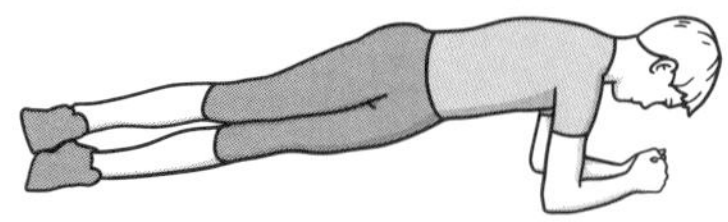

2 Unterarmstütz mit Hüftwippe

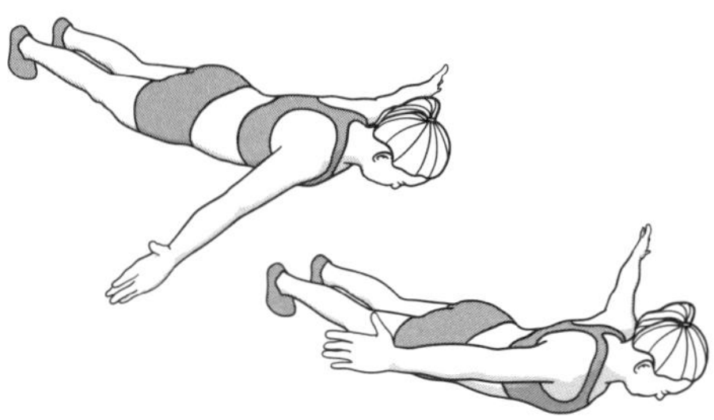

3 Seitheben in Bauchlage

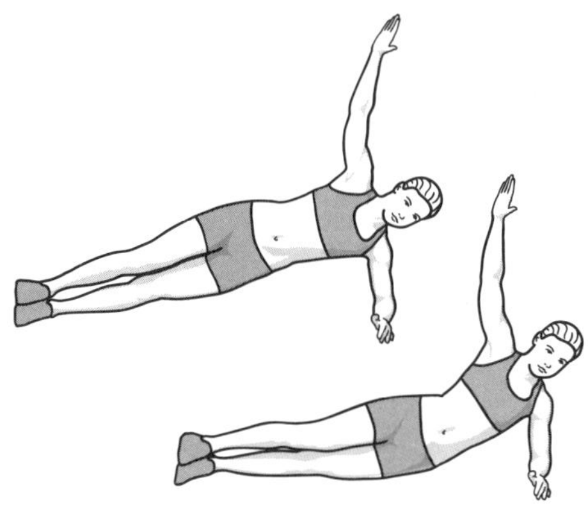

4 Dynamischer Seitstütz

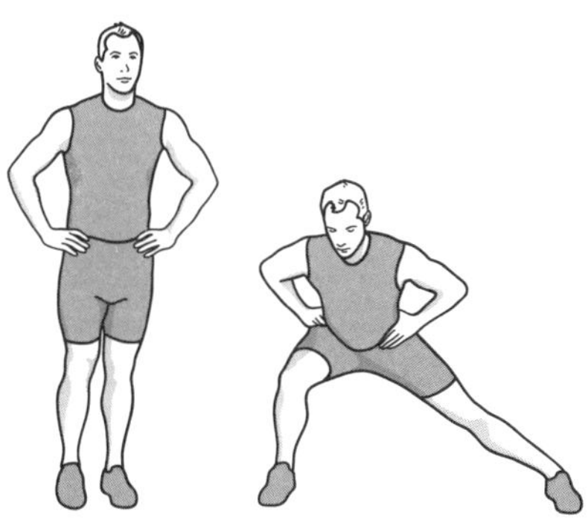

5 Seitlicher Ausfallschritt

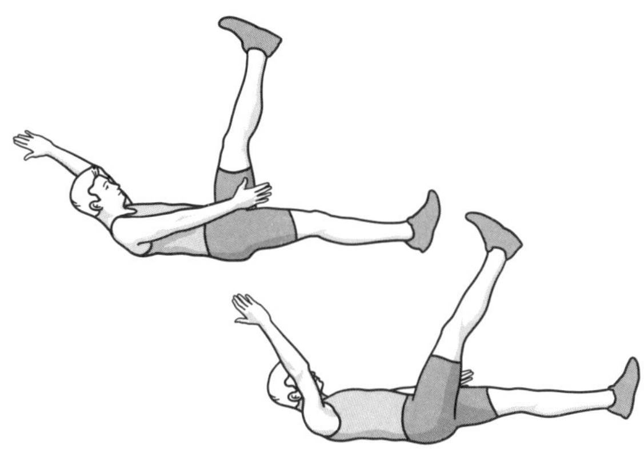

6 Schere

3 Ganzkörperworkout für Fortgeschrittene 3

Trainingsdauer: 20 Minuten

	Übungen	Wiederholungen/ Belastungszeit	Belastungspause in Sekunden	Sätze	Seite
1	Seilspringen	50 Sek.	20	2	120
2	Liegestütz mit Schulterklatschen	12 Wdh.	20	2	125
3	Frontheben in Bauchlage	12 Wdh.	20	2	128
4	Gehaltene Brücke mit wechselndem Beinheben	50 Sek.	20	2	141
5	Kniebeugensprung	50 Sek.	20	2	122
6	Unterarmstütz mit wechselndem Beinanheben	50 Sek.	20	2	128
7	Bauch-Twist	50 Sek.	20	2	133
8	Ausfallschrittkombination	50 Sek. je Seite	20	2	140

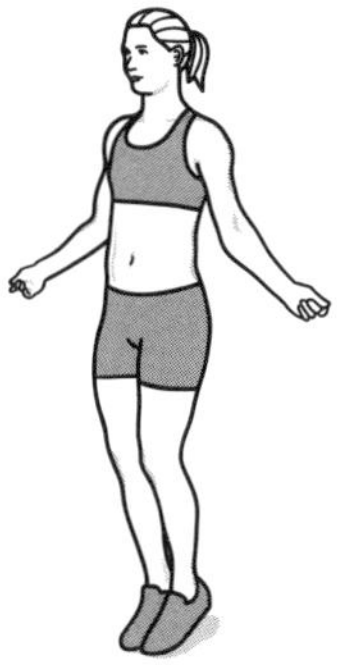

1 Seilspringen

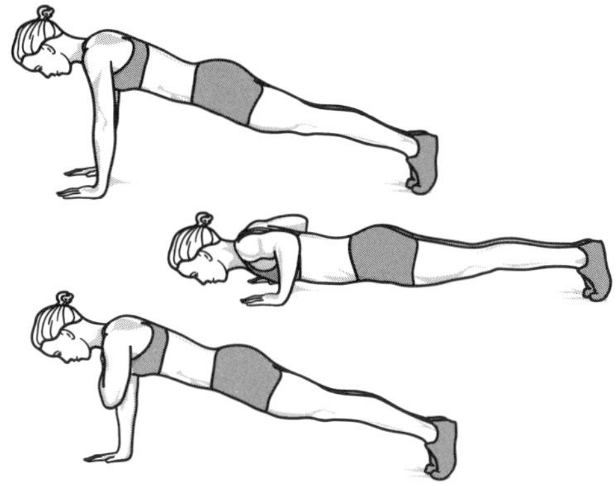

2 Liegestütz mit Schulterklatschen

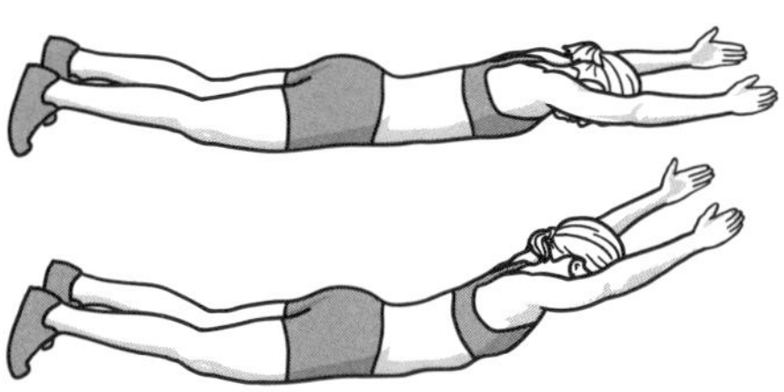

3 Frontheben in Bauchlage

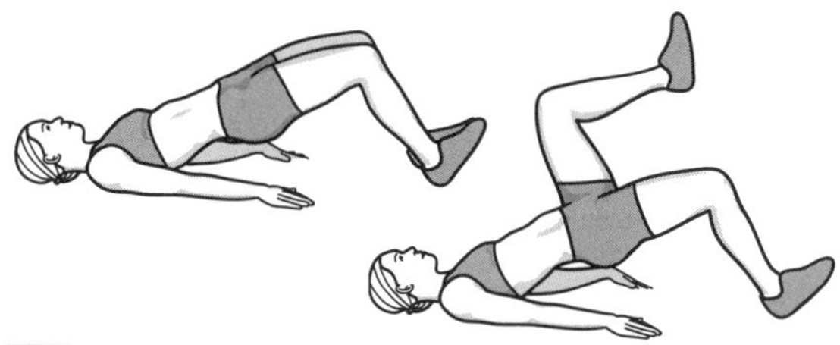

4 Gehaltene Brücke mit wechselndem Beinheben

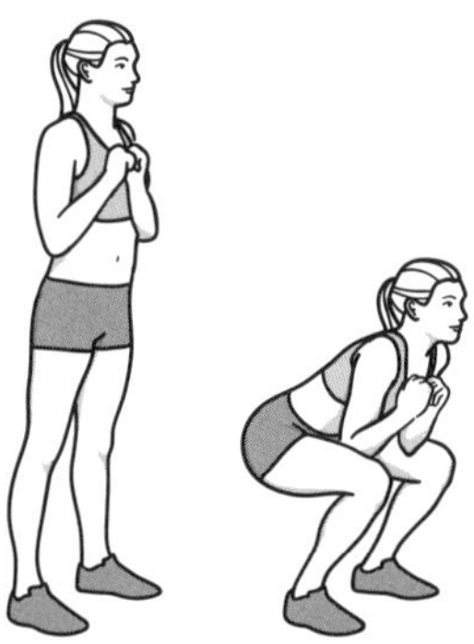

5 Kniebeugensprung

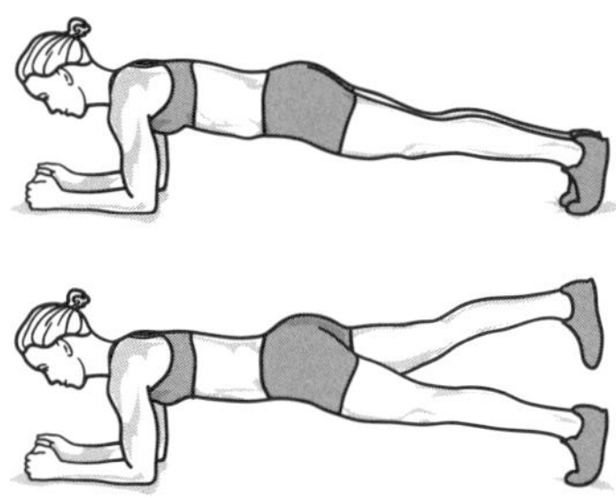

6 Unterarmstütz mit wechselndem Beinanheben

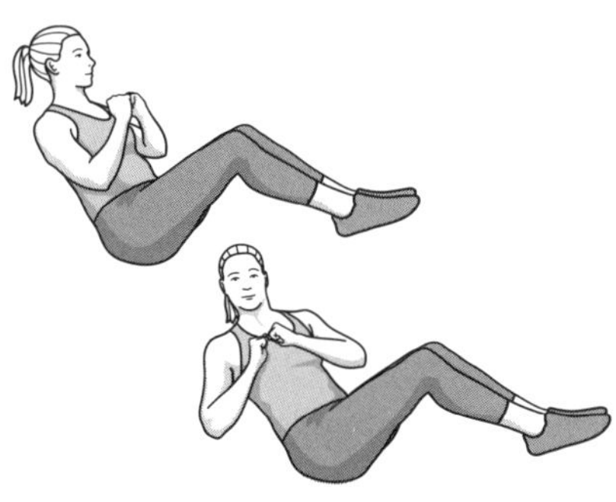

7 Bauch-Twist

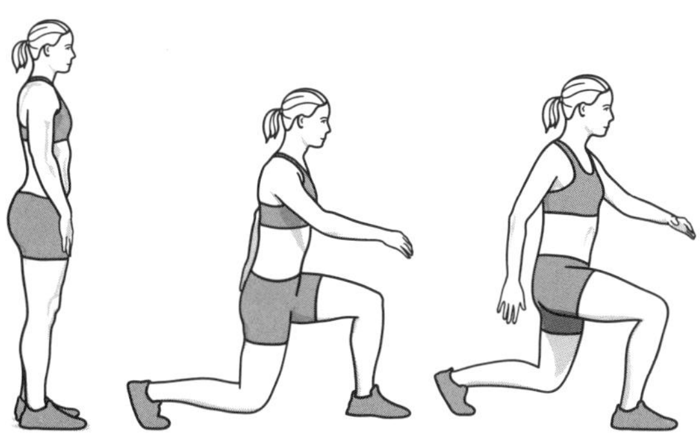

8 Ausfallschrittkombination

4 Ganzkörperworkout für Fortgeschrittene 4

Benötigte Hilfsmittel: stabile Kiste oder Stuhl
Trainingsdauer: 25 Minuten

	Übungen	Wiederholungen/ Belastungszeit	Belastungspause in Sekunden	Sätze	Seite
1	Unterarmstütz	50 Sek.	20	3	128
2	Erhöhter Ausfallschritt	15 Wdh. je Seite	20	3	140
3	Dip	15 Wdh.	20	3	126
4	Seitstütz	50 Sek. je Seite	20	3	131
5	Erhöhtes Beckenheben	15 Wdh.	20	3	140
6	Erhöhter Liegestütz	15 Wdh.	20	3	125

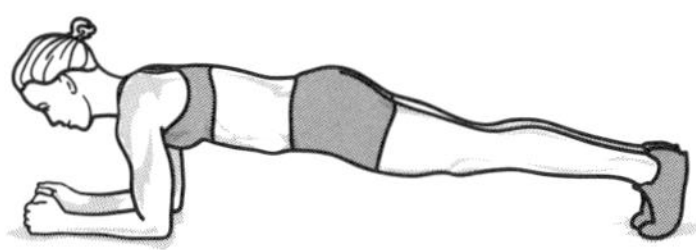

1 Unterarmstütz

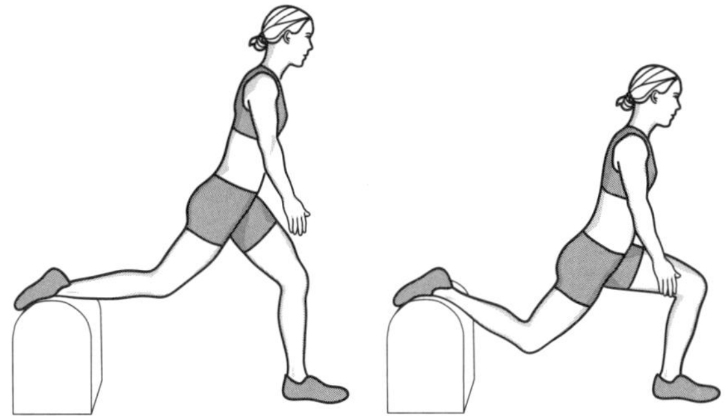

2 Erhöhter Ausfallschritt

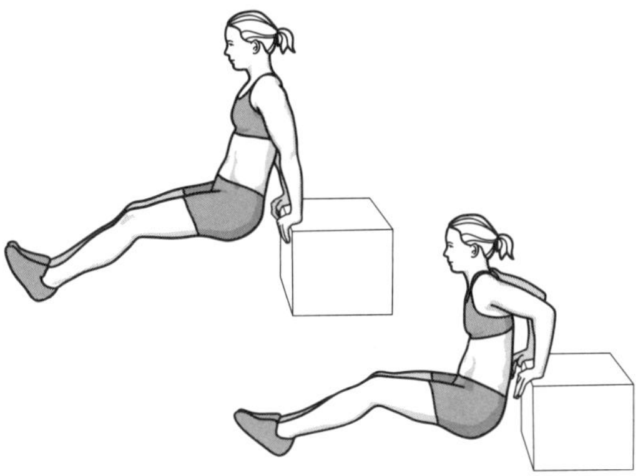

3 Dip

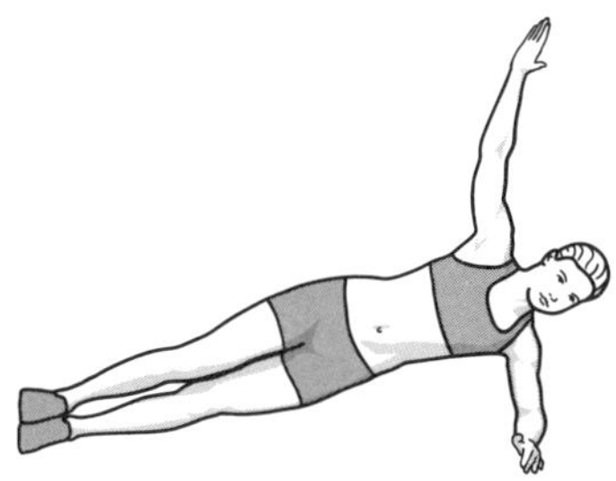

4 Seitstütz

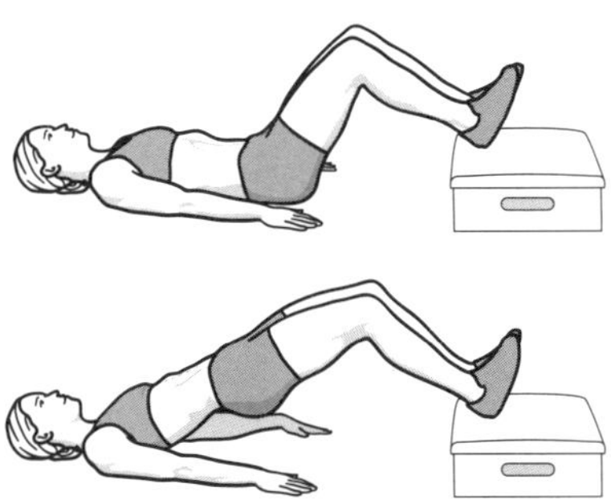

5 Erhöhtes Beckenheben

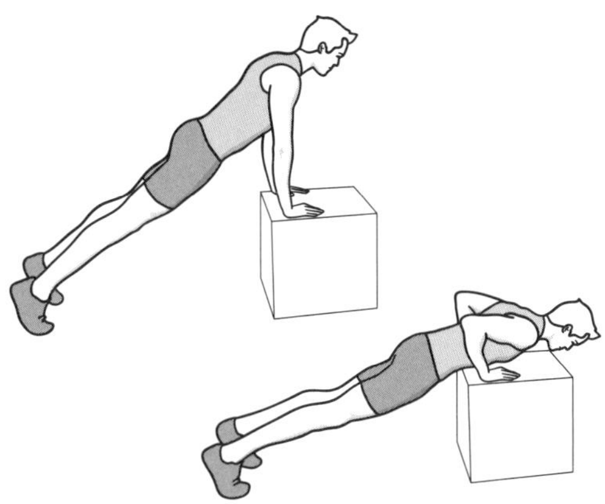

6 Erhöhter Liegestütz

5 Ganzkörperworkout für Fortgeschrittene 5

Trainingsdauer: 20 Minuten

	Übungen	Wiederholungen/ Belastungszeit	Belastungspause in Sekunden	Sätze	Seite
1	Hampelmann	50 Sek.	20	3	121
2	Abgelegter Liegestütz	12 Wdh.	20	3	124
3	Seitstütz mit Rotation	12 Wdh. je Seite	20	3	132
4	Hohe Wechselsprünge auf der Stelle	50 Sek.	20	3	120
5	Diagonaler Bergsteiger im Stütz	50 Sek.	20	3	131
6	Paddeln in Bauchlage	50 Sek.	20	3	138

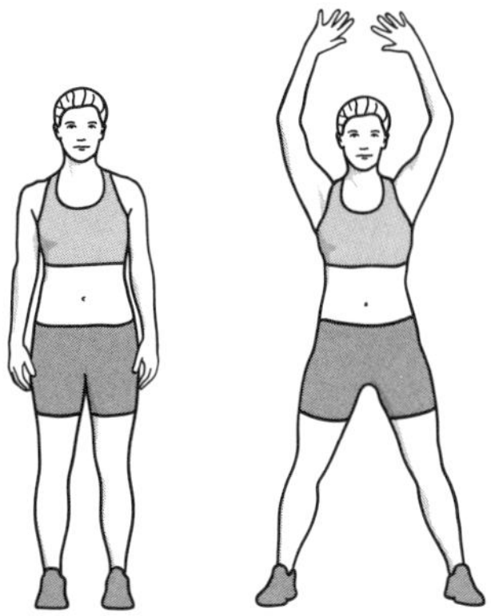

1 Hampelmann

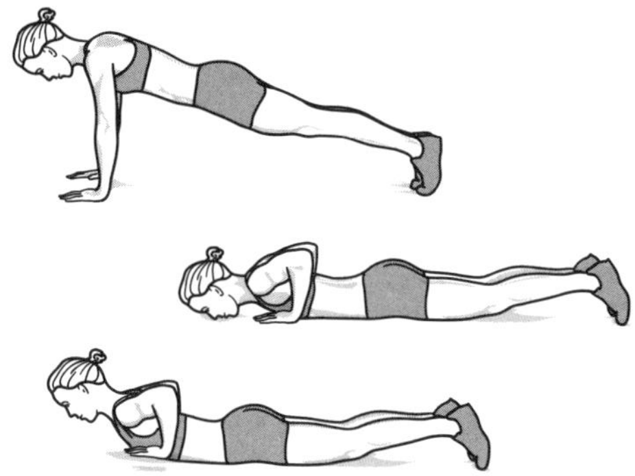

2 Abgelegter Liegestütz

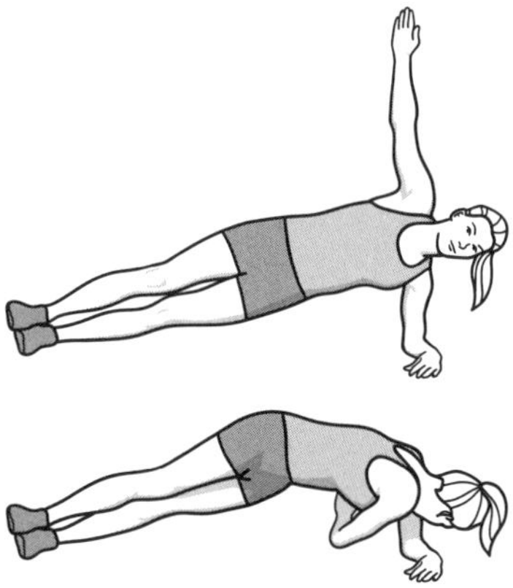

3 Seitstütz mit Rotation

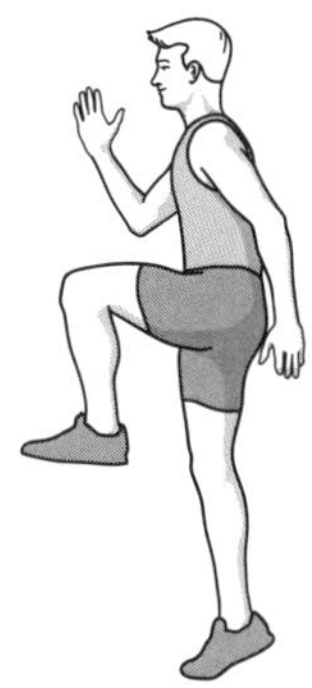

4 Hohe Wechselsprünge auf der Stelle

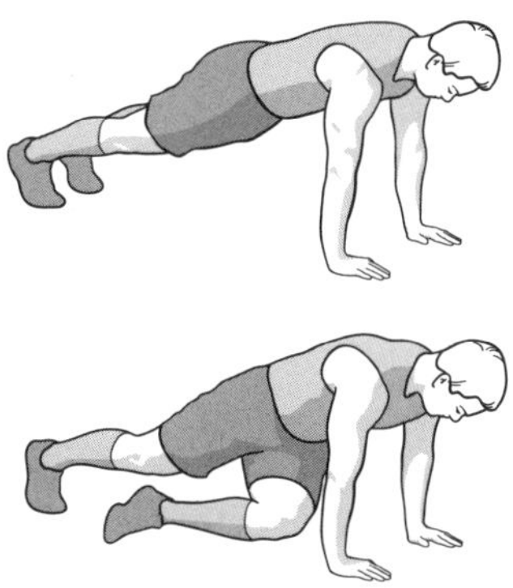

5 Diagonaler Bergsteiger im Stütz

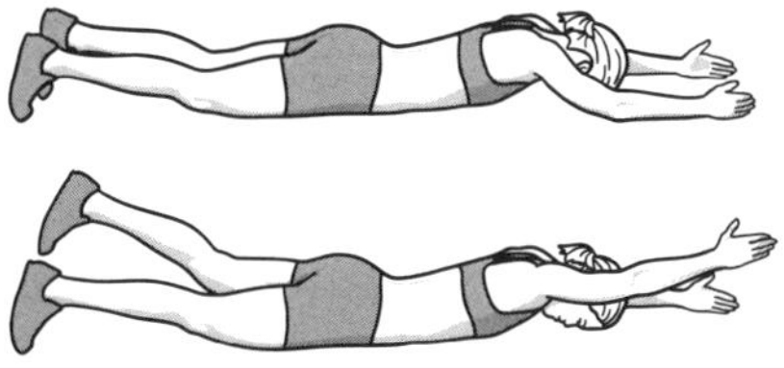

6 Paddeln in Bauchlage

6 Ganzkörperworkout für Fortgeschrittene 6

Trainingsdauer: 30 Minuten

	Übungen	Wiederholungen/ Belastungszeit	Belastungspause in Sekunden	Sätze	Seite
1	Standwaage	12 Wdh. je Seite	20	3	141
2	Einbeiniges Beckenheben	12 Wdh. je Seite	20	3	141
3	Klappmesser	12 Wdh.	20	3	136
4	Liegende Rumpfrotation mit angewinkelten Beinen	40 Sek.	20	3	137
5	Ausfallschritt	12 Wdh. je Seite	20	3	139
6	Spiderman-Unterarmstütz	40 Sek.	20	3	129
7	Wechselseitiges Armstrecken aus der Bauchlage	40 Sek.	20	3	138
8	Kniebeuge	12 Wdh.	20	3	139
9	Dynamischer Seitstütz	12 Wdh. je Seite	20	3	132

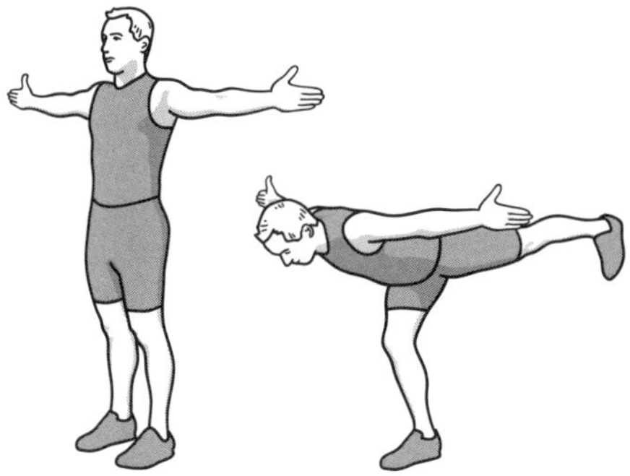

1 Standwaage

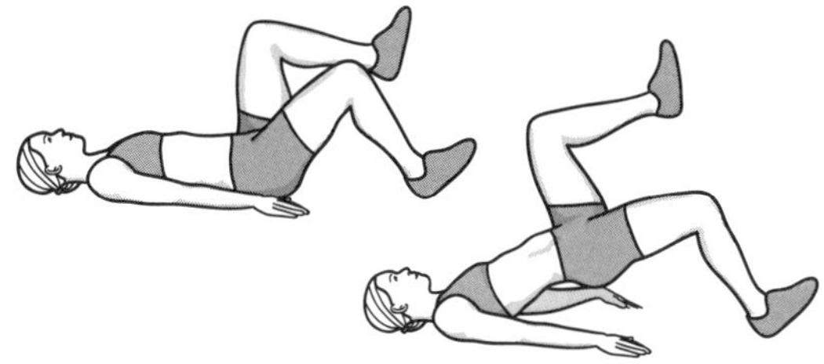

2 Einbeiniges Beckenheben

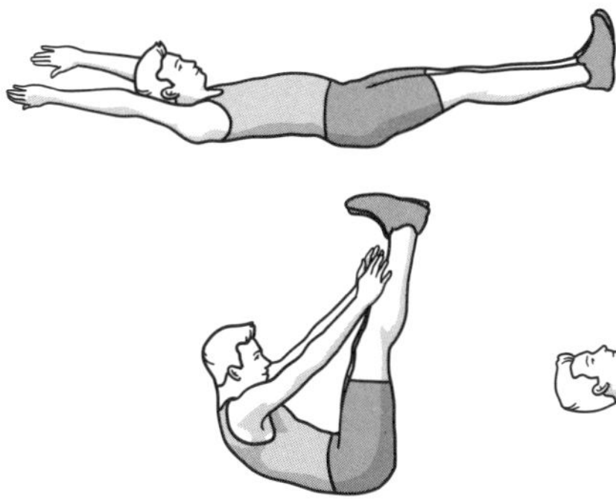

3 Klappmesser

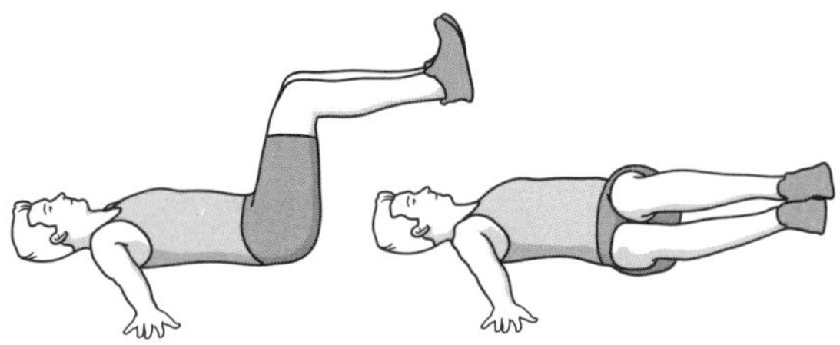

4 Liegende Rumpfrotation mit angewinkelten Beinen

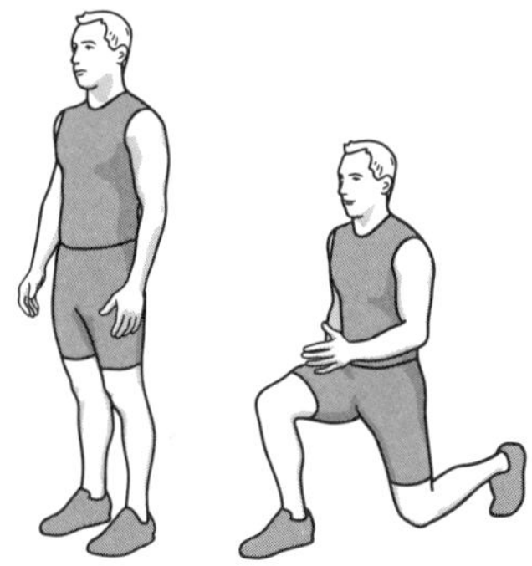

5 Ausfallschritt

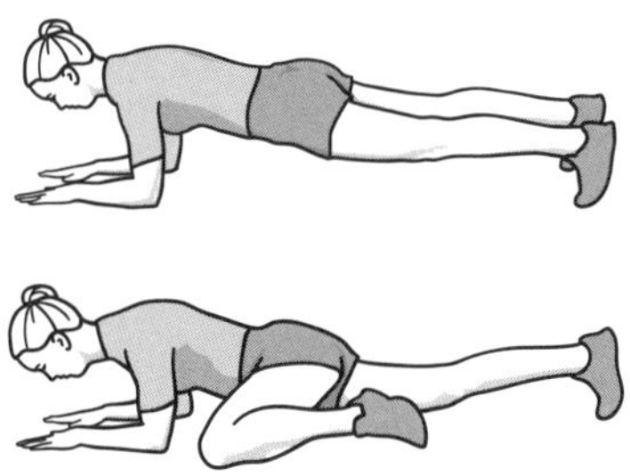

6 Spiderman-Unterarmstütz

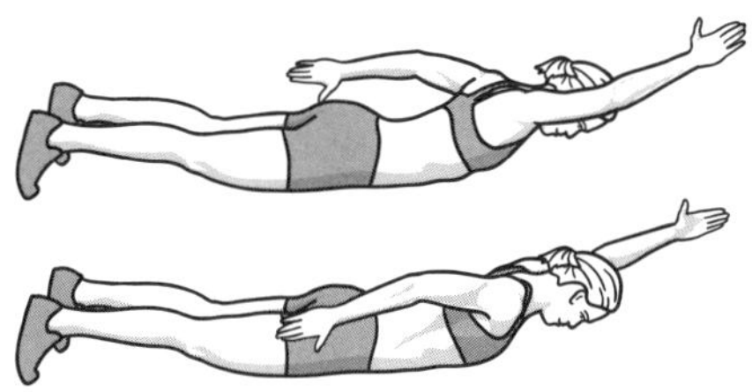

7 Wechselseitiges Armstrecken aus der Bauchlage

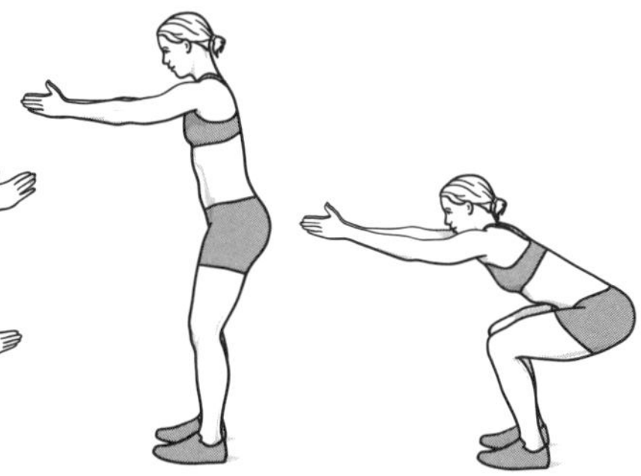

8 Kniebeuge

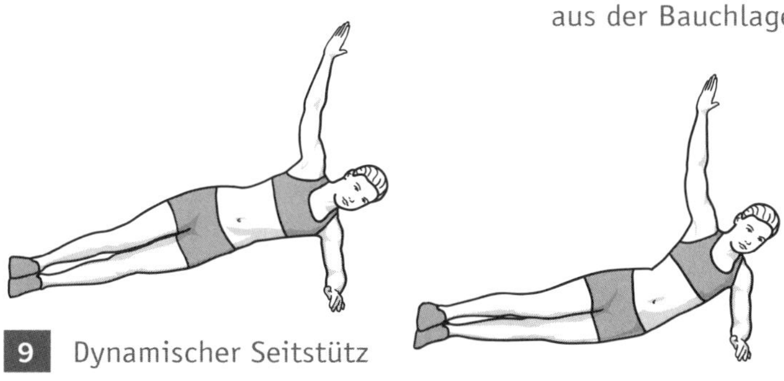

9 Dynamischer Seitstütz

7 Ganzkörperworkout für Fortgeschrittene 7

Trainingsdauer: 20 Minuten

	Übungen	Wiederholungen/ Belastungszeit	Belastungspause in Sekunden	Sätze	Seite
1	Sprinten auf der Stelle	40 Sek.	20	2	120
2	Wechselbrett	40 Sek.	20	2	130
3	Paddeln in Bauchlage	40 Sek.	20	2	138
4	Tiefe Wechselsprünge	40 Sek.	20	2	123
5	Kniebeugensprung	40 Sek.	20	2	122
6	Unterarmstütz	40 Sek.	20	2	128
7	Seitstütz	40 Sek. je Seite	20	2	131
8	Hampelmann	40 Sek.	20	2	121
9	Gestrecktes einbeiniges Beinsenken	40 Sek.	20	2	135

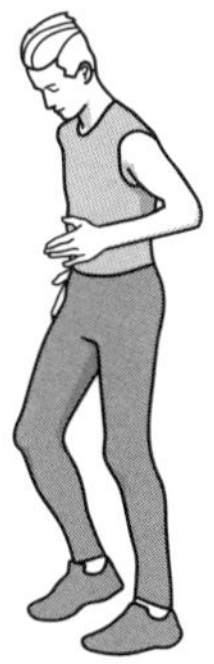

1 Sprinten auf der Stelle

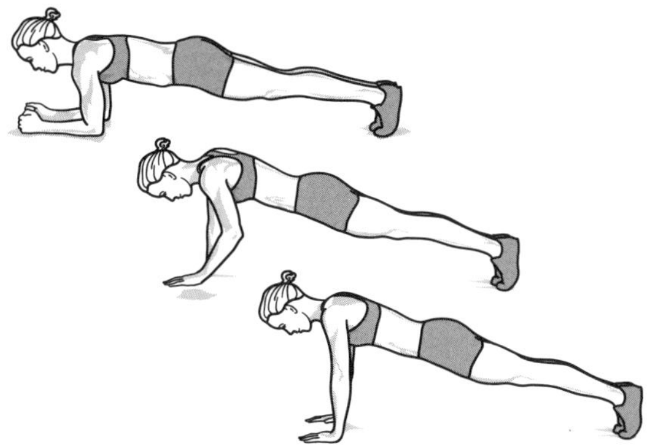

2 Wechselbrett

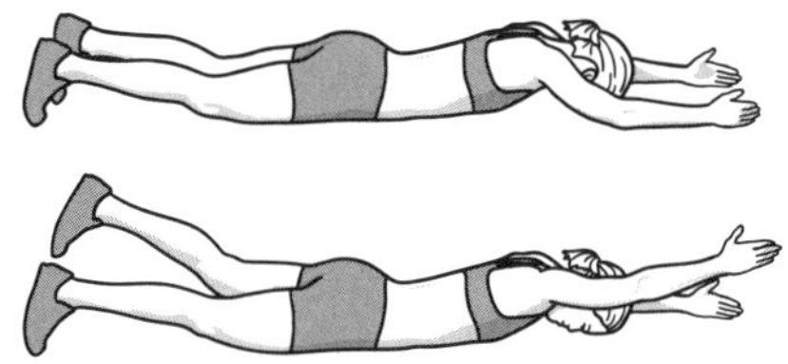

3 Paddeln in Bauchlage

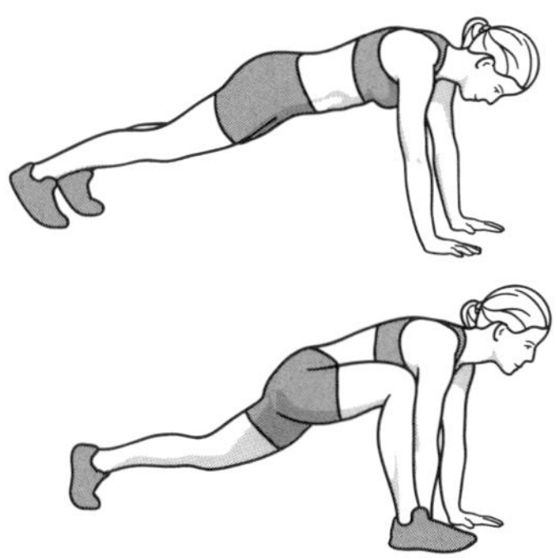

4 Tiefe Wechselsprünge

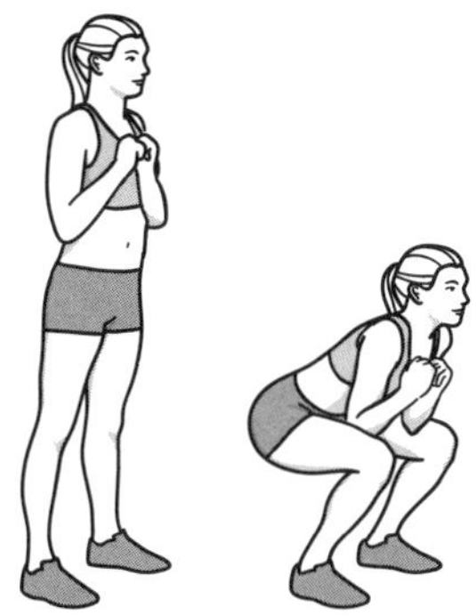

5 Kniebeugensprung

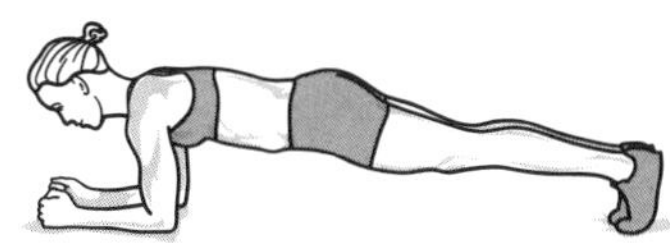

6 Unterarmstütz

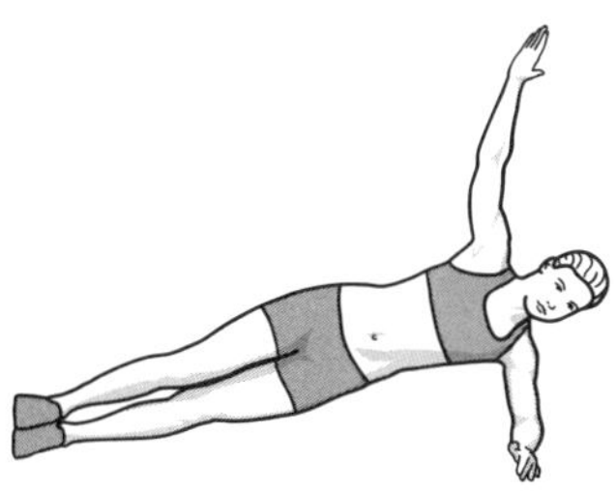

7 Seitstütz

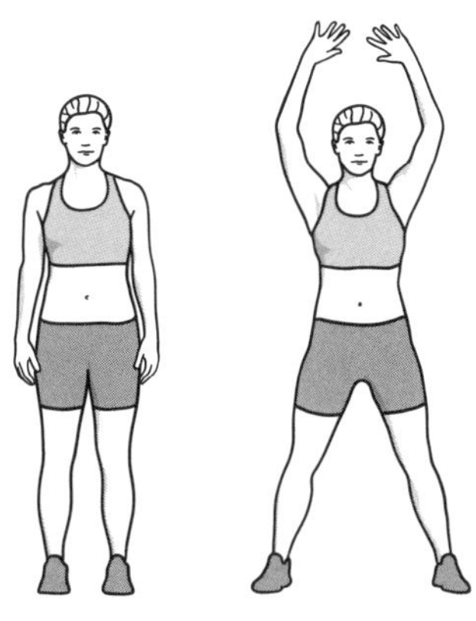

8 Hampelmann

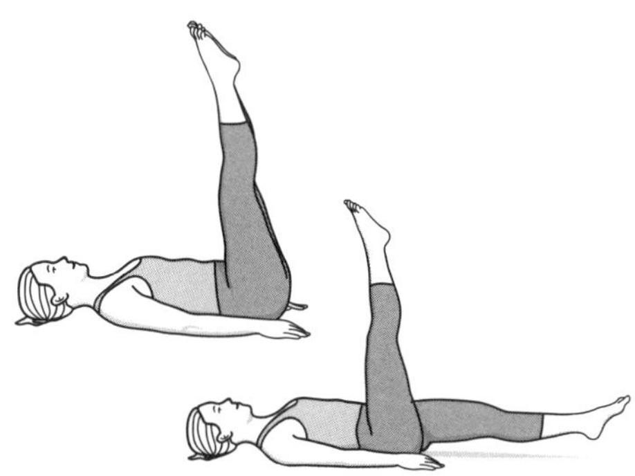

9 Gestrecktes einbeiniges Beinsenken

8 Ganzkörperworkout für Fortgeschrittene 8

Trainingsdauer: 15 Minuten

	Übungen	Wiederholungen/ Belastungszeit	Belastungspause in Sekunden	Sätze	Seite
1	Liegestütz	15 Wdh.	20	2	124
2	Seitheben in Bauchlage	15 Wdh.	20	2	128
3	Ausfallschritt über Kreuz	15 Wdh.	20	2	140
4	Unterarmstütz mit Aufdrehen	50 Sek.	20	2	129
5	Gehaltene Brücke mit wechselndem Beinheben	50 Sek.	20	2	141
6	Kniebeuge	15 Wdh.	20	2	139
7	Gestrecktes Beinsenken	15 Wdh.	20	2	136

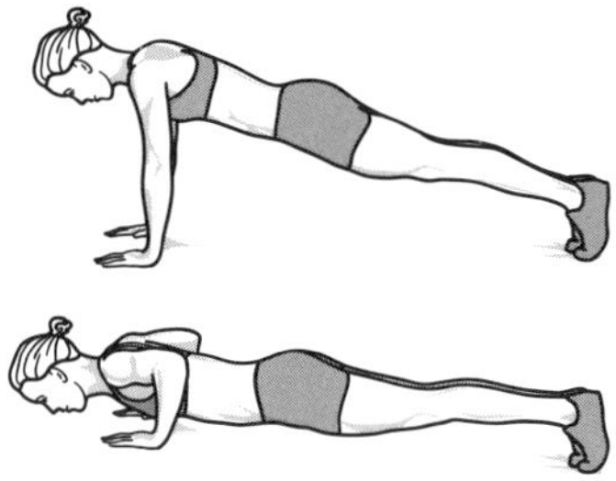

1 Liegestütz

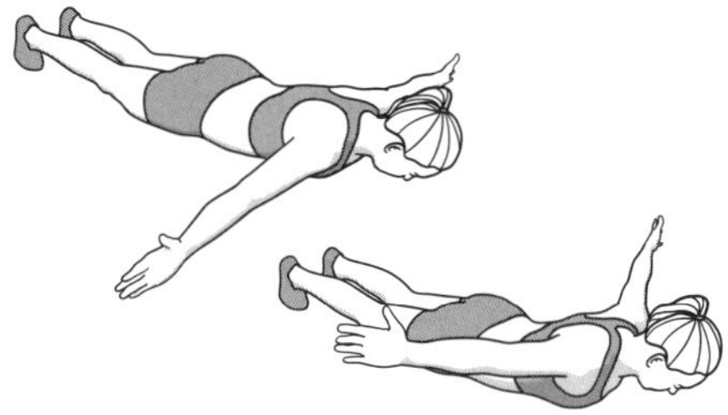

2 Seitheben in Bauchlage

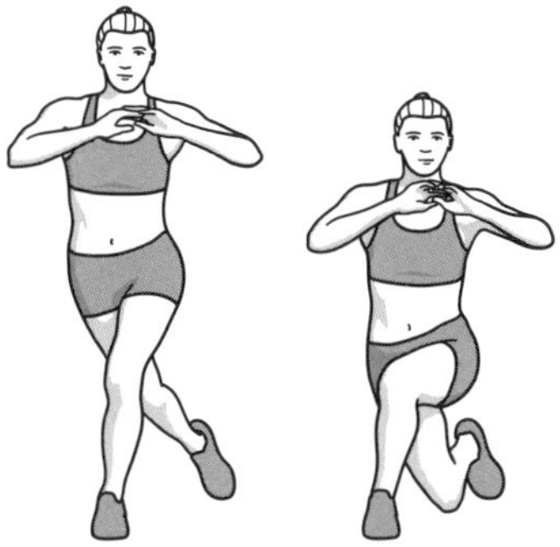

3 Ausfallschritt über Kreuz

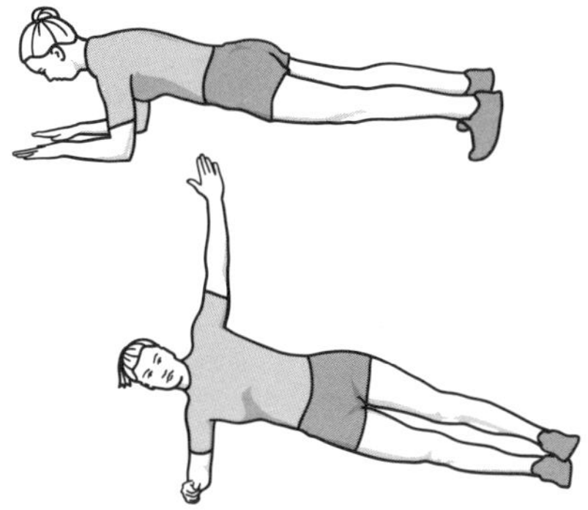

4 Unterarmstütz mit Aufdrehen

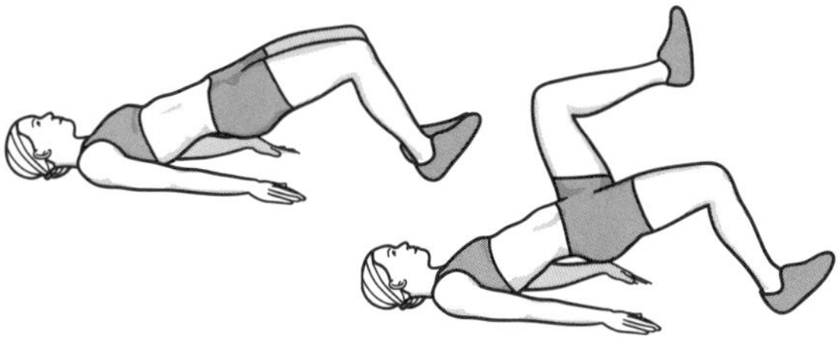

5 Gehaltene Brücke
mit wechselndem Beinheben

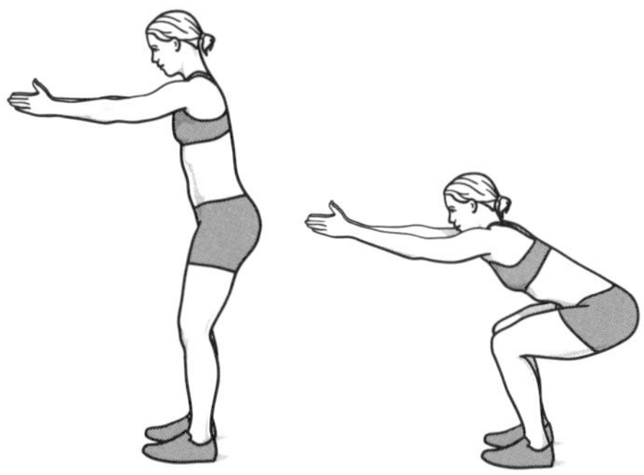

6 Kniebeuge

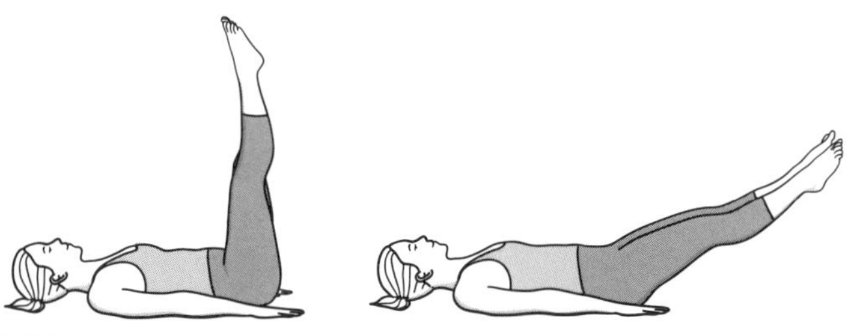

7 Gestrecktes Beinsenken

9 Ganzkörperworkout für Fortgeschrittene 9

Benötigte Hilfsmittel: Wand, stabile Kiste oder Stuhl
Trainingsdauer: 20 Minuten

	Übungen	Wiederholungen/ Belastungszeit	Belastungspause in Sekunden	Sätze	Seite
1	Wandsitzen	50 Sek.	20	2	139
2	Krabben-Kick	50 Sek.	20	2	137
3	Einbeiniges Beckenheben	15 Wdh. je Seite	20	2	141
4	Bergsteiger stehend	50 Sek.	20	2	120
5	Erhöhter Liegestütz	15 Wdh.	20	2	125
6	Erhöhter Ausfallschritt	15 Wdh. je Seite	20	2	140
7	Dip	15 Wdh.	20	2	126
8	Wechselseitiges Armstrecken aus der Bauchlage	50 Sek.	20	2	138

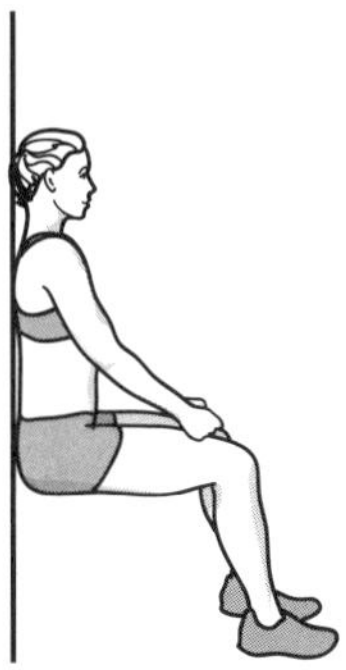

1 Wandsitzen

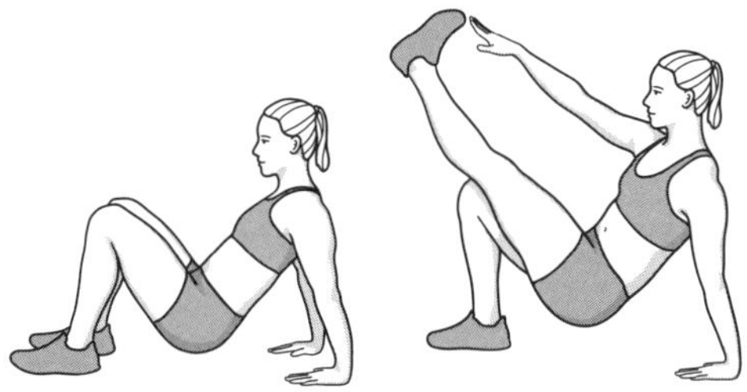

2 Krabben-Kick

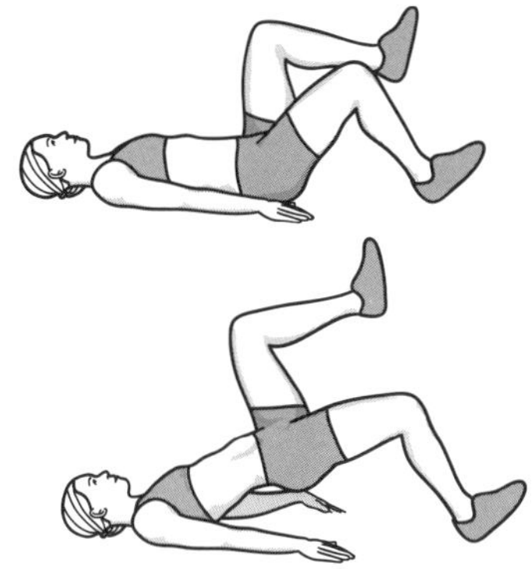

3 Einbeiniges Beckenheben

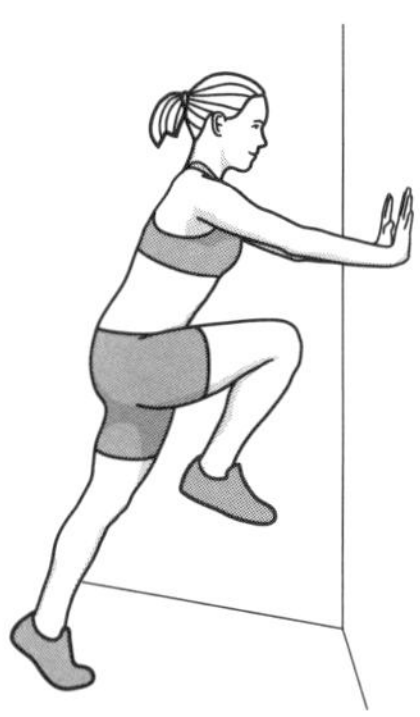

4 Bergsteiger stehend

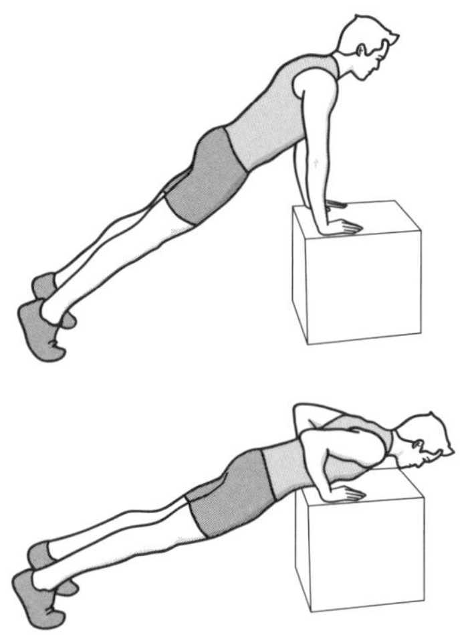

5 Erhöhter Liegestütz

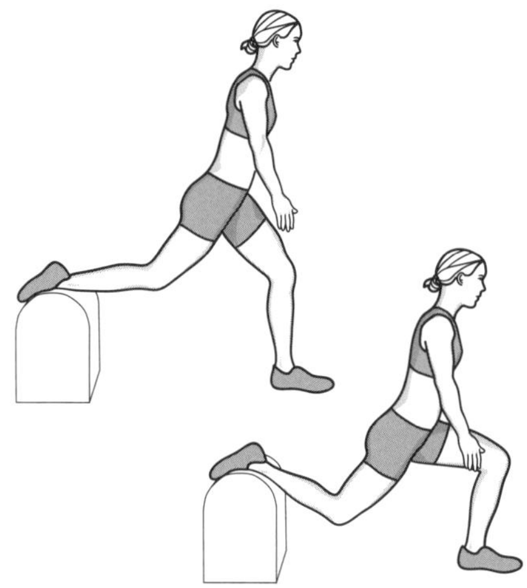

6 Erhöhter Ausfallschritt

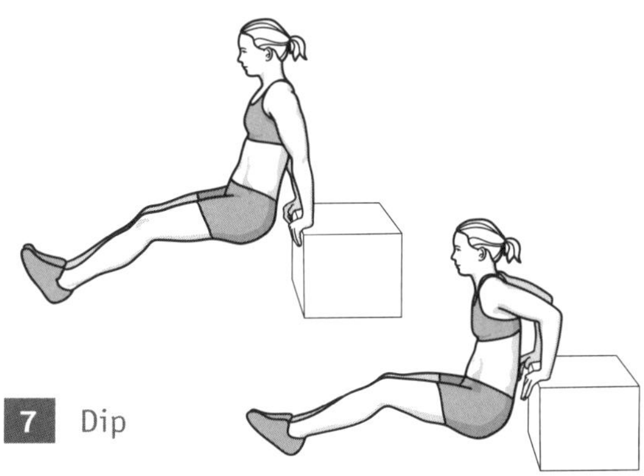

7 Dip

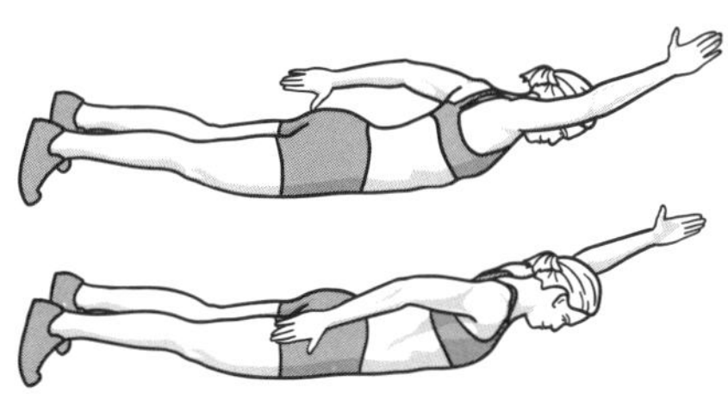

8 Wechselseitiges Armstrecken aus der Bauchlage

10 Ganzkörperworkout für Fortgeschrittene 10

Trainingsdauer: 20 Minuten

	Übungen	Wiederholungen/ Belastungszeit	Belastungspause in Sekunden	Sätze	Seite
1	Gekreuzter Hampelmann	50 Sek.	20	2	122
2	Abgelegter Liegestütz	12 Wdh.	20	2	124
3	Seitstütz mit seitlichem Crunch	12 Wdh. je Seite	20	2	133
4	Seitlicher Wechselsprung	50 Sek.	20	2	123
5	Zweipunktunterarmstütz	50 Sek.	20	2	129
6	Bauchwipper	50 Sek.	20	2	134
7	Scherensprung	50 Sek.	20	2	121
8	Crunch diagonal	12 Wdh.	20	2	135
9	Armheben in Bauchlage	50 Sek.	20	2	138

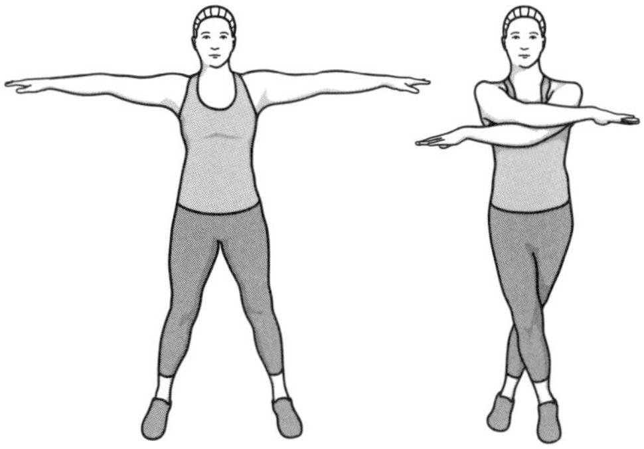

1 Gekreuzter Hampelmann

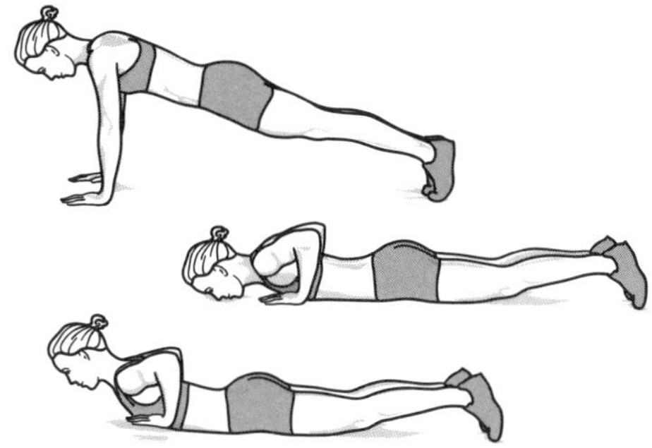

2 Abgelegter Liegestütz

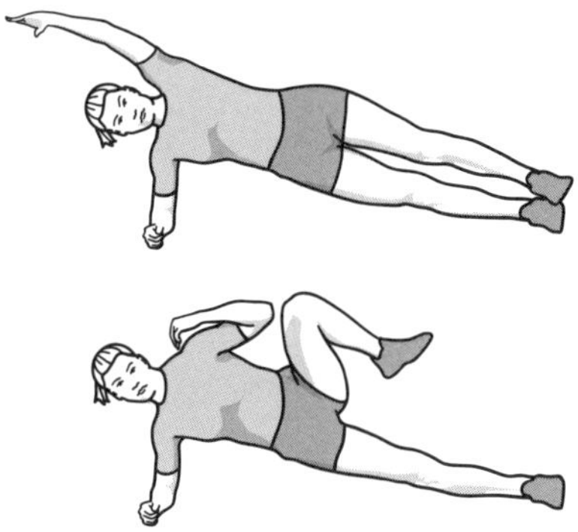

3 Seitstütz mit seitlichem Crunch

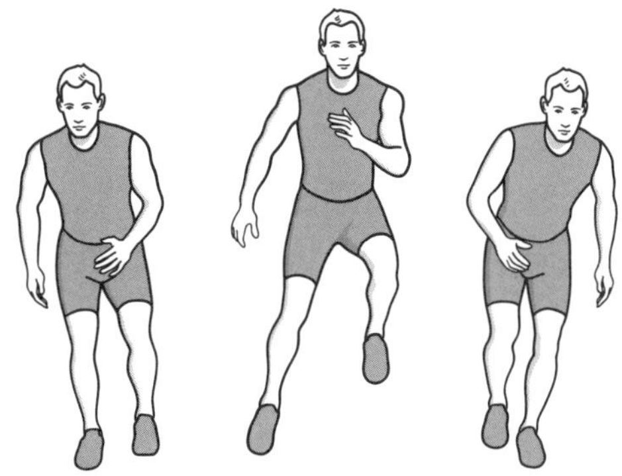

4 Seitlicher Wechselsprung

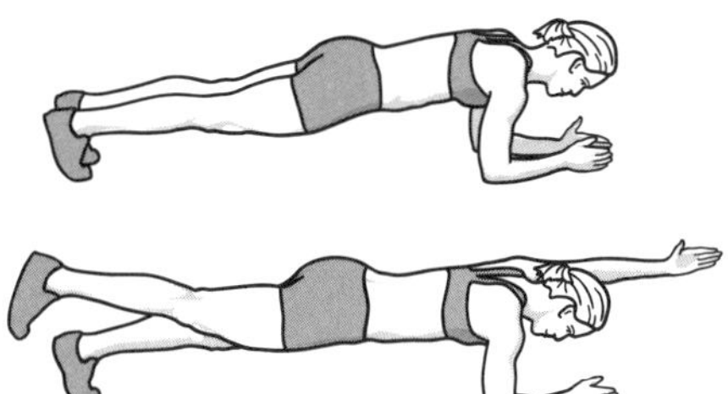

5 Zweipunktunterarmstütz

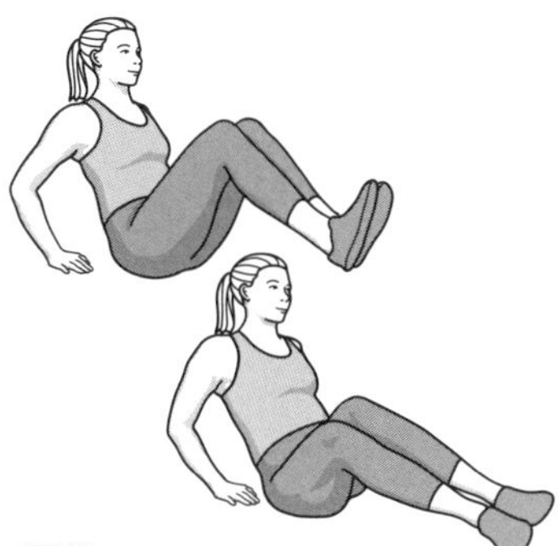

6 Bauchwipper

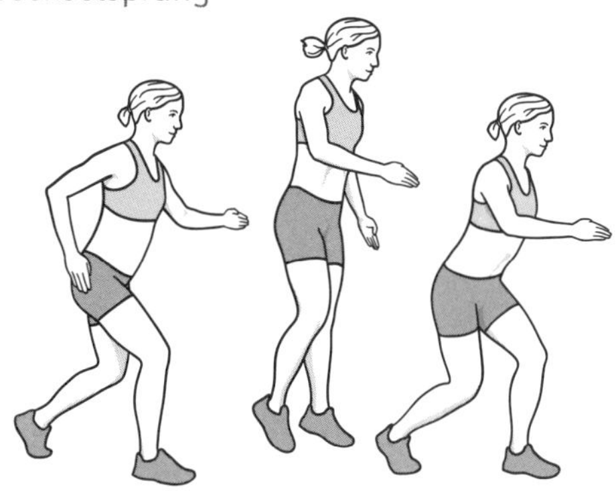

7 Scherensprung

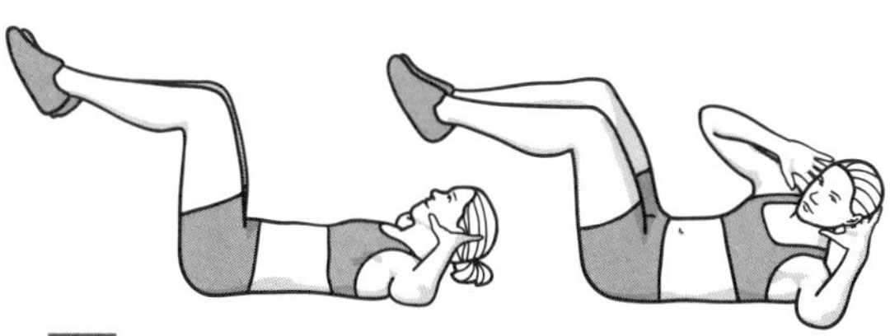

8 Crunch diagonal

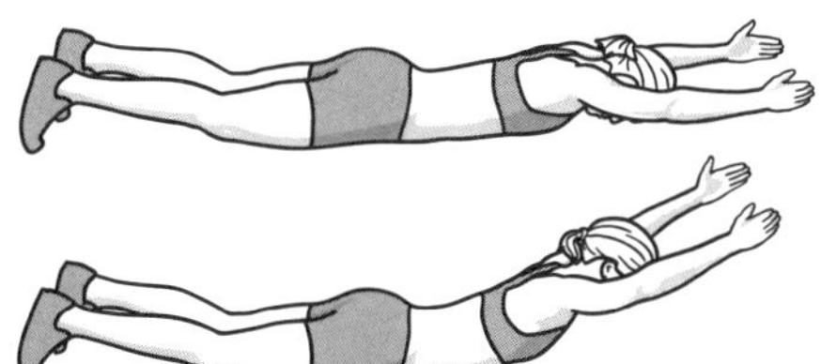

9 Armheben in Bauchlage

11 Ganzkörperworkout für Profis 1

Trainingsdauer: 25 Minuten

	Übungen	Wiederholungen/ Belastungszeit	Belastungspause in Sekunden	Sätze	Seite
1	Hampelmann im Wechselschritt	60 Sek.	15	2	122
2	Liegestütz	15 Wdh.	15	2	124
3	Seitstütz	60 Sek. je Seite	15	2	131
4	Unterarmstütz mit Hüftwippe	60 Sek.	15	2	130
5	Gesprungener Ausfallschritt	15 Wdh.	15	2	121
6	Klappmesser	15 Wdh.	15	2	136
7	Bauch-Twist gestreckt	60 Sek.	15	2	134
8	Kniebeugenstrecksprung	15 Wdh.	15	2	122
9	Paddeln in Bauchlage	60 Sek.	15	2	138

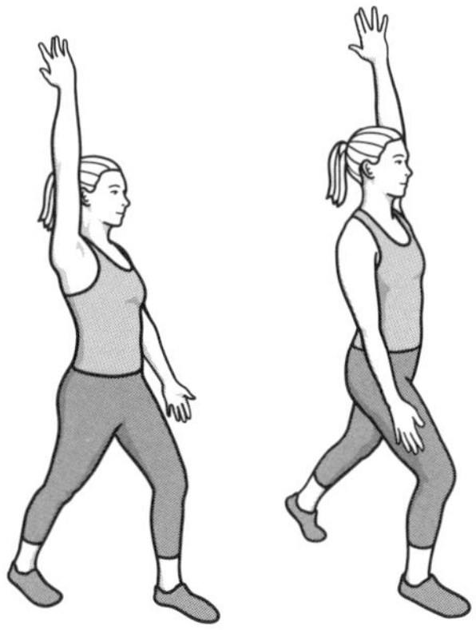

1 Hampelmann im Wechselschritt

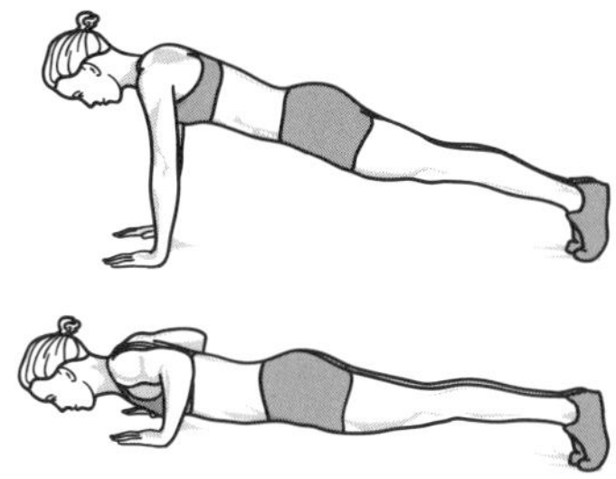

2 Liegestütz

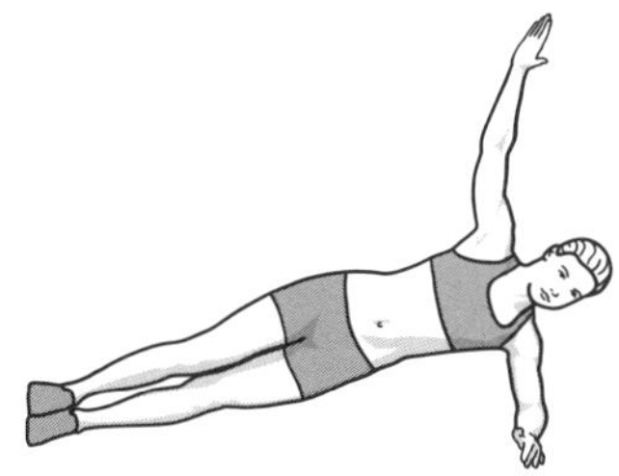

3 Seitstütz

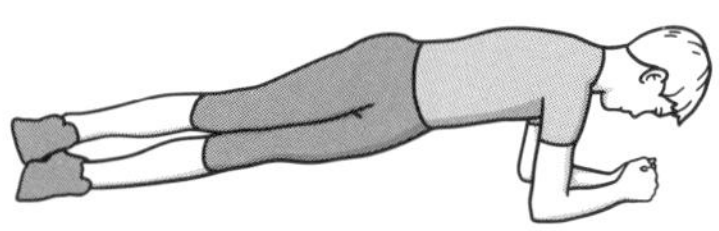

4 Unterarmstütz mit Hüftwippe

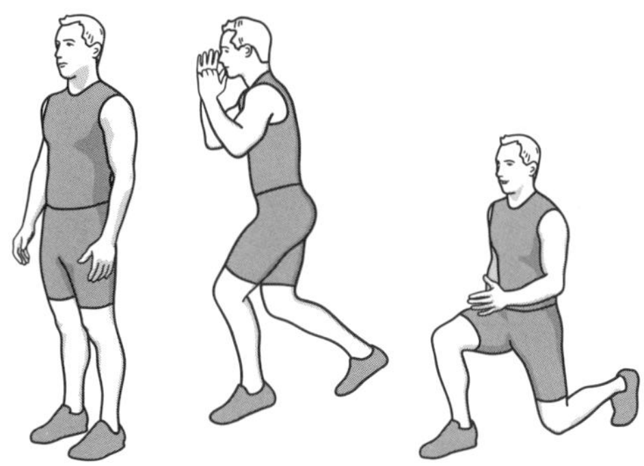

5 Gesprungener Ausfallschritt

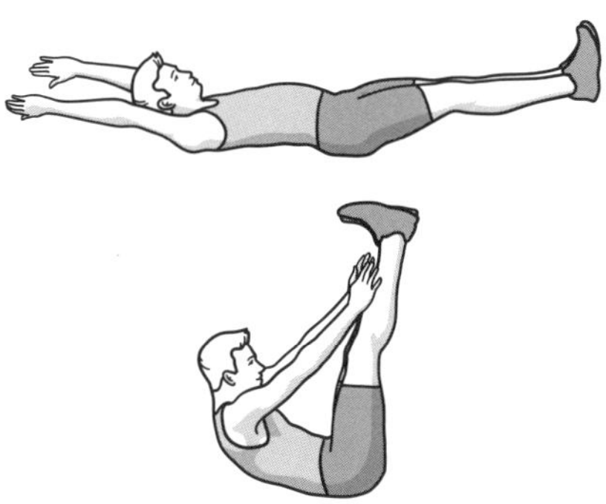

6 Klappmesser

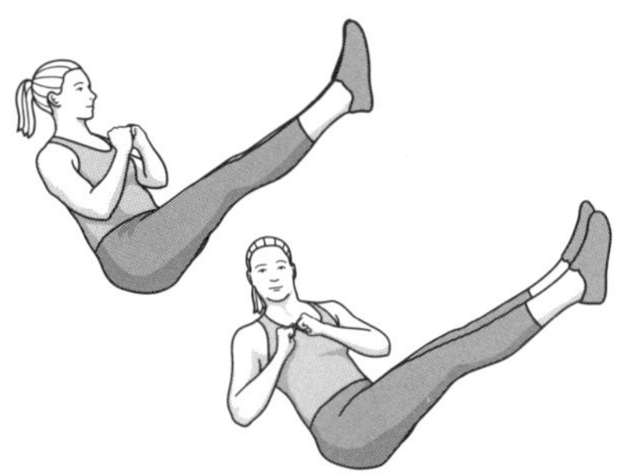

7 Bauch-Twist gestreckt

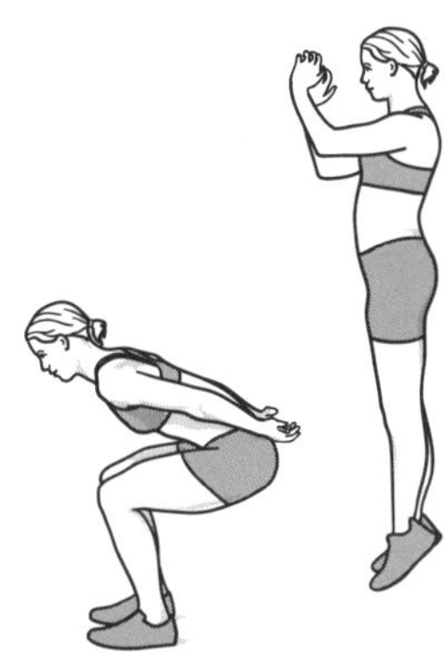

8 Kniebeugenstrecksprung

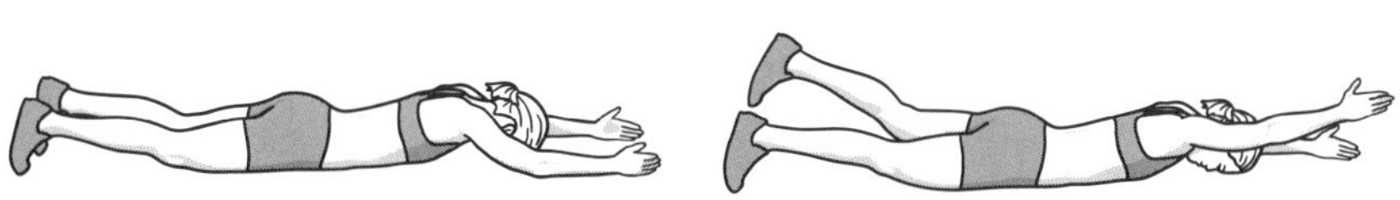

9 Paddeln in Bauchlage

12 Ganzkörperworkout für Profis 2

Benötigte Hilfsmittel: Klimmzugstange, Wand, stabile Kiste oder Stuhl
Trainingsdauer: 20 Minuten

	Übungen	Wiederholungen/ Belastungszeit	Belastungspause in Sekunden	Sätze	Seite
1	Seilspringen	50 Sek.	20	2	120
2	Negativer Liegestütz	12 Wdh.	20	2	126
3	Klimmzug	12 Wdh.	20	2	127
4	Ausfallschrittkombination	50 Sek. je Seite	20	2	140
5	Stütz mit Gewichtsverlagerung	50 Sek.	20	2	130
6	Seitstütz mit Beinabduktion	12 Wdh. je Seite	20	2	132
7	Dip	12 Wdh.	20	2	126
8	Bergsteiger stehend	50 Sek.	20	2	120
9	Beinscheren-Crunch	12 Wdh. je Seite	20	2	136

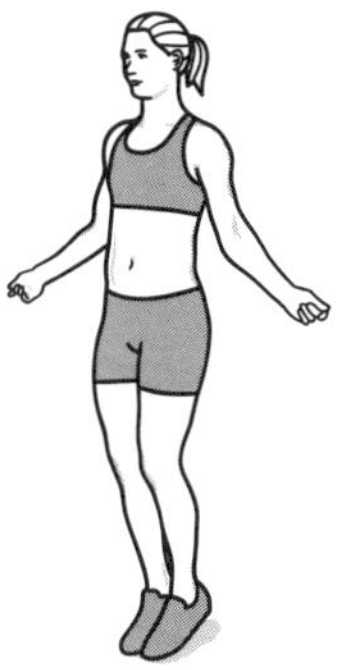

1 Seilspringen

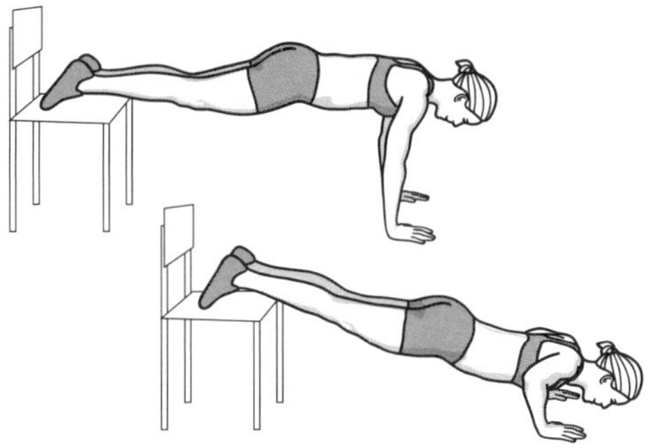

2 Negativer Liegestütz

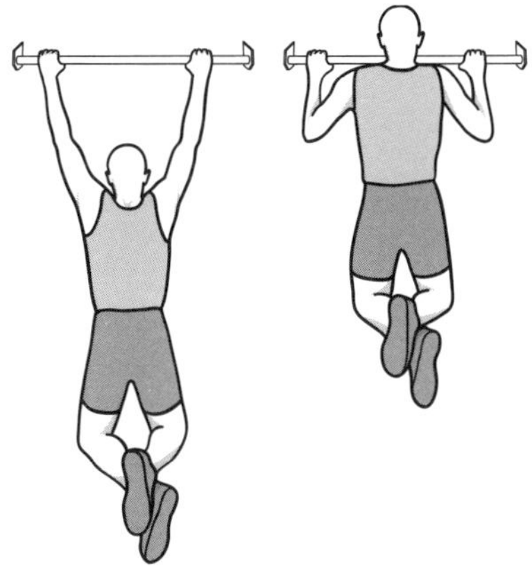

3 Klimmzug

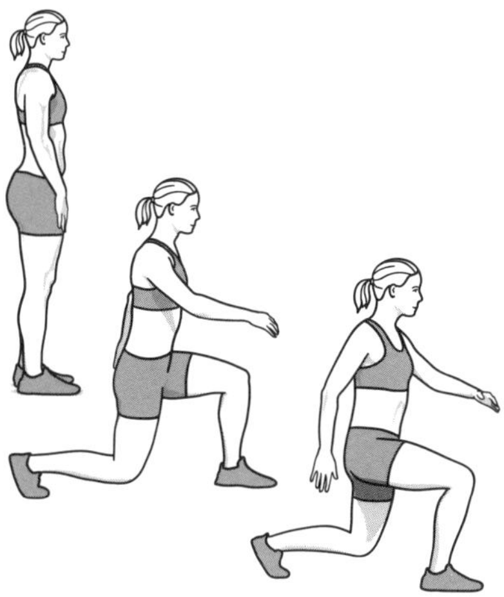

4 Ausfallschrittkombination

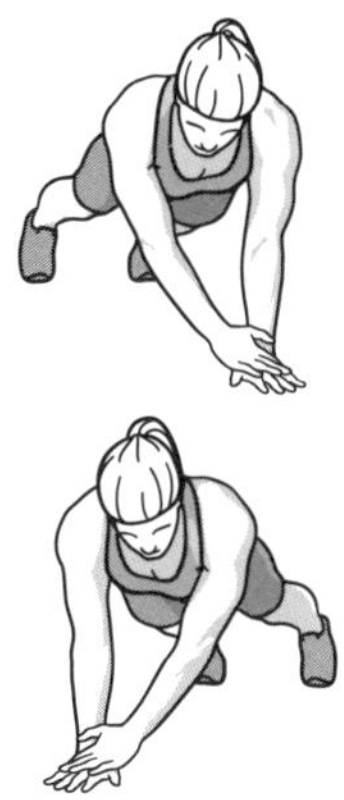

5 Stütz mit Gewichtsverlagerung

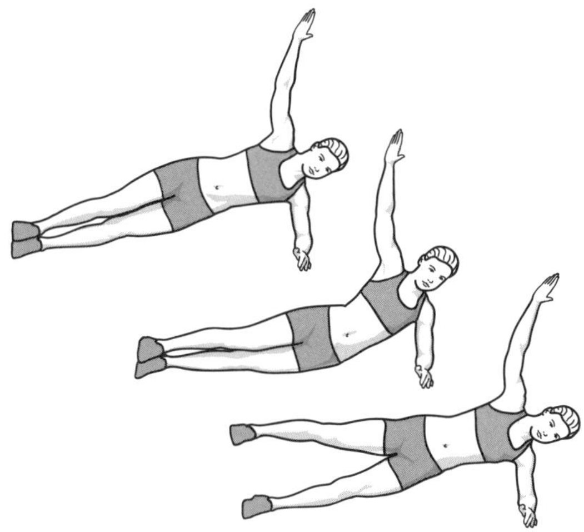

6 Seitstütz mit Beinabduktion

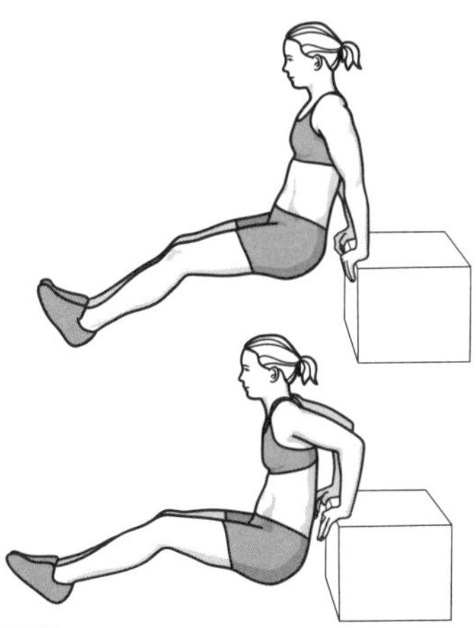

7 Dip

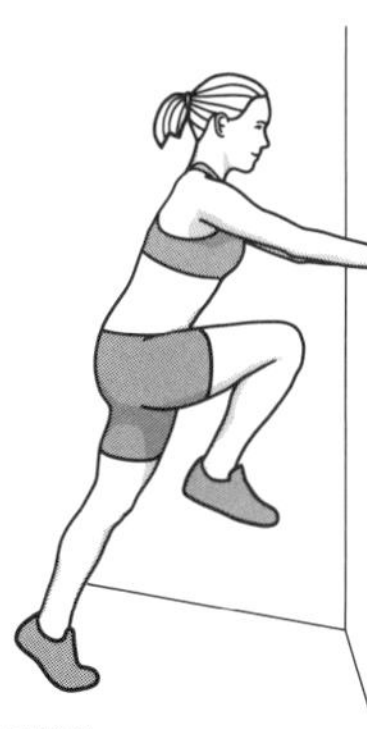

8 Bergsteiger stehend

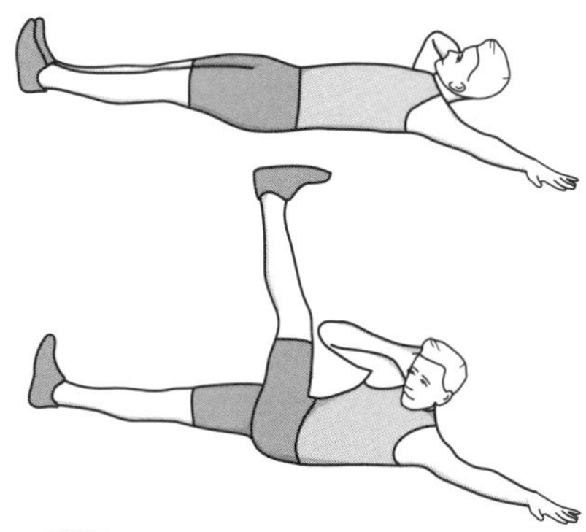

9 Beinscheren-Crunch

13 Ganzkörperworkout für Profis 3

Trainingsdauer: 25 Minuten

	Übungen	Wiederholungen/ Belastungszeit	Belastungspause in Sekunden	Sätze	Seite
1	Hampelmann	60 Sek.	20	2	121
2	T-Liegestütz	15 Wdh.	20	2	125
3	Einbeiniges Beckenheben	15 Wdh. je Seite	20	2	141
4	Sprinten im Halbkniestand	30 Sek. je Seite	20	2	123
5	Crunch diagonal	15 Wdh.	20	2	135
6	Ausfallschritt über Kreuz	15 Wdh. je Seite	20	2	140
7	Diagonaler Bergsteiger im Stütz	60 Sek.	20	2	126
8	Seitstütz mit Knie-Lift	15 Wdh. je Seite	20	2	133

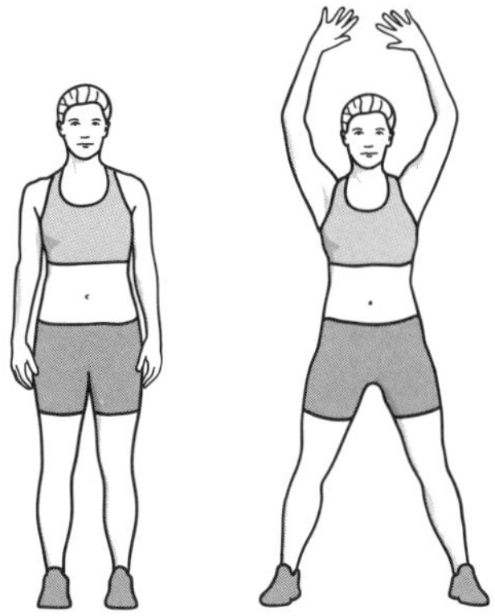

1 Hampelmann

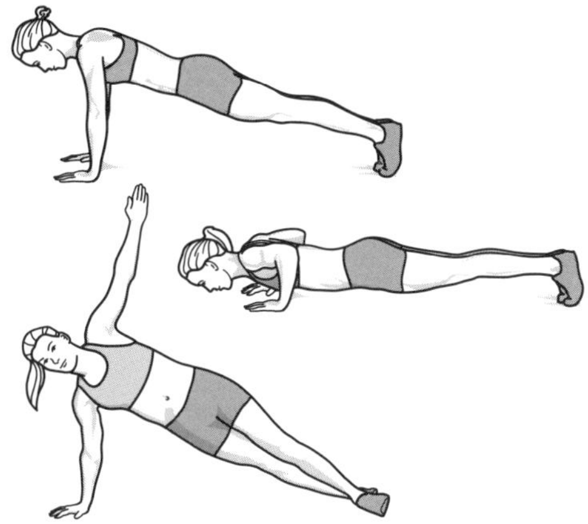

2 T-Liegestütz

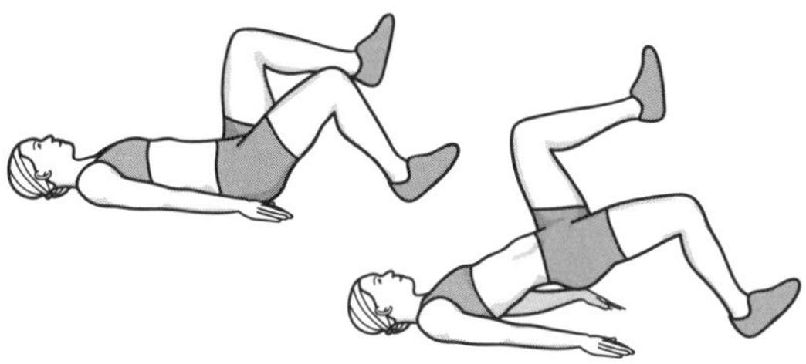

3 Einbeiniges Beckenheben

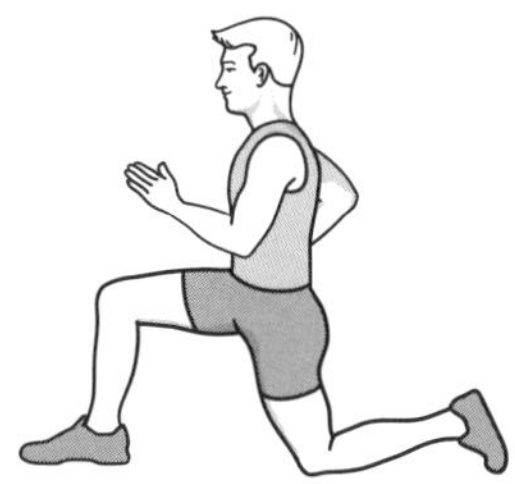

4 Sprinten im Halbkniestand

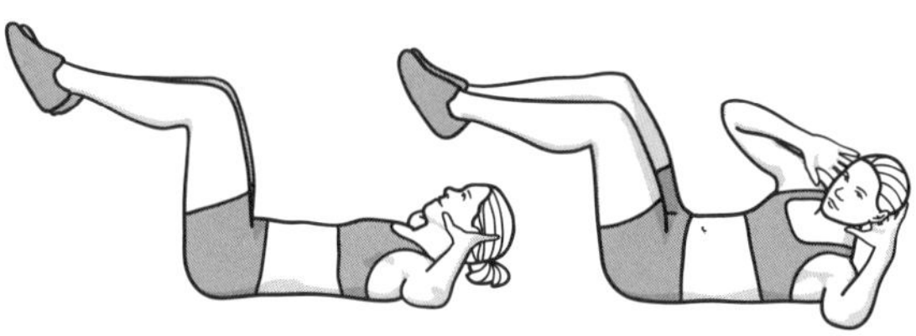

5 Crunch diagonal

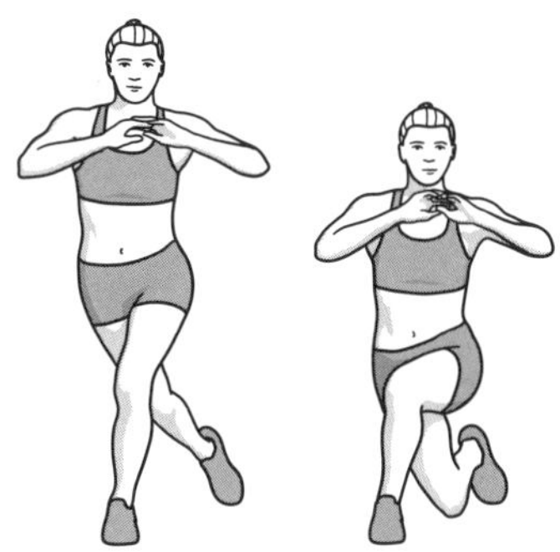

6 Ausfallschritt über Kreuz

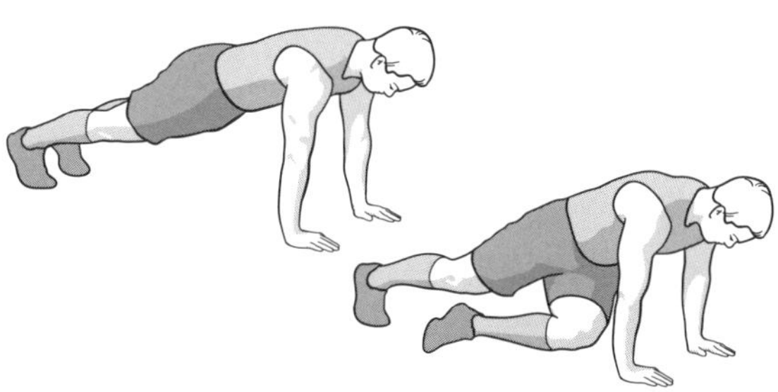

7 Diagonaler Bergsteiger im Stütz

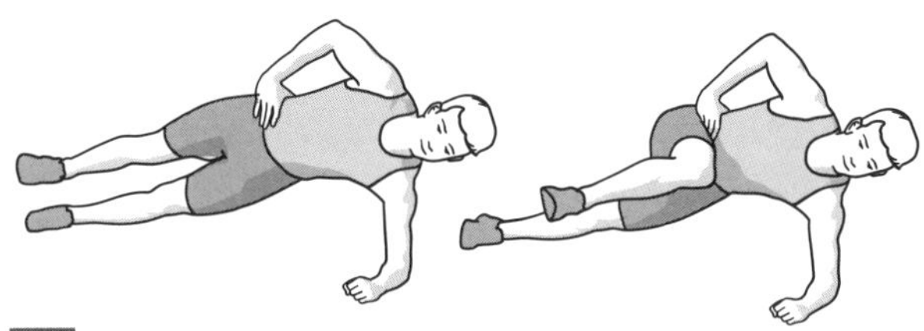

8 Seitstütz mit Knie-Lift

14 Ganzkörperworkout für Profis 4

Trainingsdauer: 40 Minuten

	Übungen	Wiederholungen/ Belastungszeit	Belastungspause in Sekunden	Sätze	Seite
1	Wechselbrett	50 Sek.	30	3	130
2	Frontheben in Bauchlage	15 Wdh.	30	3	128
3	Ausfallschritt	15 Wdh. je Seite	30	3	139
4	Crunch	15 Wdh.	30	3	134
5	Seitstütz mit Rotation	15 Wdh. je Seite	30	3	132
6	Gekreuzter Hampelmann	50 Sek.	30	3	122
7	Spiderman-Liegestütz	15 Wdh.	30	3	124
8	Seitlicher Ausfallschritt	15 Wdh. je Seite	30	3	139
9	Seitlicher Wechselsprung aus dem Stütz	50 Sek.	30	3	123

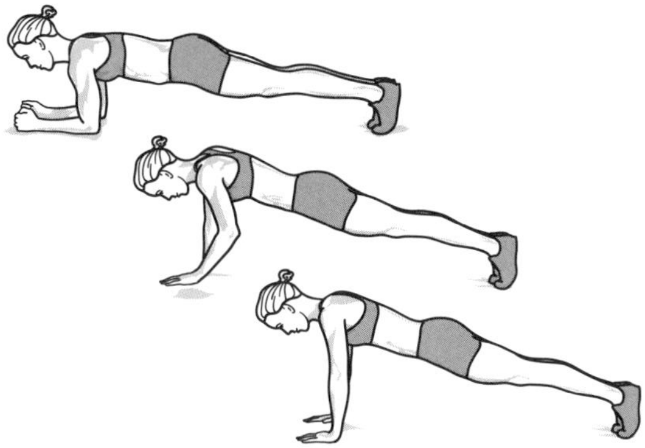

1 Wechselbrett

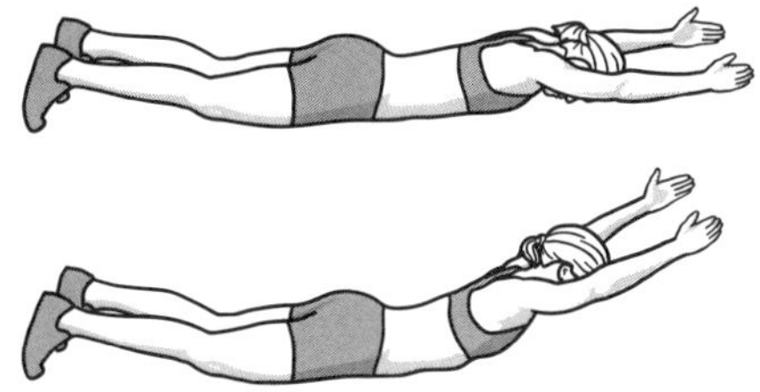

2 Frontheben in Bauchlage

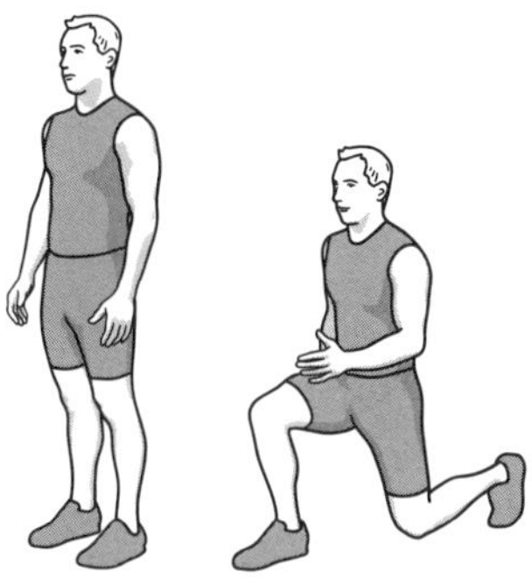

3 Ausfallschritt

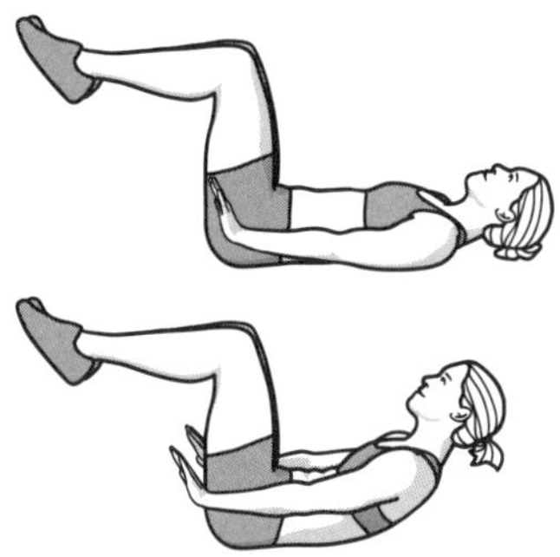

4 Crunch

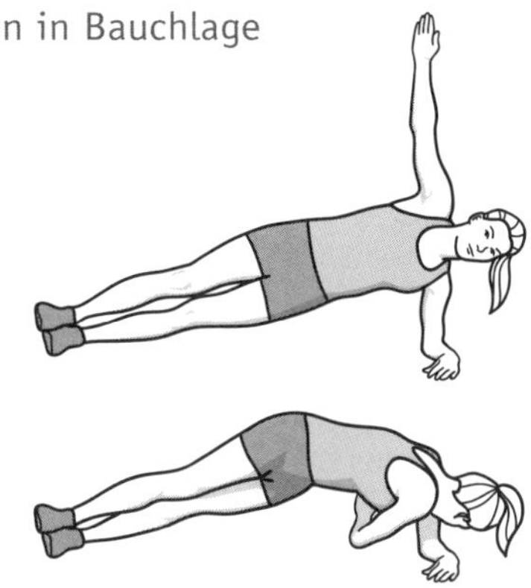

5 Seitstütz mit Rotation

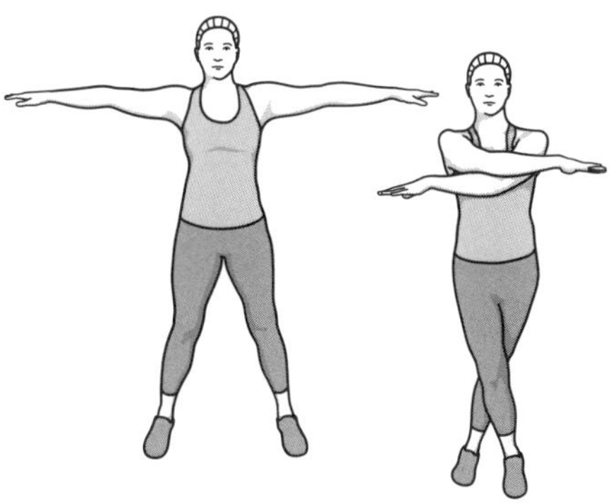

6 Gekreuzter Hampelmann

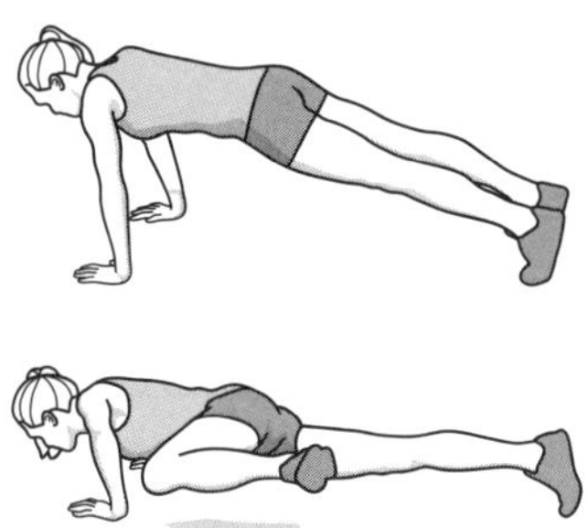

7 Spiderman-Liegestütz

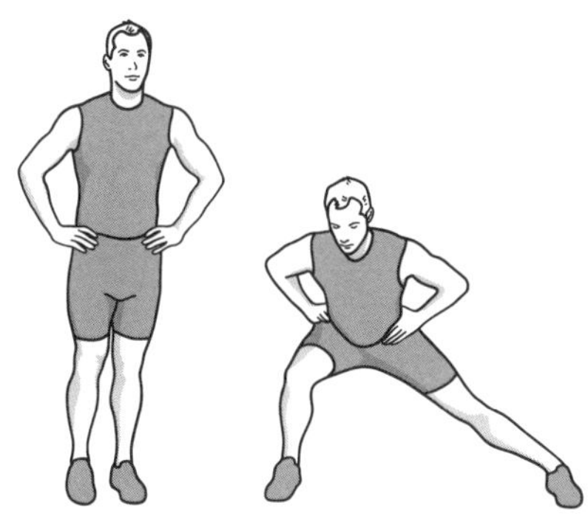

8 Seitlicher Ausfallschritt

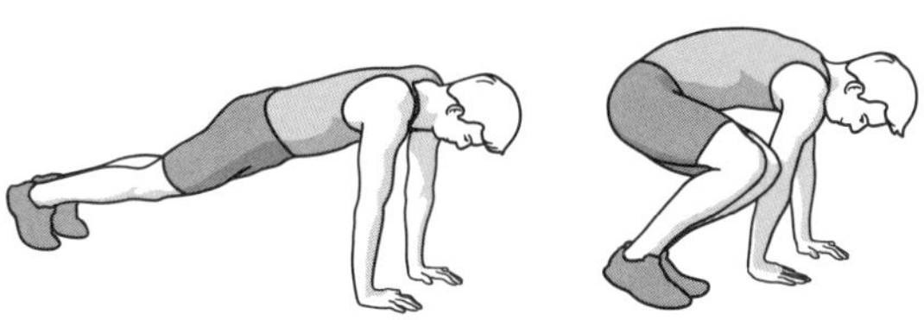

9 Seitlicher Wechselsprung aus dem Stütz

15 Ganzkörperworkout für Profis 5

Benötigte Hilfsmittel: stabiler Tisch, stabile Kiste oder Stuhl
Trainingsdauer: 15 Minuten

	Übungen	Wiederholungen/ Belastungszeit	Belastungspause in Sekunden	Sätze	Seite
1	Hohe Wechselsprünge auf der Stelle	50 Sek.	20	2	120
2	Liegestütz mit Schulterklatschen	12 Wdh.	20	2	125
3	Gehaltene Brücke mit wechselndem Beinheben	50 Sek.	20	2	141
4	Schulterdrücken	12 Wdh.	20	2	126
5	Oberkörperseitneigen in der Bauchlage	50 Sek.	20	2	138
6	Umgekehrtes Rudern am Tisch	12 Wdh.	20	2	127
7	Kniebeugensprung	50 Sek.	20	2	122
8	Bauchmuskel-Chop	12 Wdh.	20	2	135

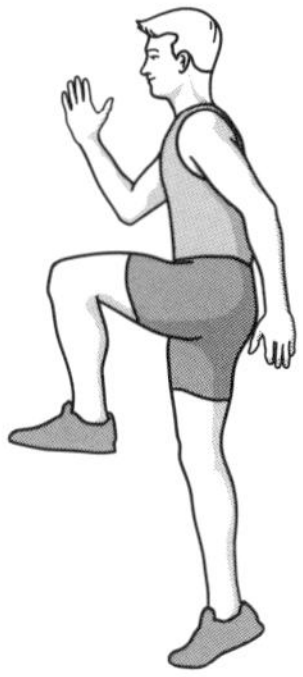

1 Hohe Wechselsprünge auf der Stelle

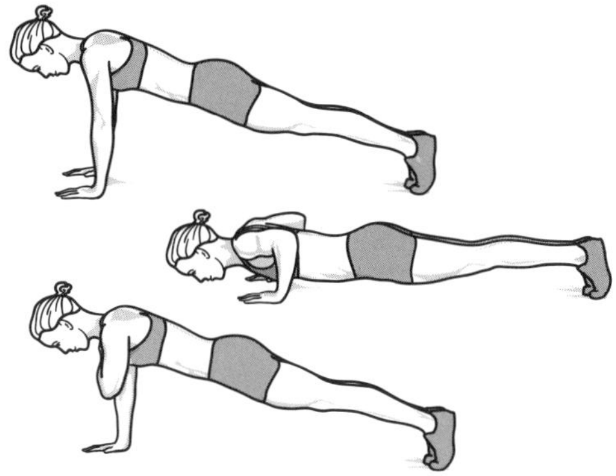

2 Liegestütz mit Schulterklatschen

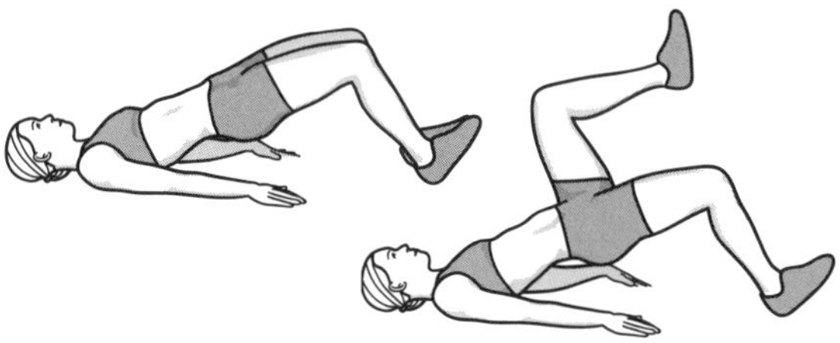

3 Gehaltene Brücke mit wechselndem Beinheben

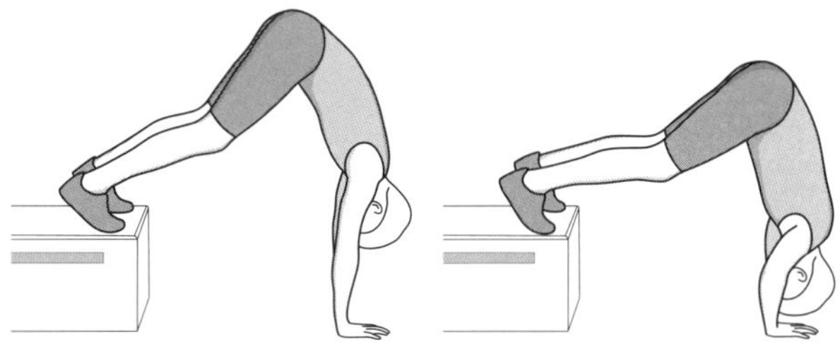

4 Schulterdrücken

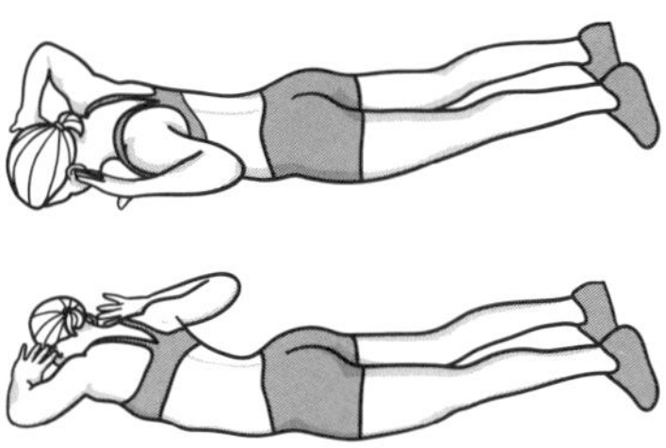

5 Oberkörperseitneigen in der Bauchlage

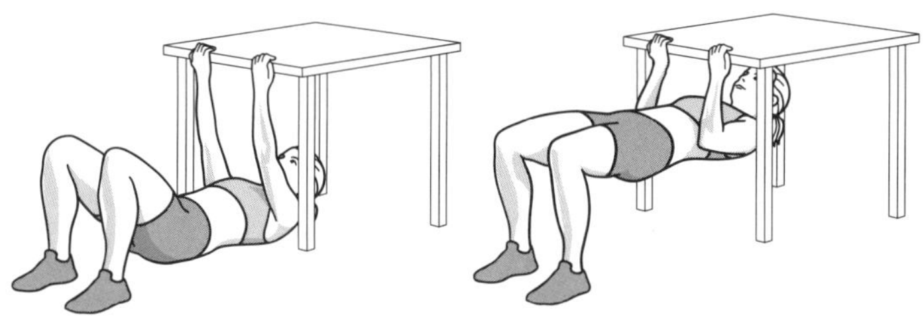

6 Umgekehrtes Rudern am Tisch

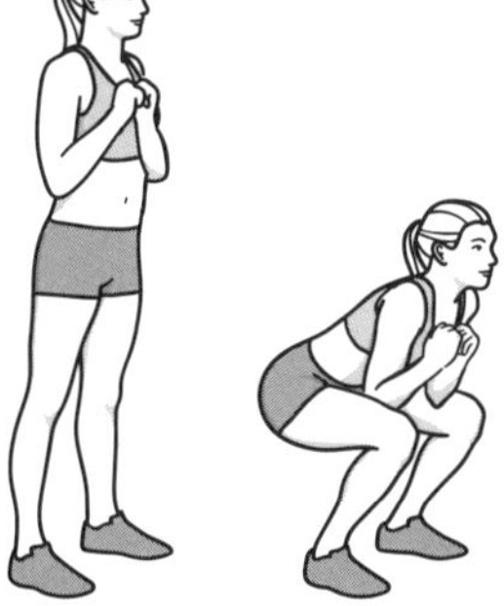

7 Kniebeugensprung

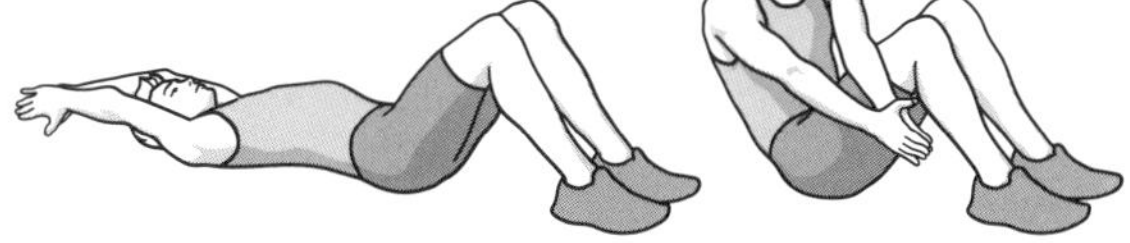

8 Bauchmuskel-Chop

16 Sixpack-Workout 1

Trainingsdauer: 20 Minuten

	Übungen	Wiederholungen/ Belastungszeit	Belastungspause in Sekunden	Sätze	Seite
1	Unterarmstütz mit wechselndem Beinanheben	40 Sek.	20	3	128
2	Armheben in Bauchlage	40 Sek.	20	3	138
3	Seitstütz	40 Sek. je Seite	20	3	131
4	Crunch	15 Wdh.	20	3	134
5	Liegende Rumpfrotation mit gestreckten Beinen	40 Sek.	20	3	137
6	Bergsteiger im Stütz	40 Sek.	20	3	131

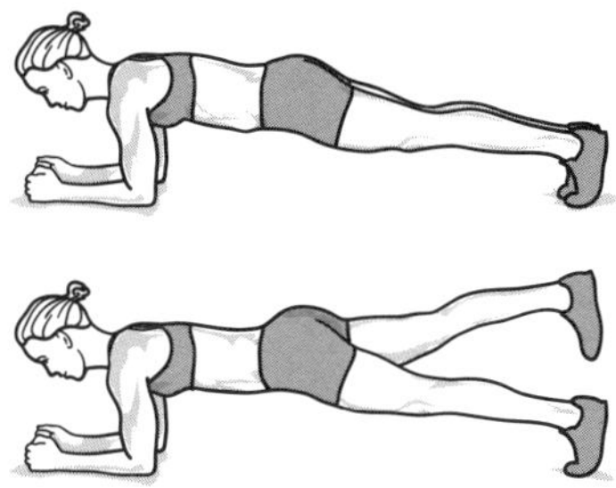

1 Unterarmstütz mit wechselndem Beinanheben

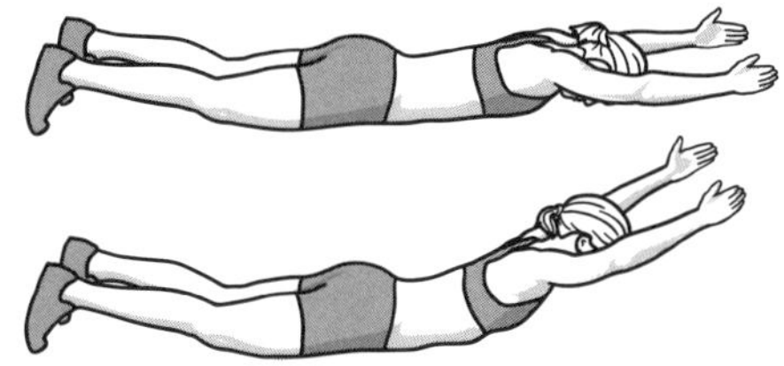

2 Armheben in Bauchlage

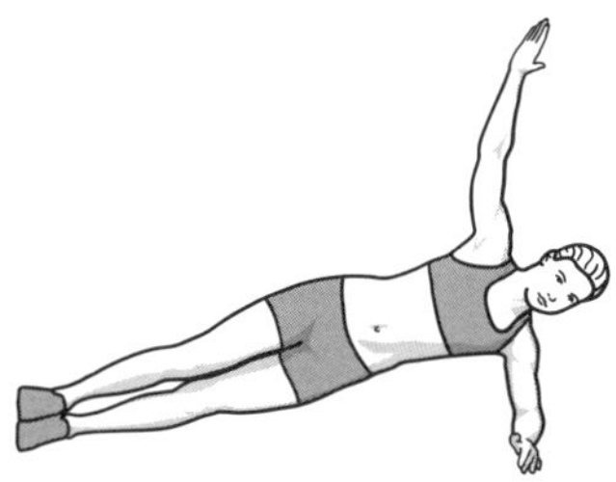

3 Seitstütz

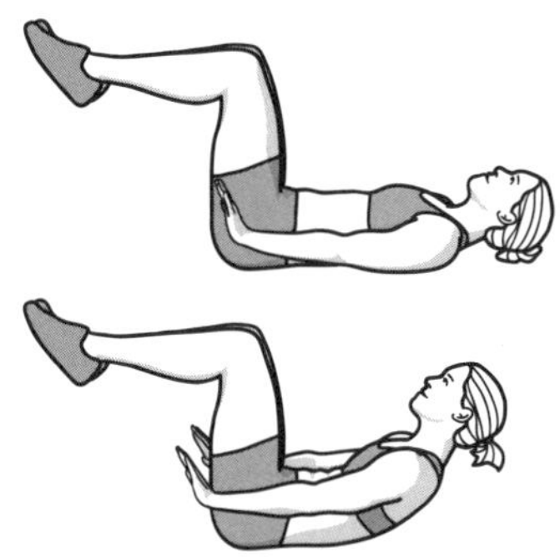

4 Crunch

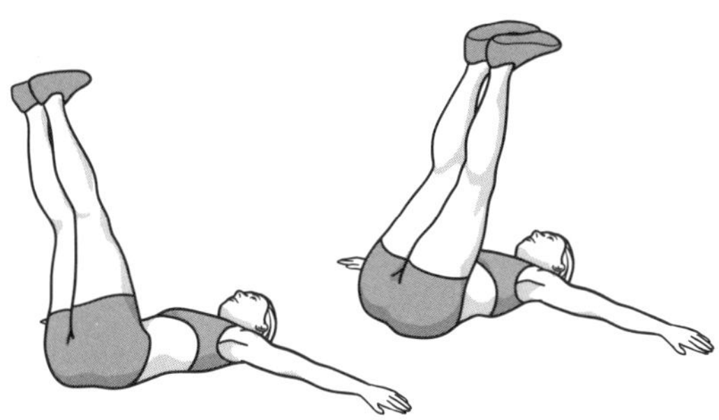

5 Liegende Rumpfrotation mit gestreckten Beinen

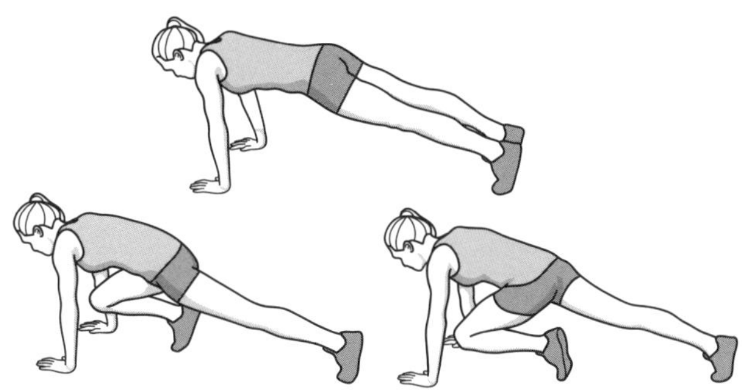

6 Bergsteiger im Stütz

17 Sixpack-Workout 2

Trainingsdauer: 20 Minuten

	Übungen	Wiederholungen/ Belastungszeit	Belastungspause in Sekunden	Sätze	Seite
1	Spiderman-Unterarmstütz	50 Sek.	20	2	129
2	Seitstütz mit Beinabduktion	15 Wdh. je Seite	20	2	132
3	Bauch-Twist	50 Sek.	20	2	133
4	Paddeln in Bauchlage	50 Sek.	20	2	138
5	Zweipunktunterarmstütz	50 Sek.	20	2	129
6	Seitstütz mit Rotation	15 Wdh. je Seite	20	2	132
7	Gestrecktes einbeiniges Beinsenken	50 Sek.	20	2	135

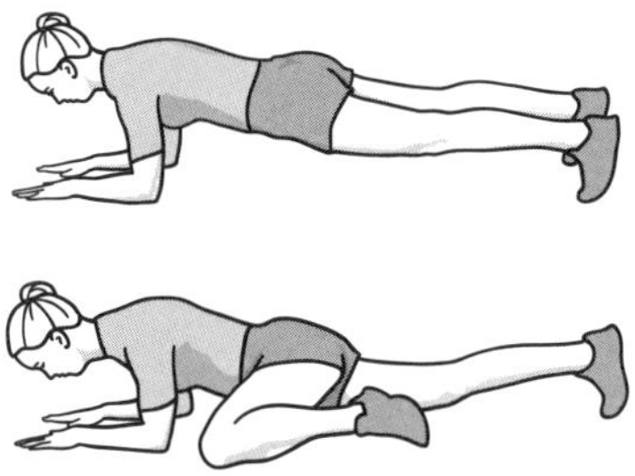

1 Spiderman-Unterarmstütz

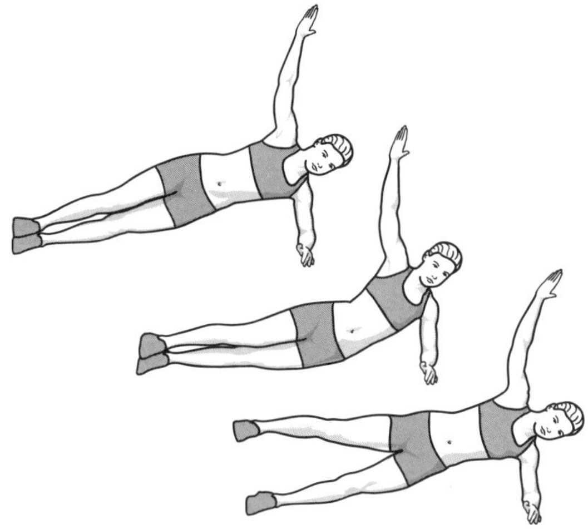

2 Seitstütz mit Beinabduktion

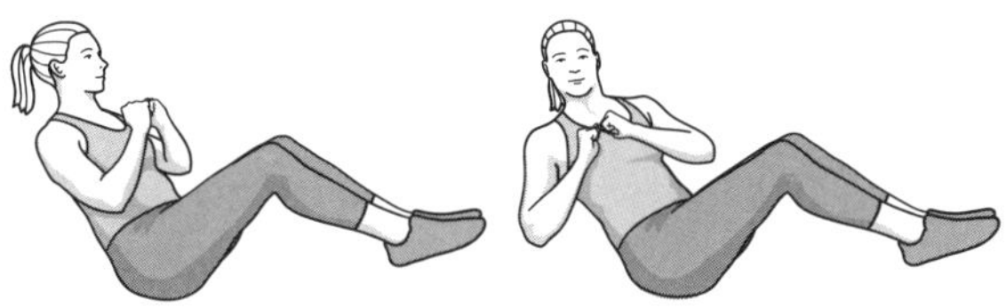

3 Bauch-Twist

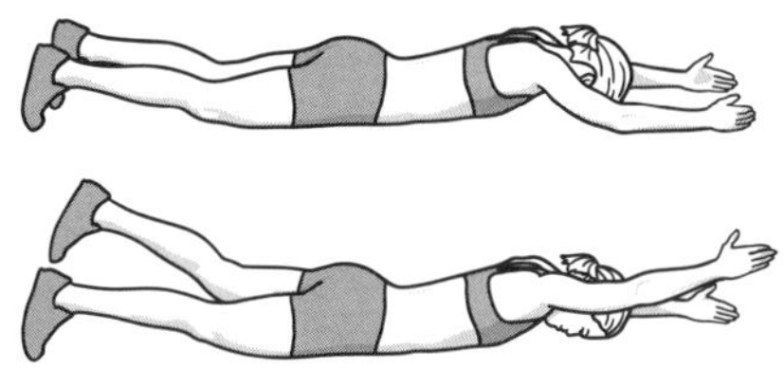

4 Paddeln in Bauchlage

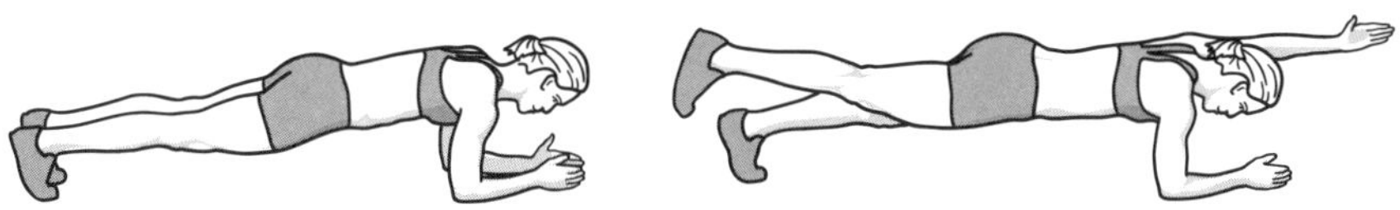

5 Zweipunktunterarmstütz

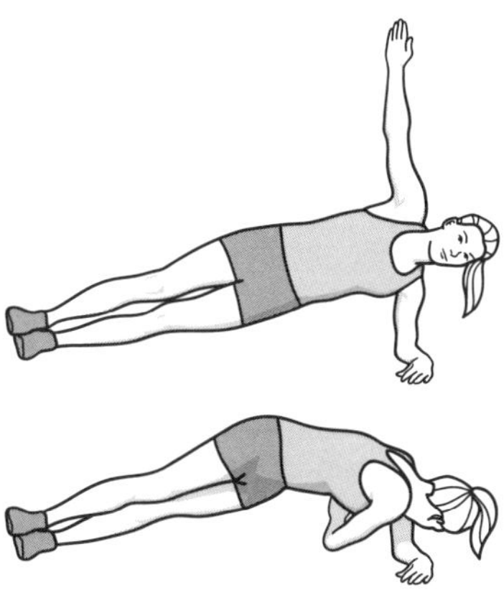

6 Seitstütz mit Rotation

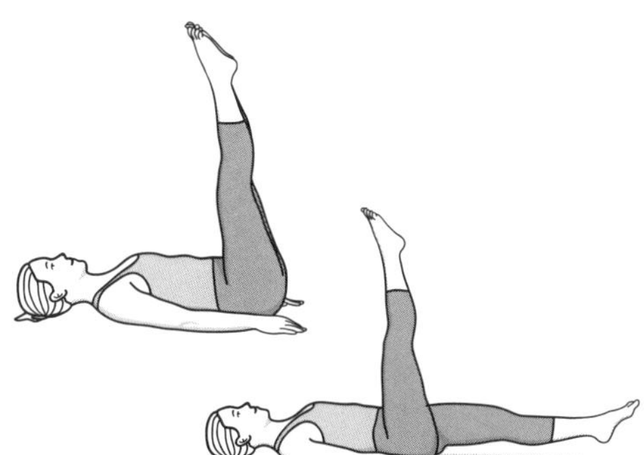

7 Gestrecktes einbeiniges Beinsenken

18 Sixpack-Workout 3

Trainingsdauer: 20 Minuten

	Übungen	Wiederholungen/ Belastungszeit	Belastungspause in Sekunden	Sätze	Seite
1	Diagonaler Bergsteiger im Stütz	40 Sek.	20	2	126
2	Oberkörperseitneigen in Bauchlage	40 Sek.	20	2	138
3	Seitstütz mit seitlichem Crunch	15 Wdh. je Seite	20	2	133
4	Antirotationsstütz	40 Sek.	20	2	131
5	Bauch-Twist gestreckt	40 Sek.	20	2	134
6	Seitstütz	40 Sek. je Seite	20	2	131
7	Schere	40 Sek.	20	2	137
8	Wechselseitiges Armstrecken aus der Bauchlage	40 Sek.	20	2	138
9	Crunch diagonal	15 Wdh.	20	2	135

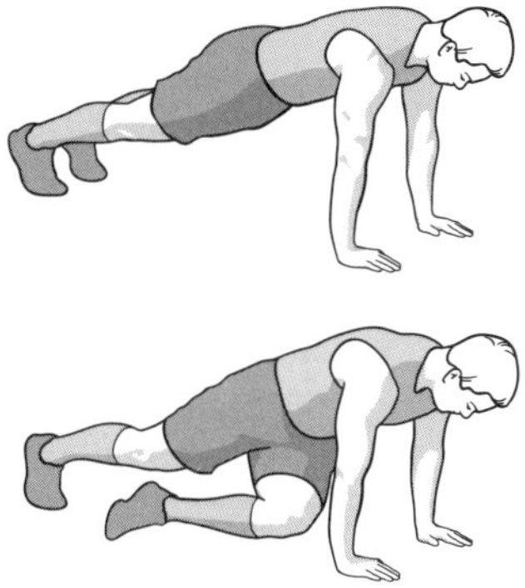

1 Diagonaler Bergsteiger im Stütz

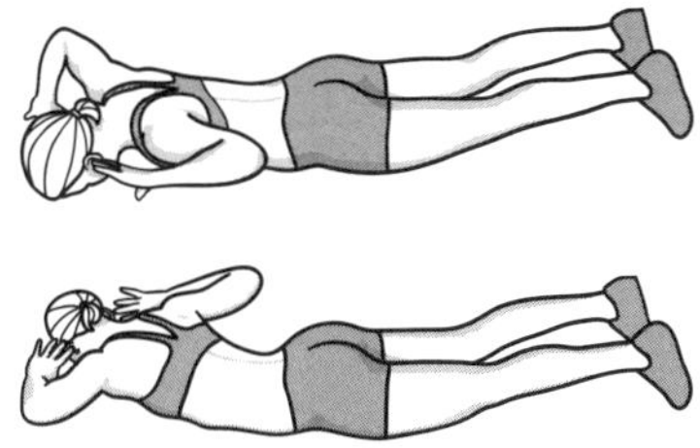

2 Oberkörperseitneigen in Bauchlage

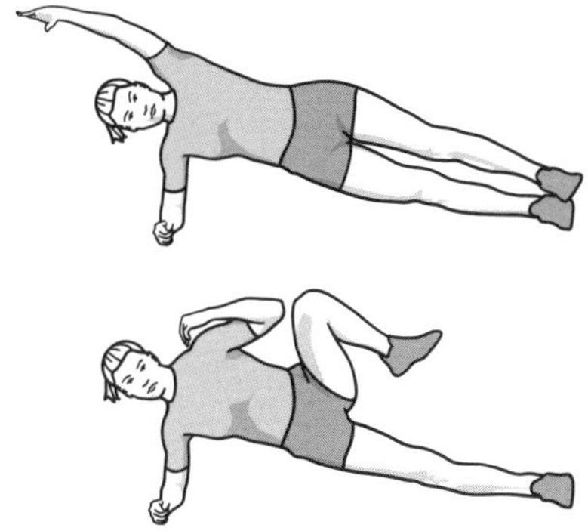

3 Seitstütz mit seitlichem Crunch

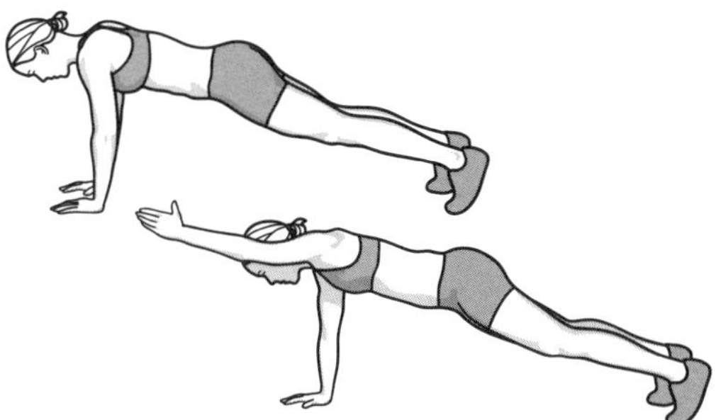

4 Antirotationsstütz

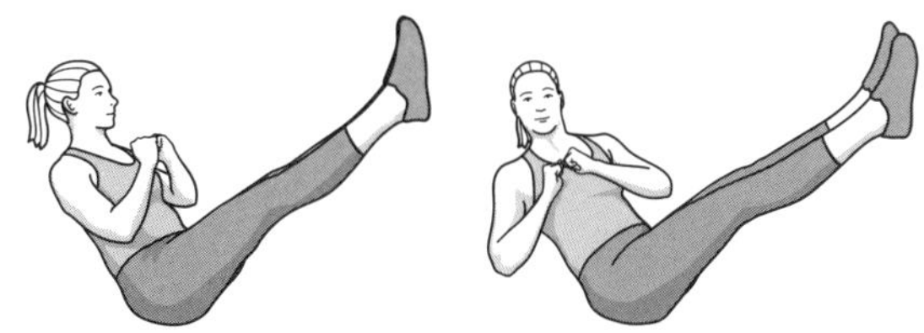

5 Bauch-Twist gestreckt

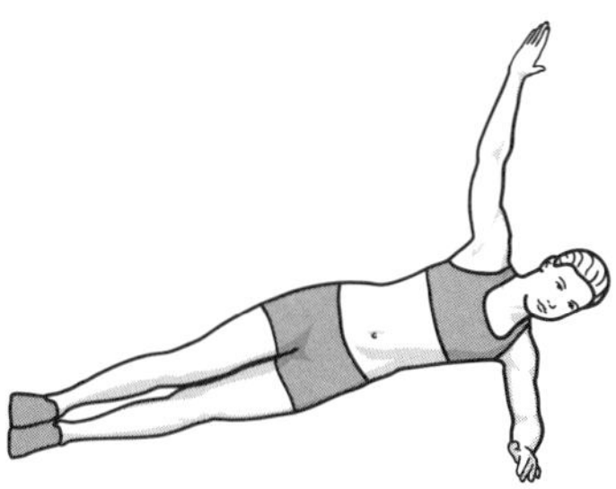

6 Seitstütz

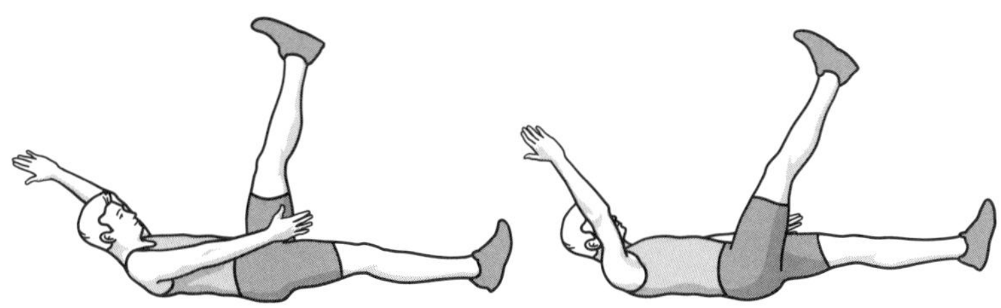

7 Schere

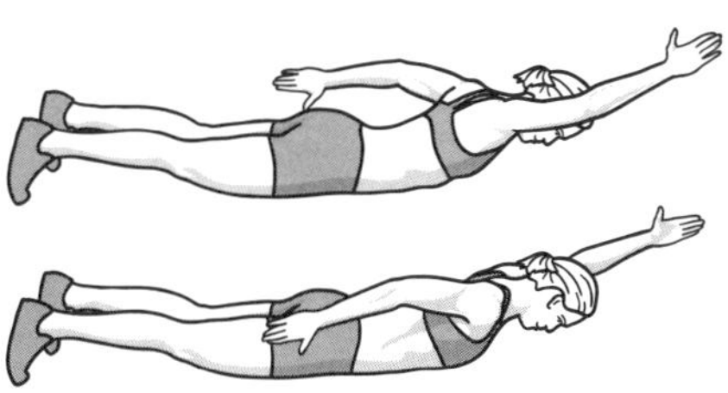

8 Wechselseitiges Armstrecken aus der Bauchlage

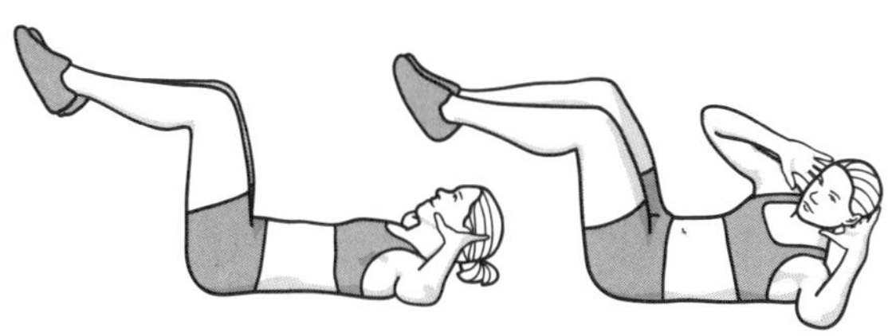

9 Crunch diagonal

19 Bauch, Beine, Po 1

Trainingsdauer: 20 Minuten

	Übungen	Wiederholungen/ Belastungszeit	Belastungspause in Sekunden	Sätze	Seite
1	Kniebeuge	15 Wdh.	20	2	139
2	Unterarmstütz mit Hüftwippe	50 Sek.	20	2	130
3	Seitstütz mit Knie-Lift	15 Wdh. je Seite	20	2	133
4	Einbeiniges Beckenheben	15 Wdh. je Seite	20	2	141
5	Beinscheren-Crunch	15 Wdh. je Seite	20	2	136
6	Gestrecktes einbeiniges Beinsenken	50 Sek.	20	2	135
7	Ausfallschritt	15 Wdh. je Seite	20	2	139

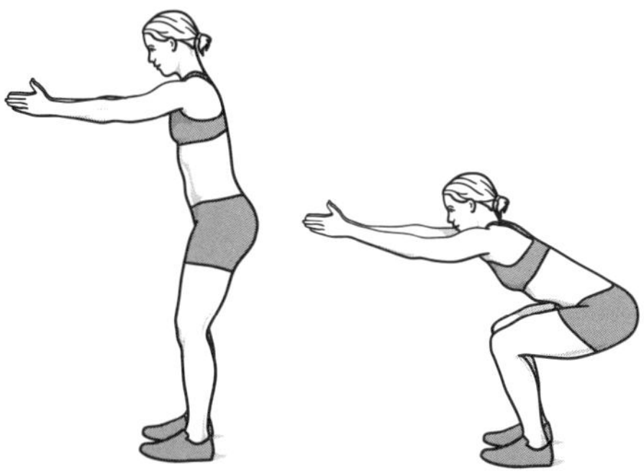

1 Kniebeuge

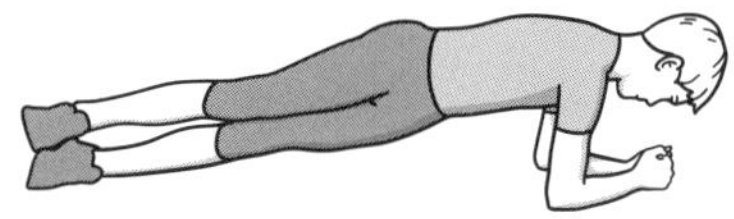

2 Unterarmstütz mit Hüftwippe

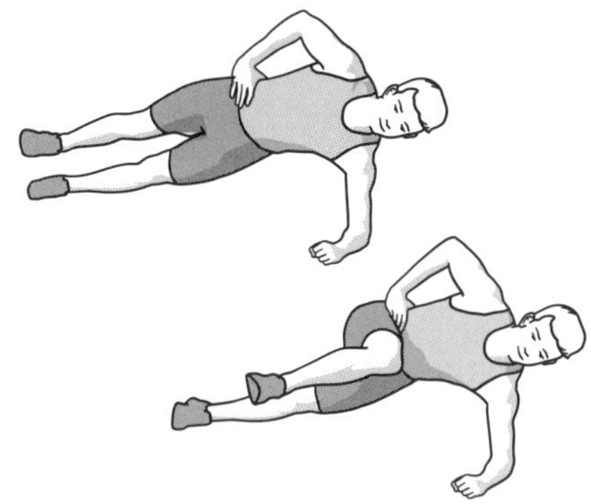

3 Seitstütz mit Knie-Lift

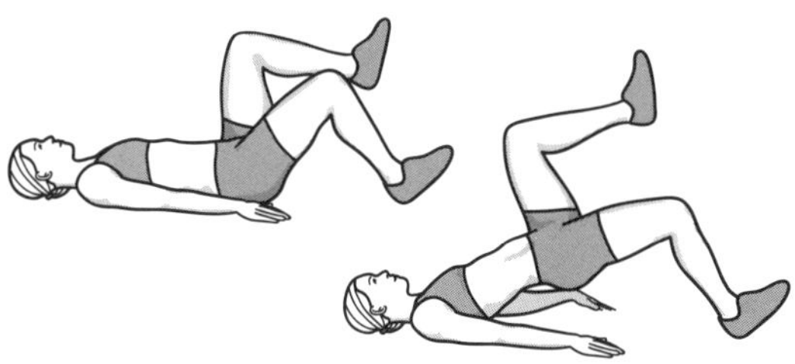

4 Einbeiniges Beckenheben

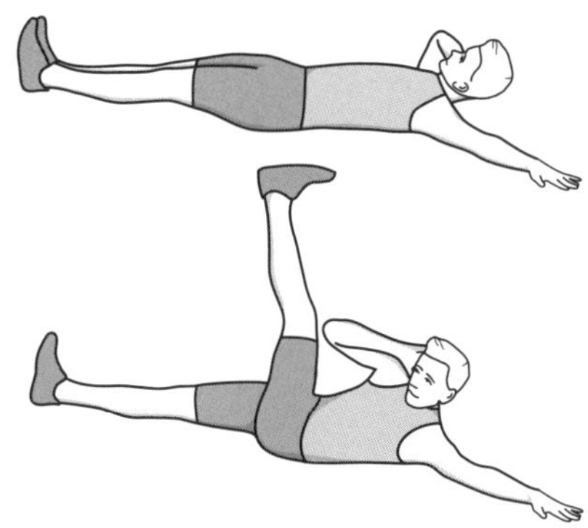

5 Beinscheren-Crunch

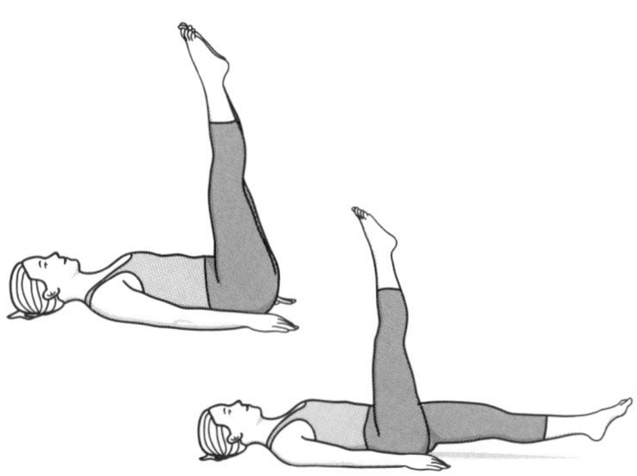

6 Gestrecktes einbeiniges Beinsenken

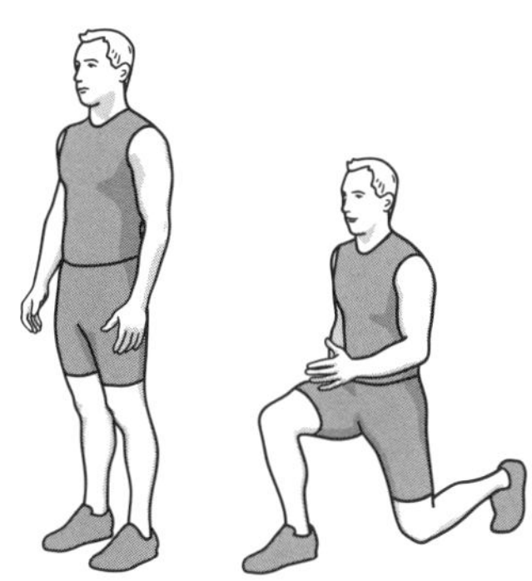

7 Ausfallschritt

20 Bauch, Beine, Po 2

Benötigte Hilfsmittel: Wand, stabile Kiste oder Stuhl
Trainingsdauer: 20 Minuten

	Übungen	Wiederholungen/ Belastungszeit	Belastungspause in Sekunden	Sätze	Seite
1	Erhöhter Ausfallschritt	15 Wdh.je Seite	20	2	140
2	Stütz mit Gewichtsverlagerung	50 Sek.	20	2	130
3	Seitstütz mit Beinabduktion	15 Wdh. je Seite	20	2	132
4	Erhöhtes Beckenheben	15 Wdh.	20	2	140
5	Paddeln in Bauchlage	50 Sek.	20	2	138
6	Liegende Rumpfrotation mit angewinkelten Beinen	50 Sek.	20	2	137
7	Bauchmuskel-Chop	15 Wdh.	20	2	135
8	Wandsitzen	50 Sek.	20	2	139

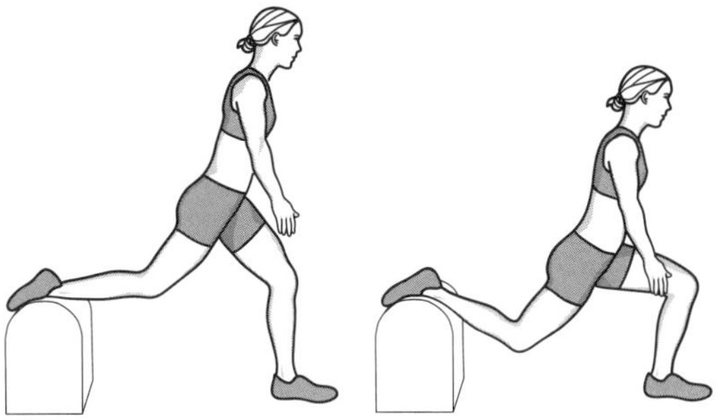

1 Erhöhter Ausfallschritt

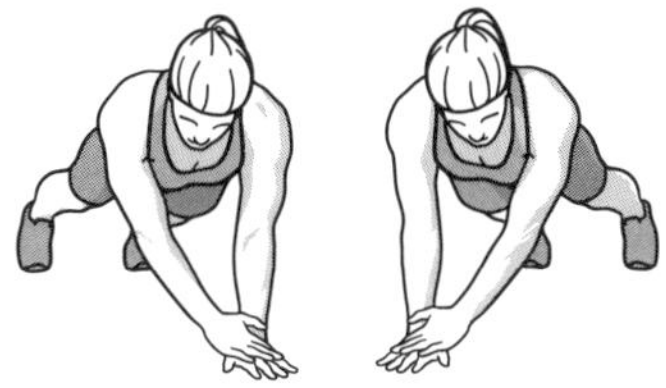

2 Stütz mit Gewichtsverlagerung

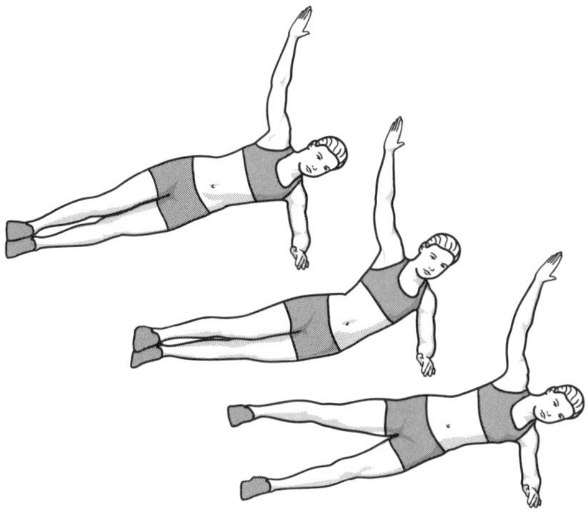

3 Seitstütz mit Beinabduktion

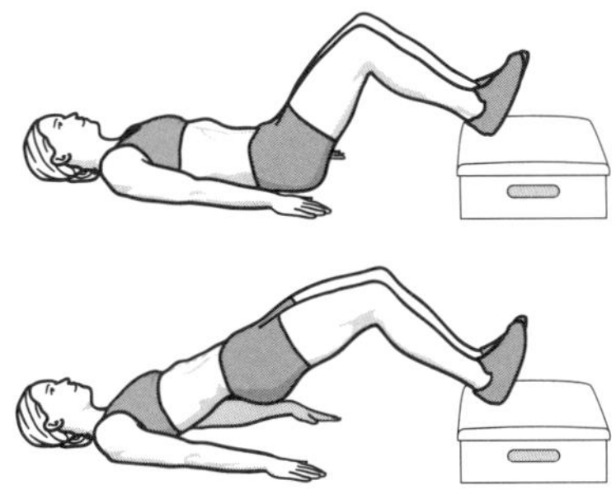

4 Erhöhtes Beckenheben

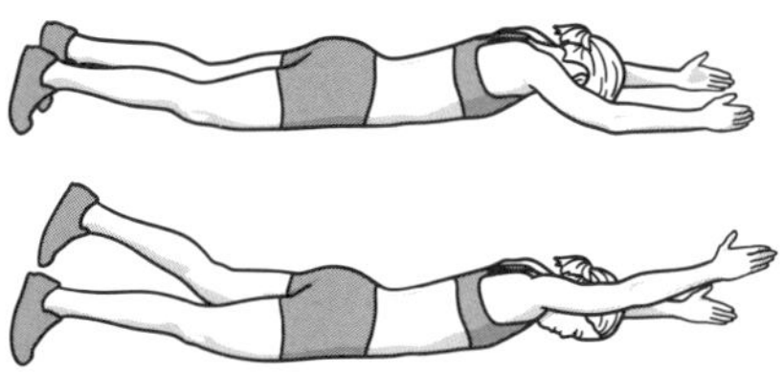

5 Paddeln in Bauchlage

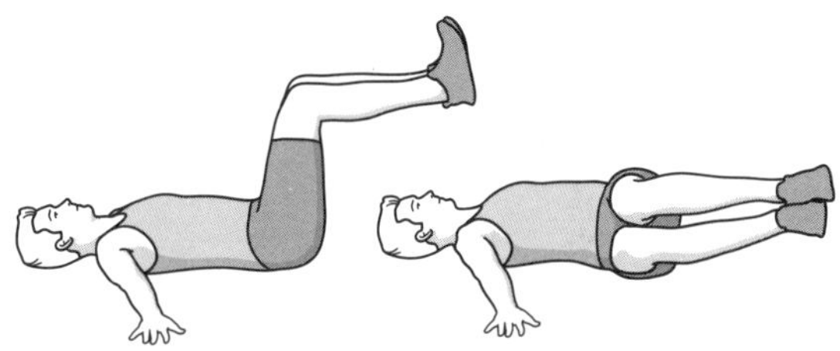

6 Liegende Rumpfrotation mit angewinkelten Beinen

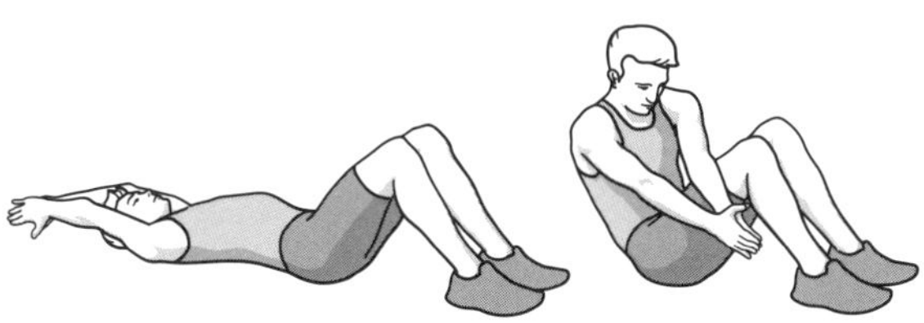

7 Bauchmuskel-Chop

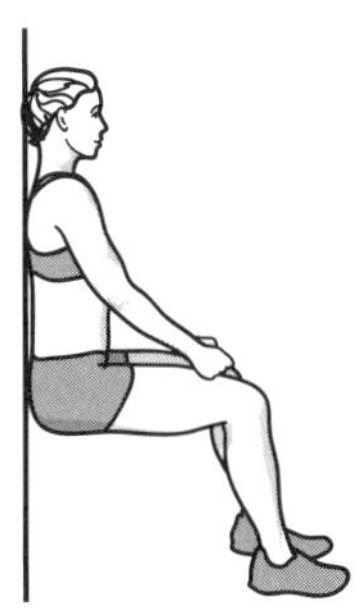

8 Wandsitzen

21 Bauch, Beine, Po 3

Trainingsdauer: 25 Minuten

	Übungen	Wiederholungen/ Belastungszeit	Belastungspause in Sekunden	Sätze	Seite
1	Ausfallschrittkombination	40 Sek. je Seite	20	2	140
2	Unterarmstütz	40 Sek.	20	2	128
3	Bauchwipper	40 Sek.	20	2	134
4	Seitlicher Ausfallschritt	15 Wdh. je Seite	20	2	139
5	Gestrecktes Beinsenken	15 Wdh.	20	2	136
6	Dynamischer Seitstütz	15 Wdh. je Seite	20	2	132
7	Gehaltene Brücke mit wechselndem Beinheben	40 Sek.	20	2	141
8	Bergsteiger im Stütz	40 Sek.	20	2	131
9	Standwaage	15 Wdh. je Seite	20	2	141

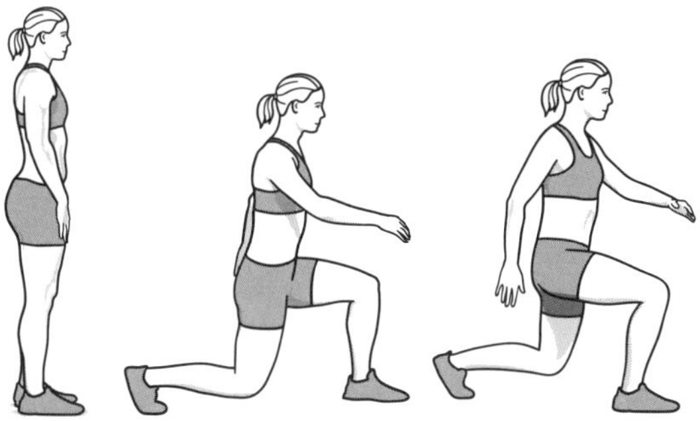

1 Ausfallschrittkombination

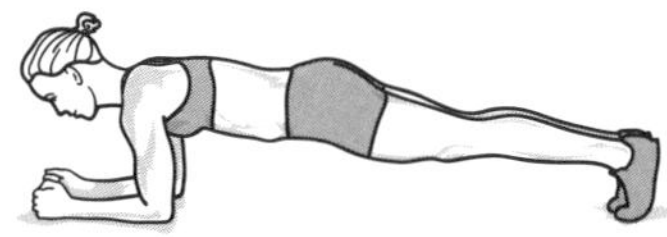

2 Unterarmstütz

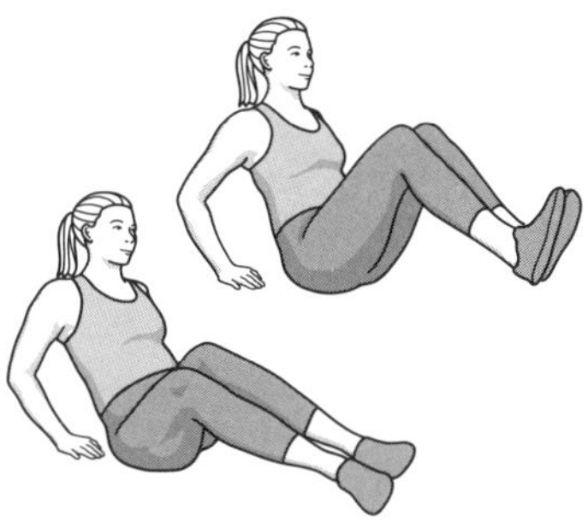

3 Bauchwipper

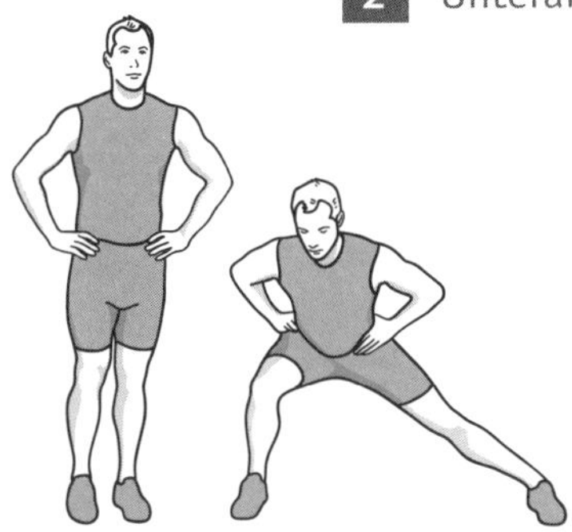

4 Seitlicher Ausfallschritt

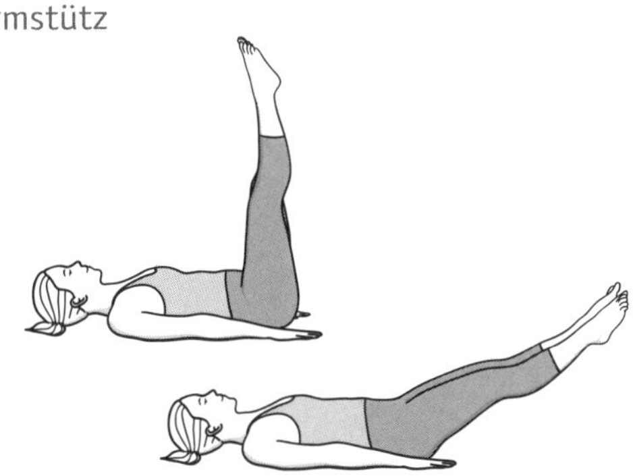

5 Gestrecktes Beinsenken

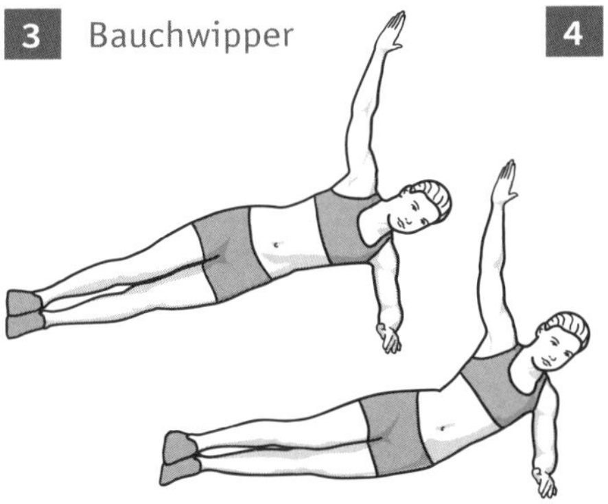

6 Dynamischer Seitstütz

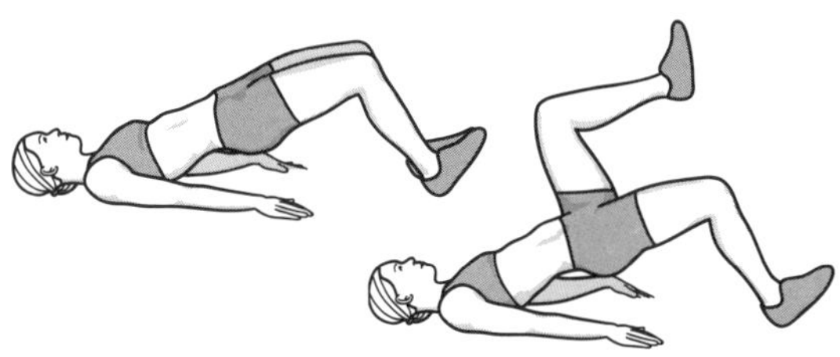

7 Gehaltene Brücke mit wechselndem Beinheben

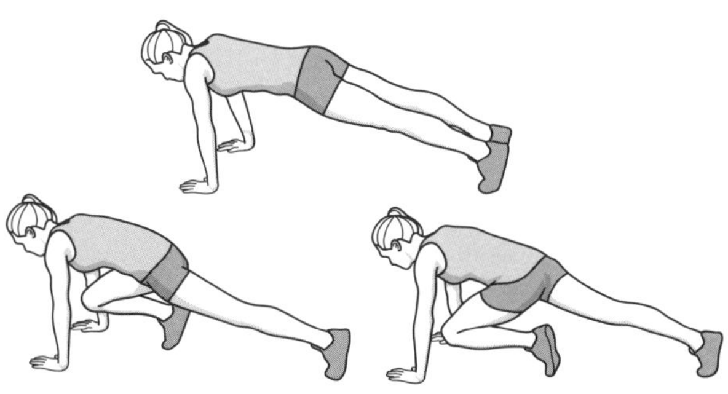

8 Bergsteiger im Stütz

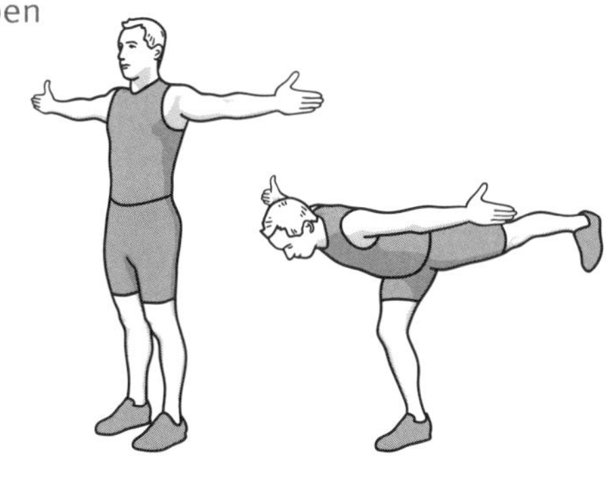

9 Standwaage

22 Pure Kraft 1

Trainingsdauer: 30 Minuten

	Übungen	Wiederholungen/ Belastungszeit	Belastungspause in Sekunden	Sätze	Seite
1	Liegestütz	12 Wdh.	30	3	124
2	Seitheben in Bauchlage	12 Wdh.	30	3	128
3	Unterarmstütz	60 Sek.	30	3	128
4	Seitstütz	60 Sek. je Seite	30	3	131
5	Ausfallschritt	12 Wdh. je Seite	30	3	139
6	Latdrücken in Rückenlage	12 Wdh.	30	3	127
7	Einbeiniges Beckenheben	12 Wdh. je Seite	30	3	141

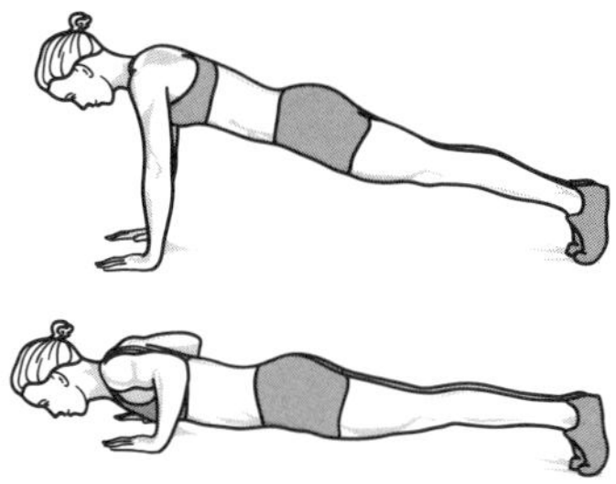

1 Liegestütz

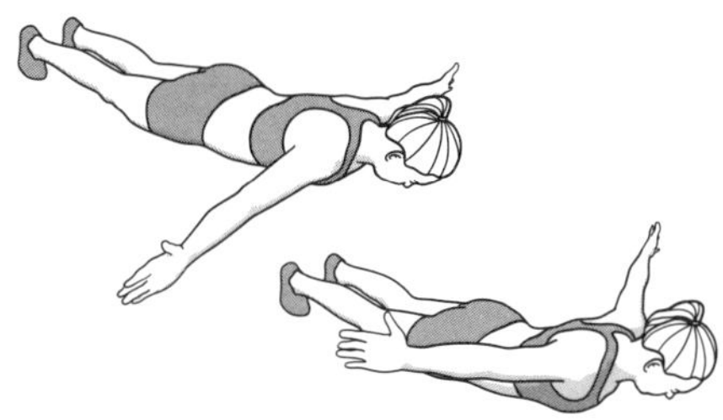

2 Seitheben in Bauchlage

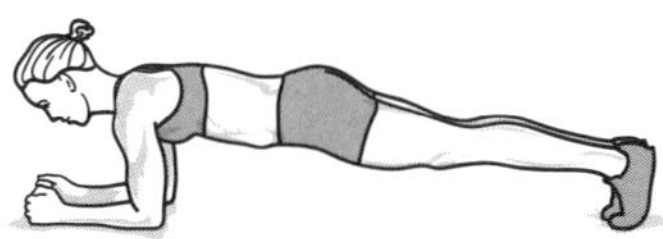

3 Unterarmstütz

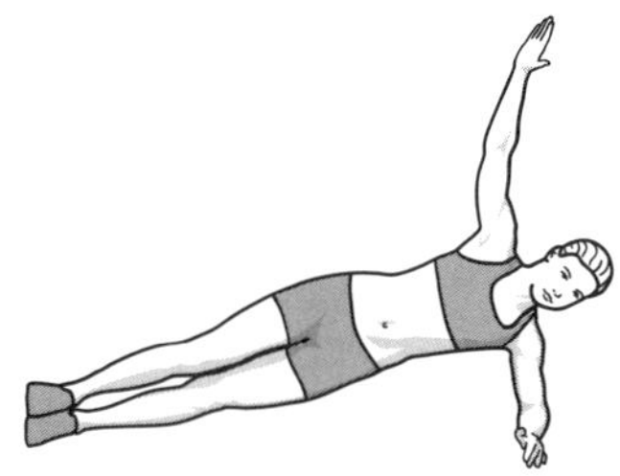

4 Seitstütz

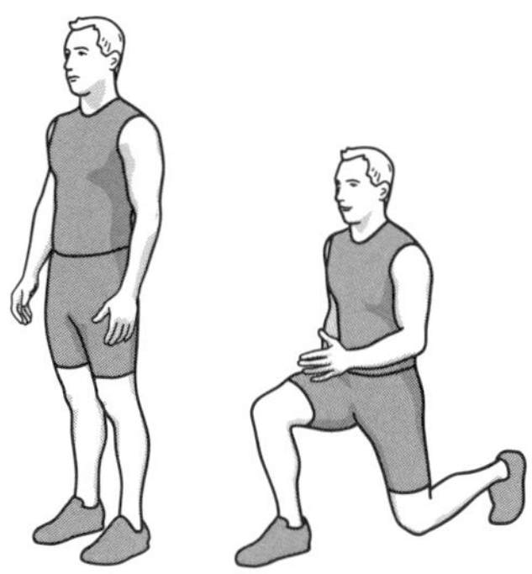

5 Ausfallschritt

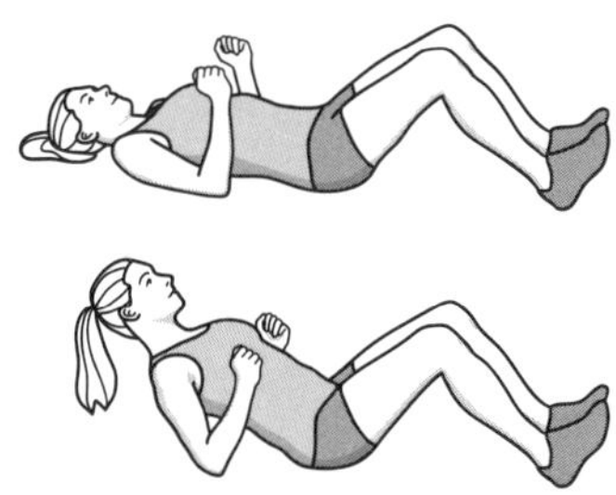

6 Latdrücken in Rückenlage

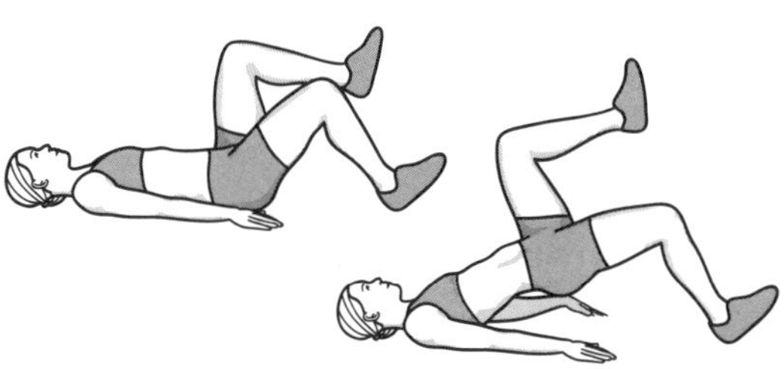

7 Einbeiniges Beckenheben

23 Pure Kraft 2

Benötigte Hilfsmittel: Klimmzugstange, stabile Kiste oder Stuhl
Trainingsdauer: 25 Minuten

	Übungen	Wiederholungen/ Belastungszeit	Belastungspause in Sekunden	Sätze	Seite
1	Erhöhter Ausfallschritt	10 Wdh. je Seite	40	3	140
2	Negativer Liegestütz	10 Wdh.	40	3	126
3	Klimmzug	10 Wdh.	40	3	127
4	Diagonaler Bergsteiger im Stütz	60 Sek.	40	3	131
5	Dynamischer Seitstütz	10 Wdh. je Seite	40	3	132
6	Dip	10 Wdh.	40	3	126

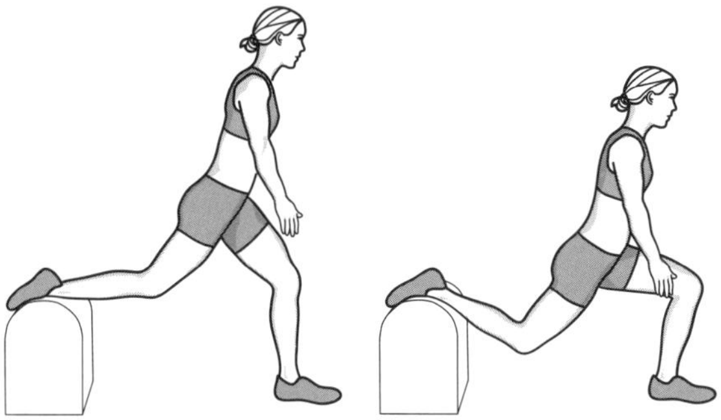

1 Erhöhter Ausfallschritt

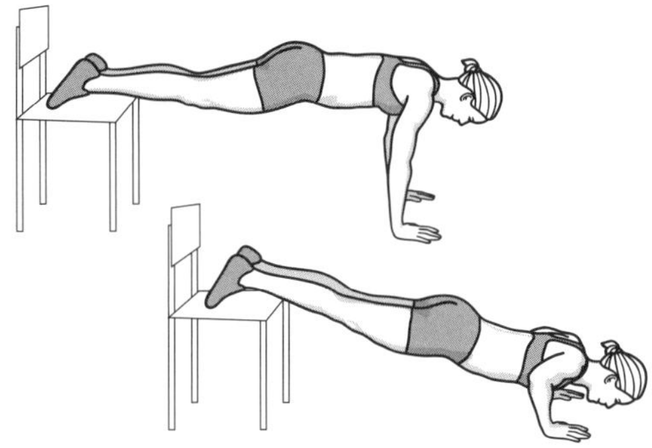

2 Negativer Liegestütz

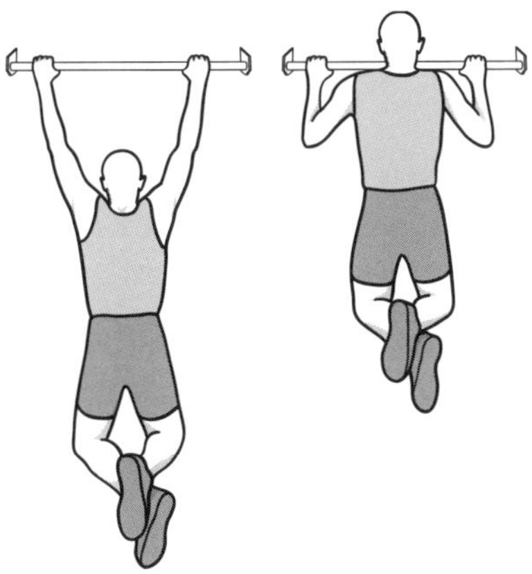

3 Klimmzug

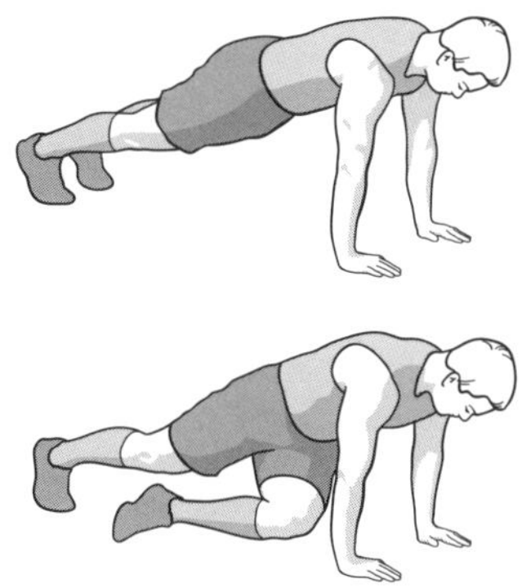

4 Diagonaler Bergsteiger im Stütz

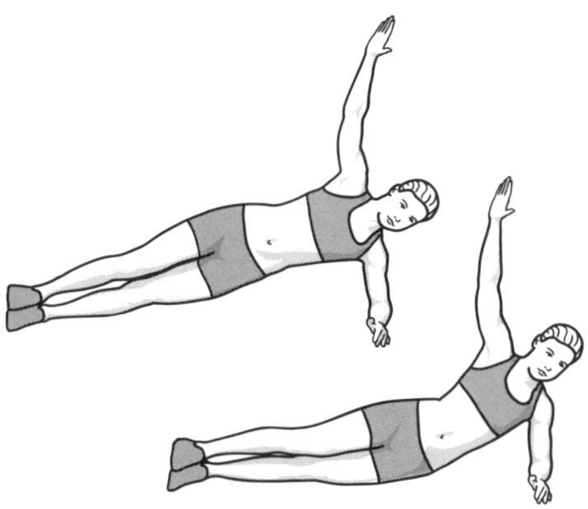

5 Dynamischer Seitstütz

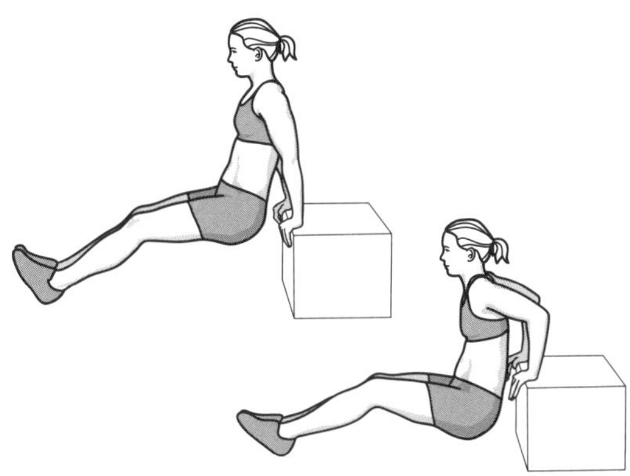

6 Dip

24 Rücken intensiv 1

Trainingsdauer: 25 Minuten

	Übungen	Wiederholungen/ Belastungszeit	Belastungspause in Sekunden	Sätze	Seite
1	Unterarmstütz	50 Sek.	30	2	128
2	Wechselseitiges Armstrecken aus der Bauchlage	50 Sek.	30	2	138
3	Seitstütz	50 Sek. je Seite	30	2	131
4	Latdrücken in Rückenlage	15 Wdh.	30	2	127
5	Gehaltene Brücke mit wechselndem Beinheben	50 Sek.	30	2	141
6	Unterarmstütz mit Aufdrehen	50 Sek.	30	2	129
7	Oberkörperseitneigen in Bauchlage	50 Sek.	30	2	138
8	Stütz mit Gewichtsverlagerung	50 Sek.	30	2	130

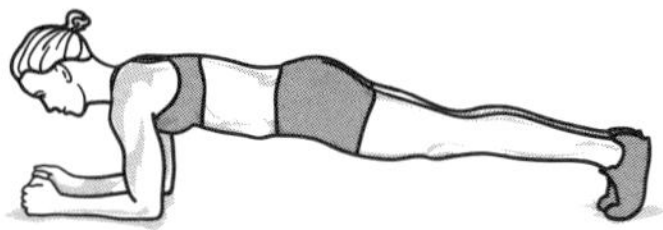

1 Unterarmstütz

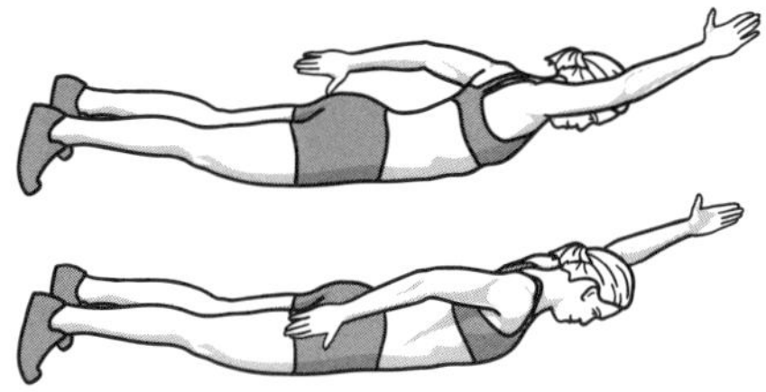

2 Wechselseitiges Armstrecken aus der Bauchlage

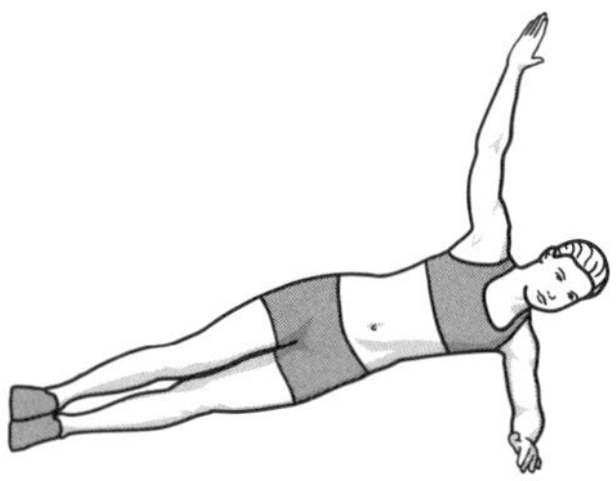

3 Seitstütz

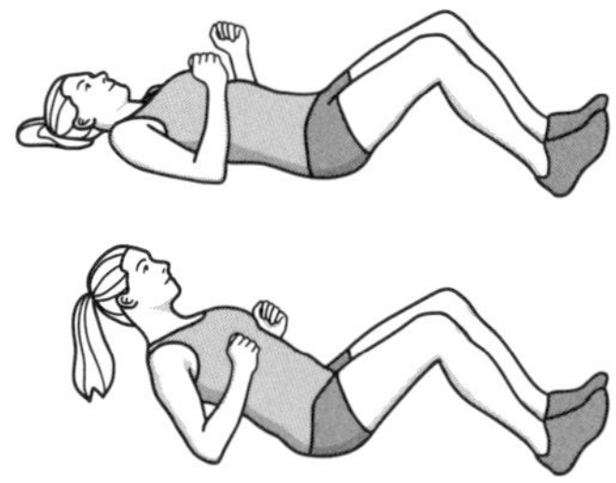

4 Latdrücken in Rückenlage

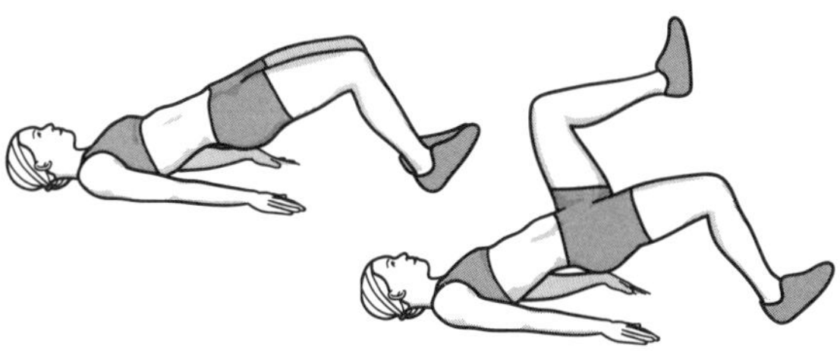

5 Gehaltene Brücke mit wechselndem Beinheben

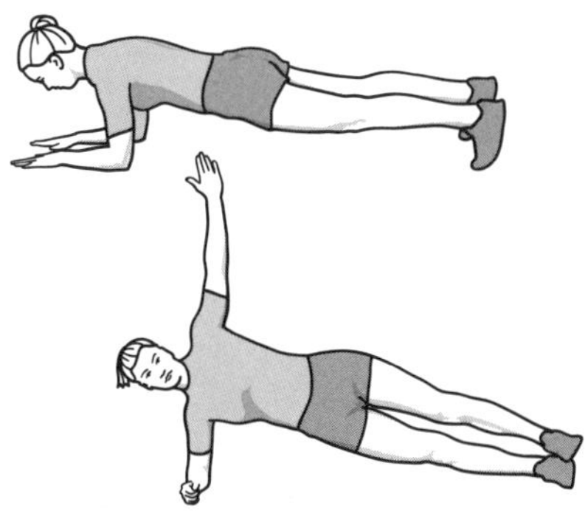

6 Unterarmstütz mit Aufdrehen

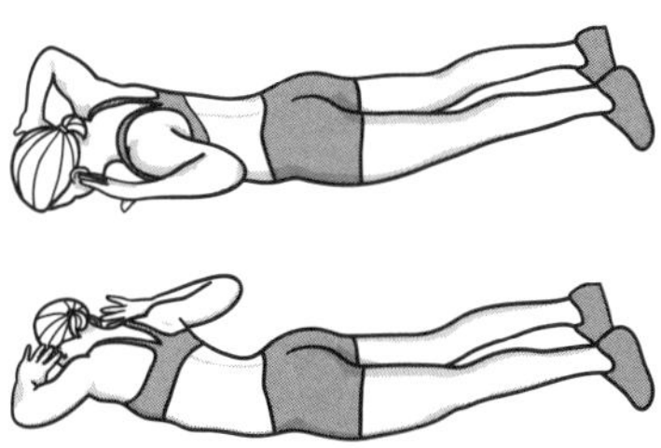

7 Oberkörperseitneigen in Bauchlage

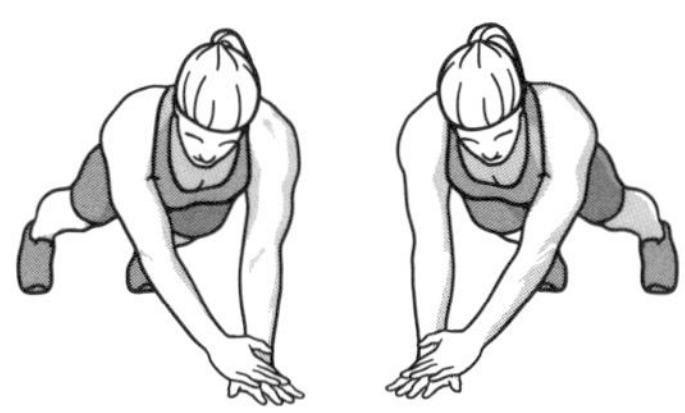

8 Stütz mit Gewichtsverlagerung

25 Rücken intensiv 2

Benötigte Hilfsmittel: Klimmzugstange
Trainingsdauer: 20 Minuten

	Übungen	Wiederholungen/ Belastungszeit	Belastungspause in Sekunden	Sätze	Seite
1	Unterarmstütz mit wechselndem Beinanheben	50 Sek.	30	2	128
2	Klimmzug	12 Wdh.	30	2	127
3	Seitstütz mit Knie-Lift	12 Wdh. je Seite	30	2	133
4	Armheben in Bauchlage	50 Sek.	30	2	138
5	Einbeiniges Beckenheben	12 Wdh. je Seite	30	2	141
6	Frontheben in Bauchlage	12 Wdh.	30	2	128
7	Antirotationsstütz	50 Sek.	30	2	131

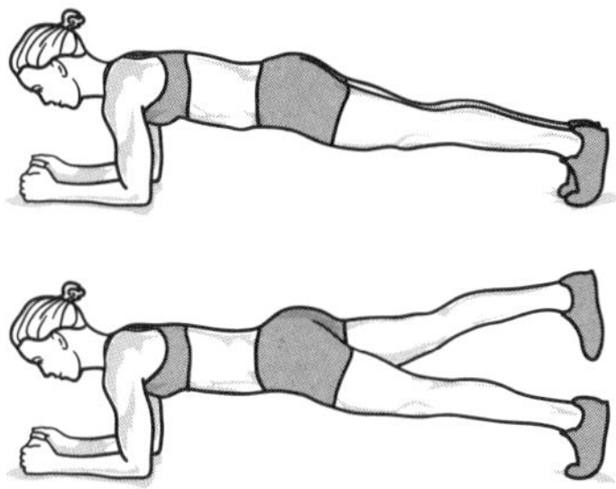

1 Unterarmstütz mit wechselndem Beinanheben

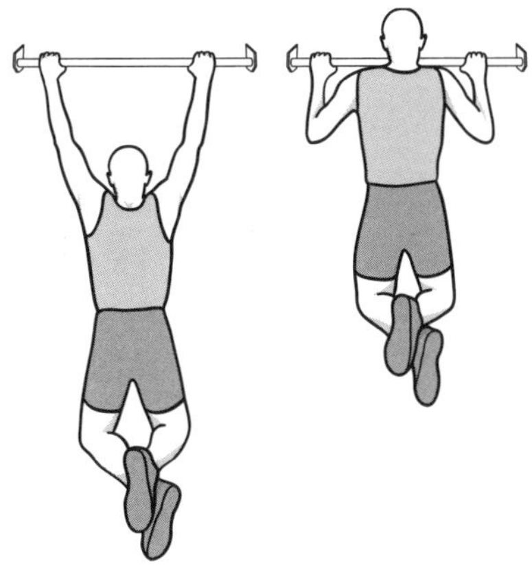

2 Klimmzug

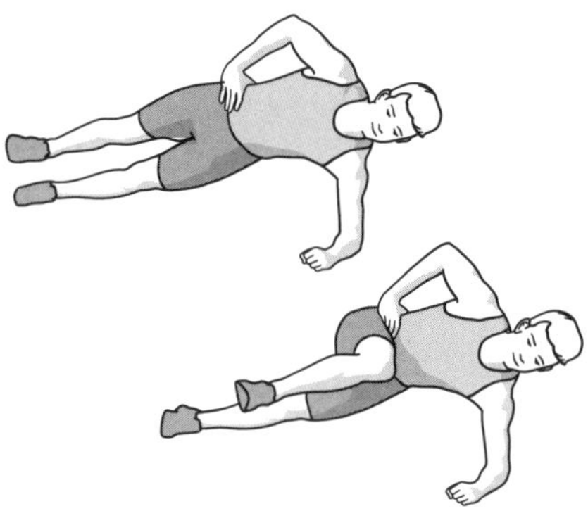

3 Seitstütz mit Knie-Lift

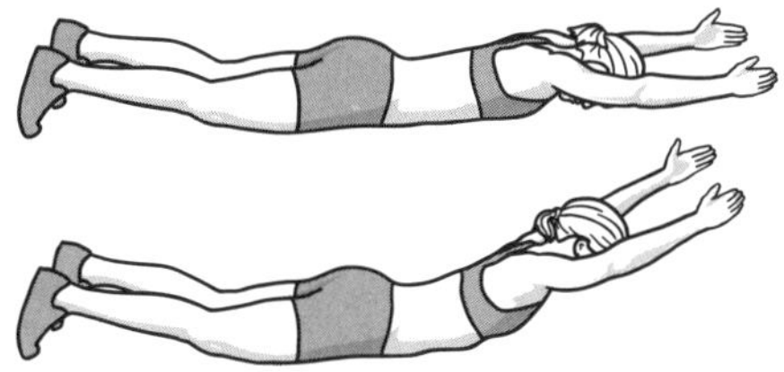

4 Armheben in Bauchlage

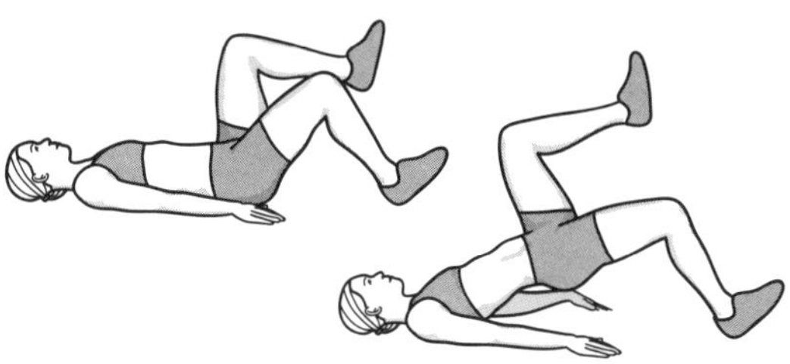

5 Einbeiniges Beckenheben

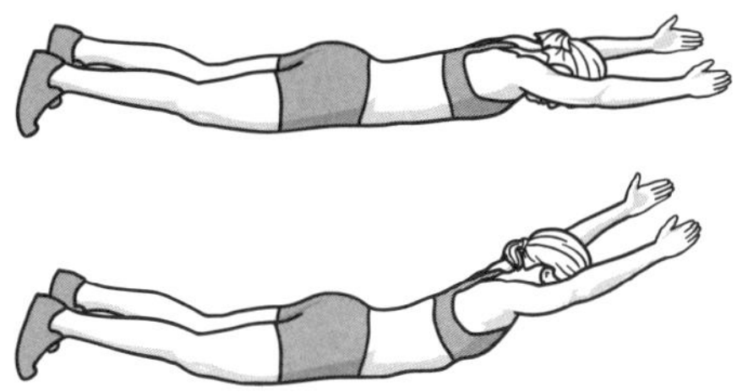

6 Frontheben in Bauchlage

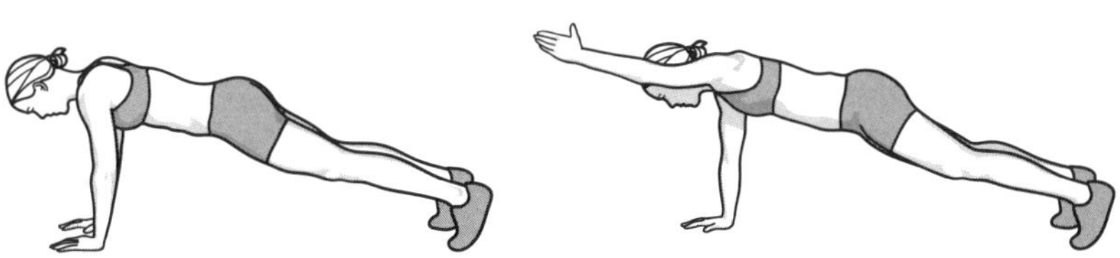

7 Antirotationsstütz

26 Rücken intensiv 3

Benötigte Hilfsmittel: stabile Kiste oder Stuhl
Trainingsdauer: 25 Minuten

	Übungen	Wiederholungen/ Belastungszeit	Belastungspause in Sekunden	Sätze	Seite
1	Zweipunktunterarmstütz	40 Sek.	30	3	129
2	Paddeln in Bauchlage	40 Sek.	30	3	138
3	Liegende Rumpfrotation mit angewinkelten Beinen	40 Sek.	30	3	137
4	Erhöhtes Beckenheben	12 Wdh.	30	3	140
5	Seitheben in Bauchlage	12 Wdh.	30	3	128
6	Seitstütz mit Rotation	12 Wdh. je Seite	30	3	132
7	Liegestütz mit Schulterklatschen	12 Wdh.	30	3	125

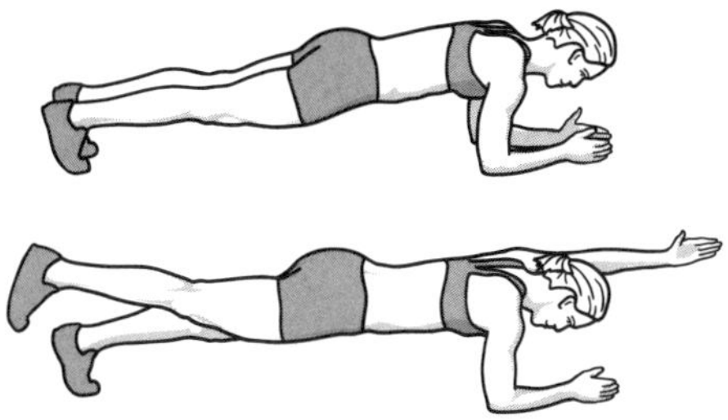

1 Zweipunktunterarmstütz

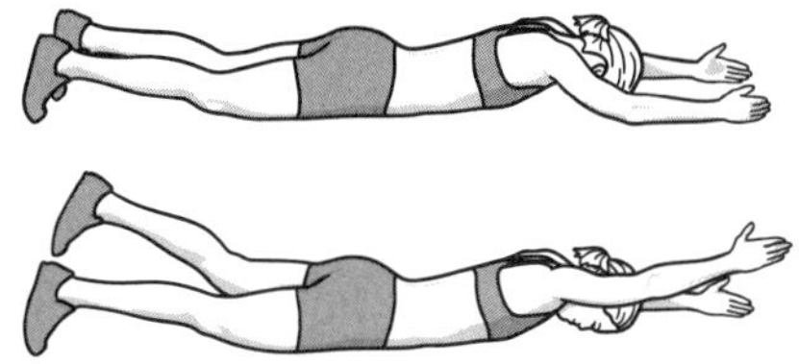

2 Paddeln in Bauchlage

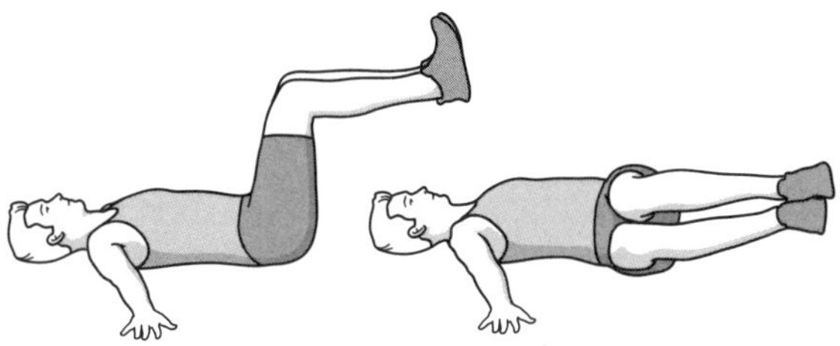

3 Liegende Rumpfrotation mit angewinkelten Beinen

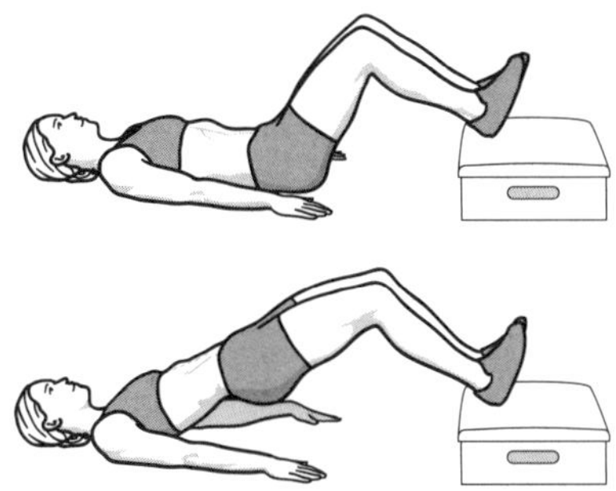

4 Erhöhtes Beckenheben

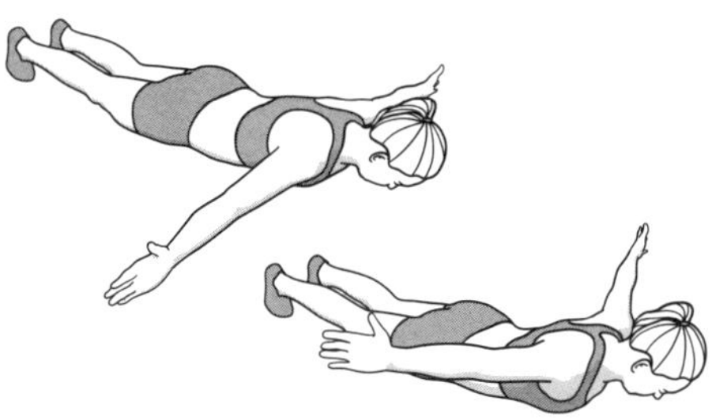

5 Seitheben in Bauchlage

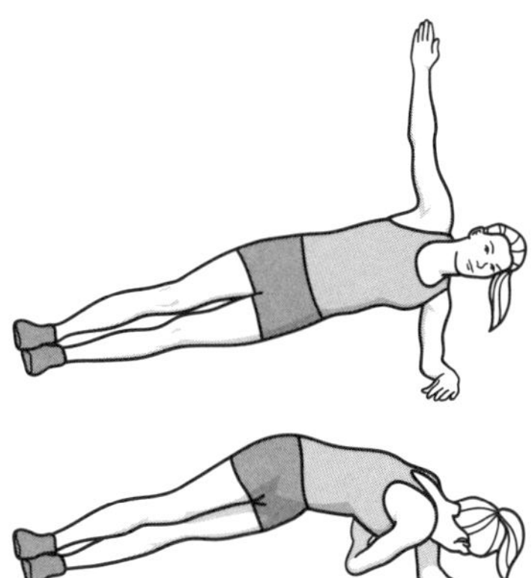

6 Seitstütz mit Rotation

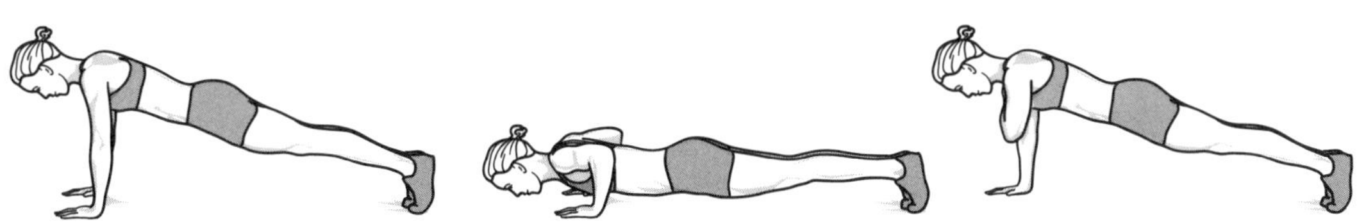

7 Liegestütz mit Schulterklatschen

27 Definierte Schultern

Benötigte Hilfsmittel: stabile Kiste oder Stuhl
Trainingsdauer: 10 Minuten

	Übungen	Wiederholungen/ Belastungszeit	Belastungspause in Sekunden	Sätze	Seite
1	Seitheben in Bauchlage	15 Wdh.	20	2	128
2	Bergsteiger im Stütz	40 Sek.	20	2	131
3	Wechselseitiges Armstrecken aus der Bauchlage	40 Sek.	20	2	138
4	Erhöhter Liegestütz	15 Wdh.	20	2	125
5	Latdrücken in Rückenlage	15 Wdh.	20	2	127
6	Frontheben in Bauchlage	15 Wdh.	20	2	128

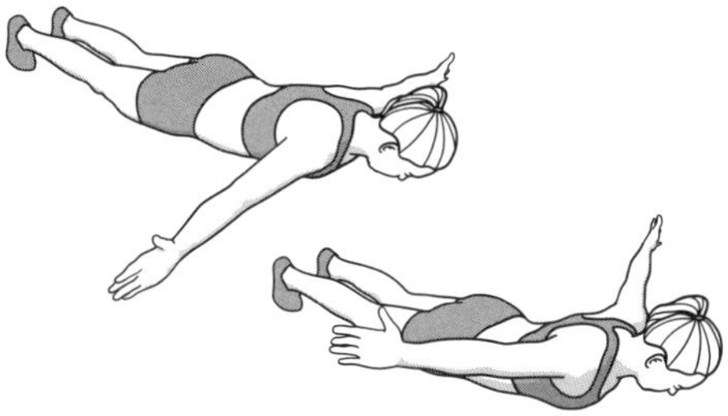

1 Seitheben in Bauchlage

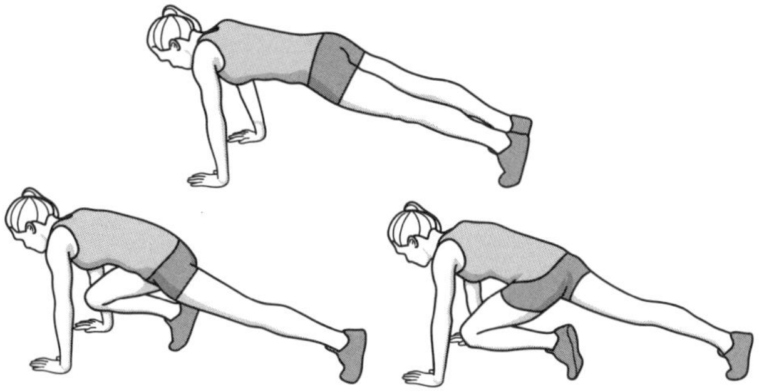

2 Bergsteiger im Stütz

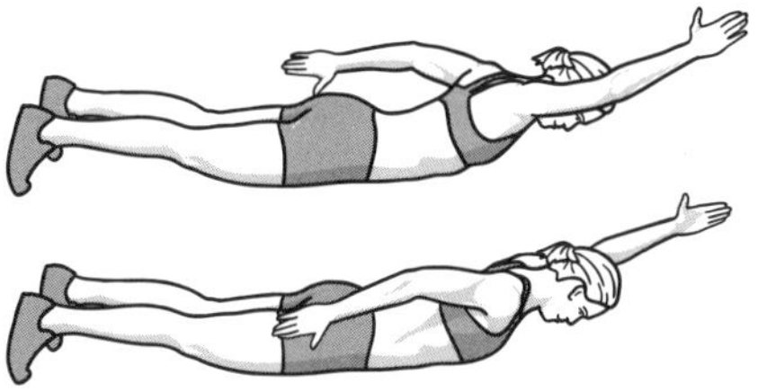

3 Wechselseitiges Armstrecken aus der Bauchlage

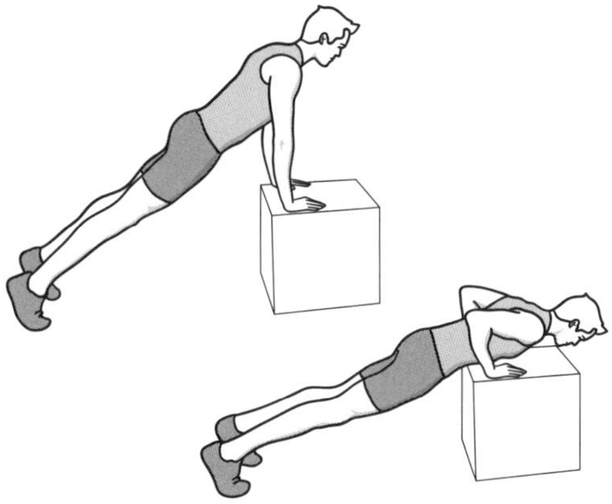

4 Erhöhter Liegestütz

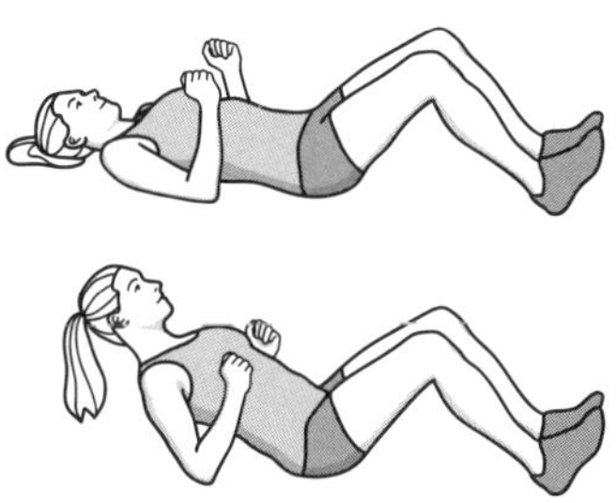

5 Latdrücken in Rückenlage

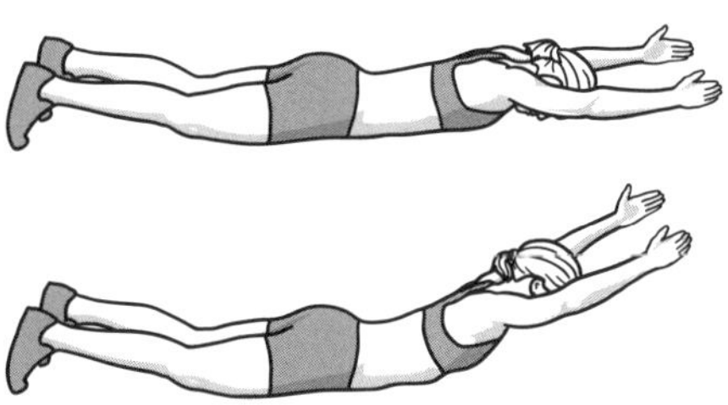

6 Frontheben in Bauchlage

28 Definierte Arme

Benötigte Hilfsmittel: Tisch, stabile Kiste oder Stuhl
Trainingsdauer: 15 Minuten

	Übungen	Wiederholungen/ Belastungszeit	Belastungspause in Sekunden	Sätze	Seite
1	T-Liegestütz	12 Wdh.	20	3	125
2	Paddeln in Bauchlage	50 Sek.	20	3	138
3	Dip	12 Wdh.	20	3	126
4	Umgekehrtes Rudern am Tisch	12 Wdh.	20	3	127
5	Seitheben in Bauchlage	12 Wdh.	20	3	128

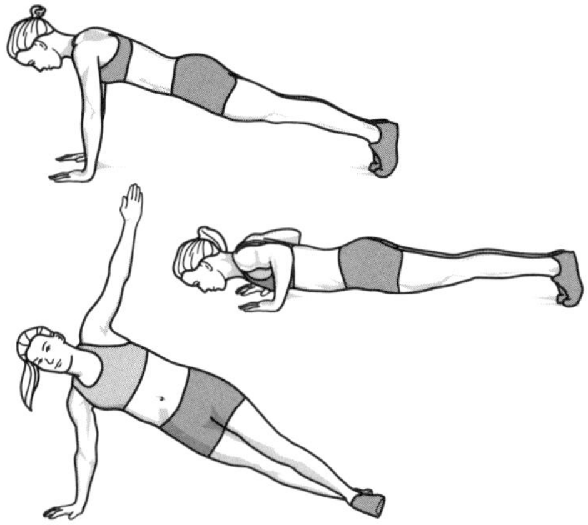

1 T-Liegestütz

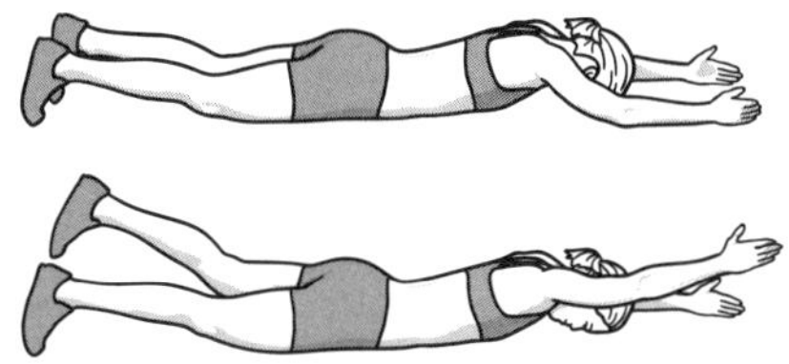

2 Paddeln in Bauchlage

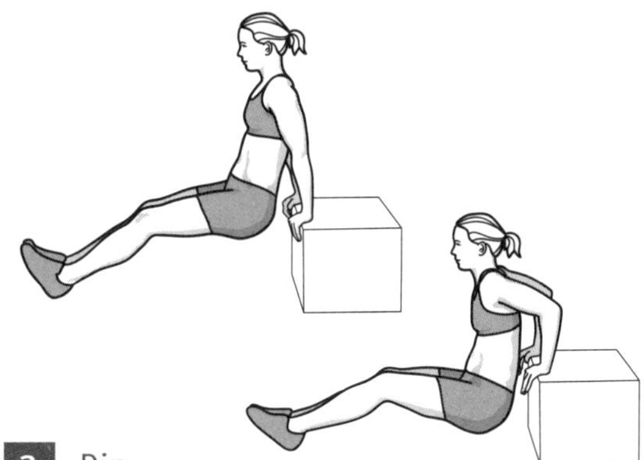

3 Dip

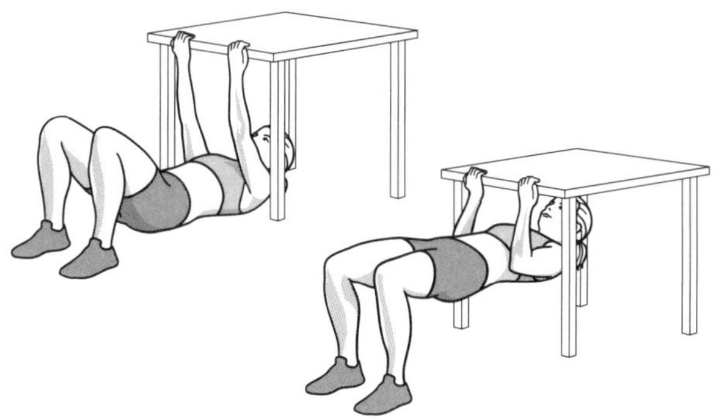

4 Umgekehrtes Rudern am Tisch

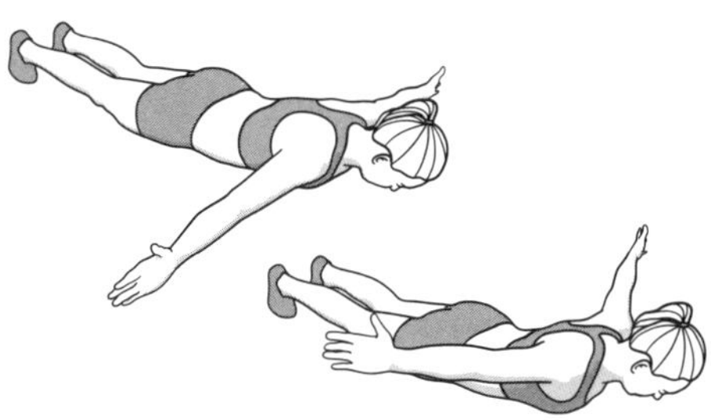

5 Seitheben in Bauchlage

29 Quick Fit 1

Trainingsdauer: 10 Minuten

	Übungen	Wiederholungen/ Belastungszeit	Belastungspause in Sekunden	Sätze	Seite
1	Abgelegter Liegestütz	12 Wdh.	10	2	124
2	Seitstütz mit Beinabduktion	12 Wdh. je Seite	10	2	132
3	Kniebeuge	12 Wdh.	10	2	139
4	Spiderman-Unterarmstütz	40 Sek.	10	2	129
5	Gehaltene Brücke mit wechselndem Beinheben	40 Sek.	10	2	141
6	Ausfallschritt	12 Wdh. je Seite	10	2	139

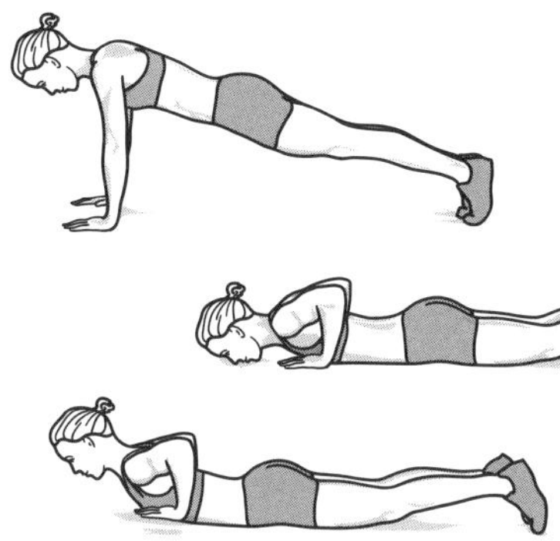

1 Abgelegter Liegestütz

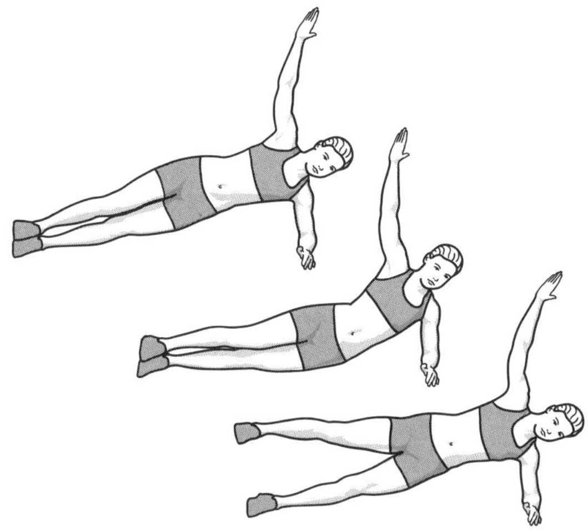

2 Seitstütz mit Beinabduktion

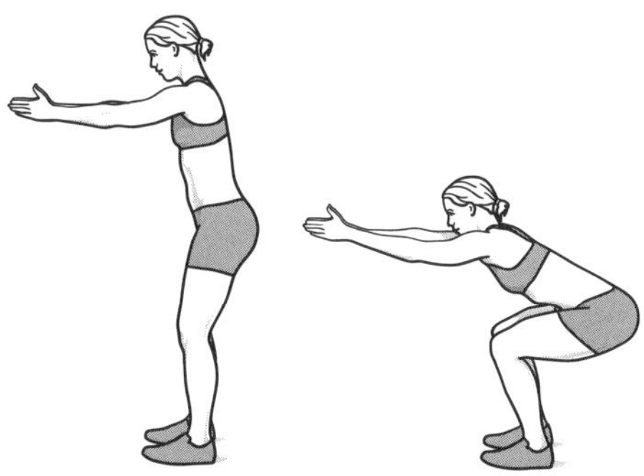

3 Kniebeuge

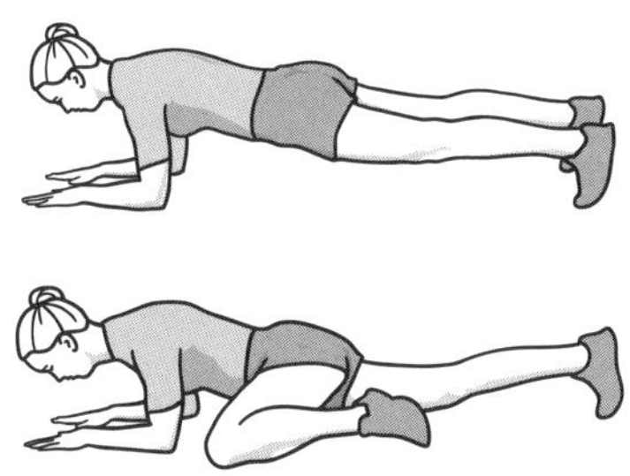

4 Spiderman-Unterarmstütz

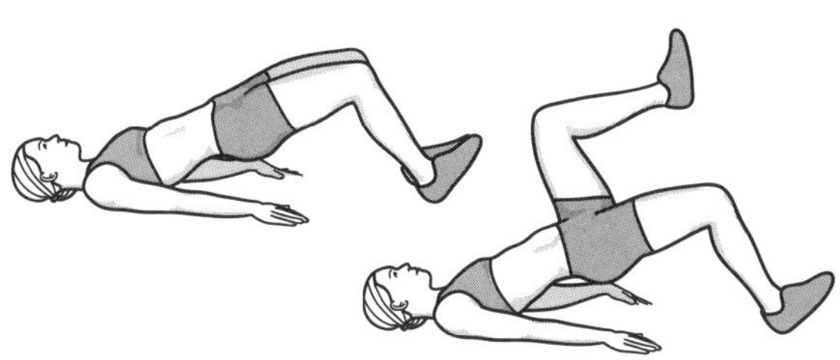

5 Gehaltene Brücke mit wechselndem Beinheben

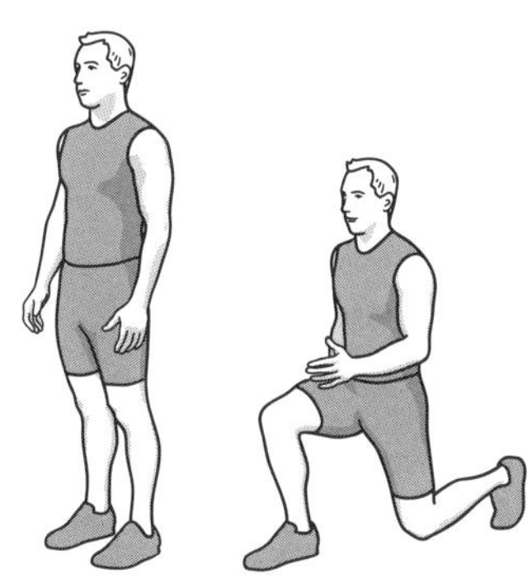

6 Ausfallschritt

30 Quick Fit 2

Trainingsdauer: 10 Minuten

	Übungen	Wiederholungen/ Belastungszeit	Belastungspause in Sekunden	Sätze	Seite
1	Diagonaler Bergsteiger im Stütz	50 Sek.	10	2	131
2	Ausfallschrittkombination	50 Sek. je Seite	10	2	140
3	Liegestütz	12 Wdh.	10	2	124
4	Seitstütz mit Rotation	12 Wdh. je Seite	10	2	132
5	Wechselseitiges Armstrecken aus der Bauchlage	50 Sek.	10	2	138

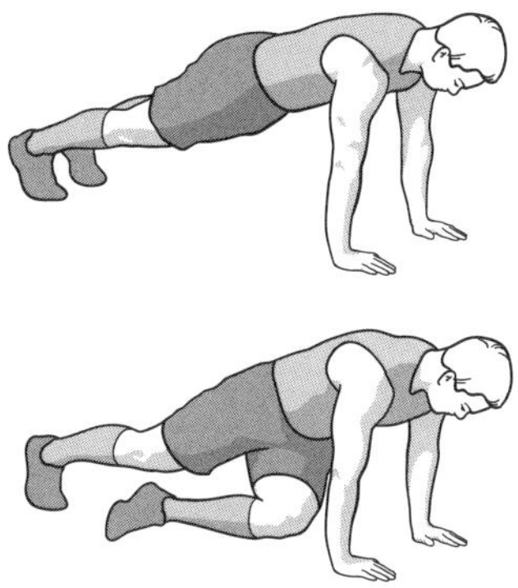

1 Diagonaler Bergsteiger im Stütz

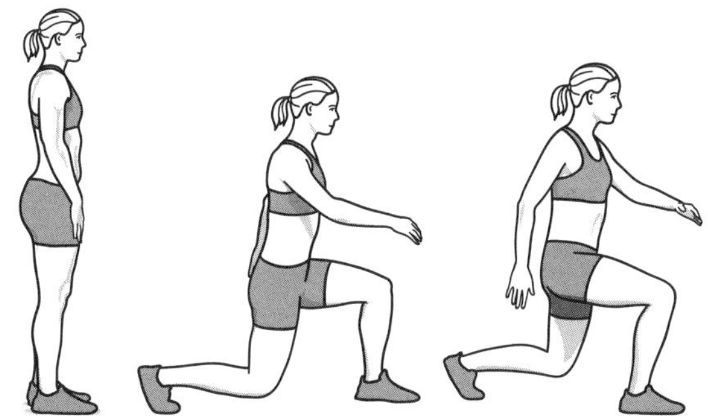

2 Ausfallschrittkombination

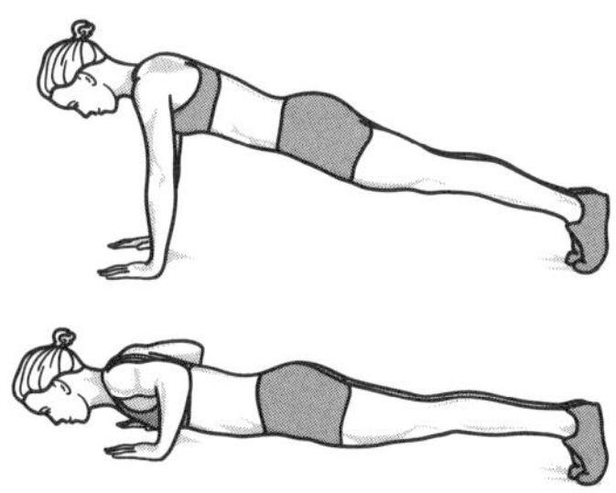

3 Liegestütz

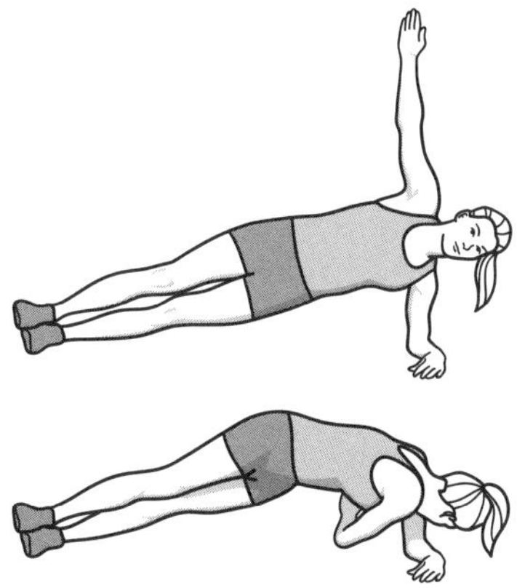

4 Seitstütz mit Rotation

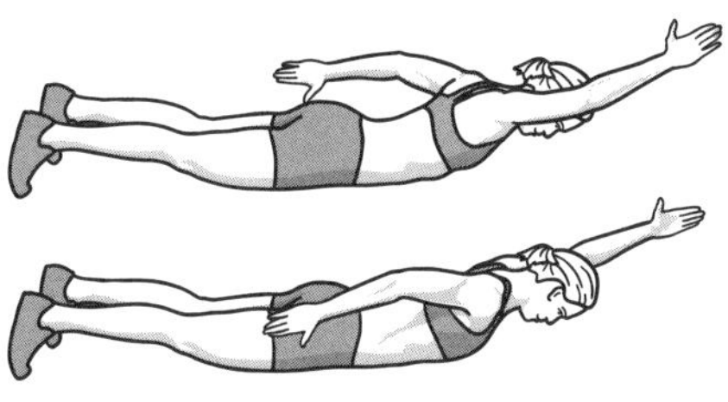

5 Wechselseitiges Armstrecken aus der Bauchlage

31 Quick Fatburner 1

Trainingsdauer: 10 Minuten

	Übungen	Wiederholungen/ Belastungszeit	Belastungspause in Sekunden	Sätze	Seite
1	Sprinten auf der Stelle	40 Sek.	10	2	120
2	Bergsteiger im Stütz	40 Sek.	10	2	131
3	Paddeln in Bauchlage	40 Sek.	10	2	138
4	Kniebeugenstrecksprung	15 Wdh.	10	2	122
5	T-Liegestütz	15 Wdh.	10	2	125
6	Tiefe Wechselsprünge	40 Sek.	10	2	123

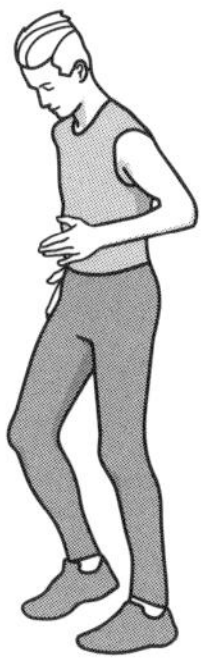

1 Sprinten auf der Stelle

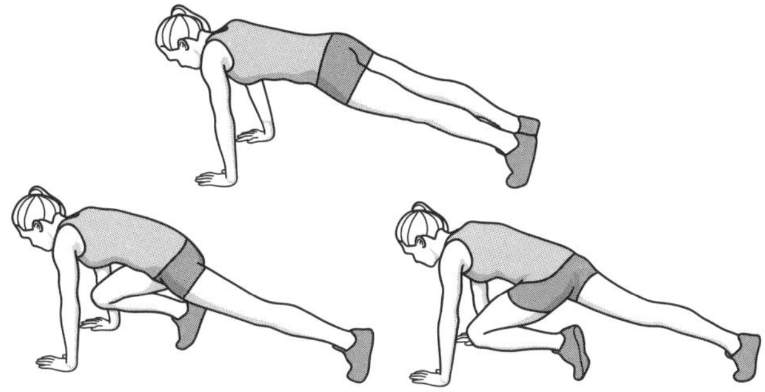

2 Bergsteiger im Stütz

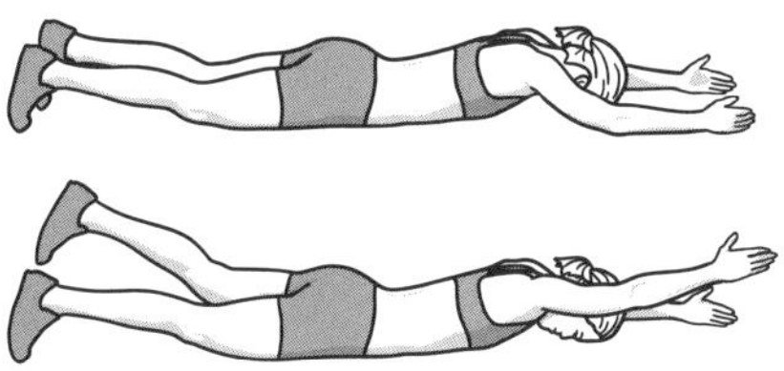

3 Paddeln in Bauchlage

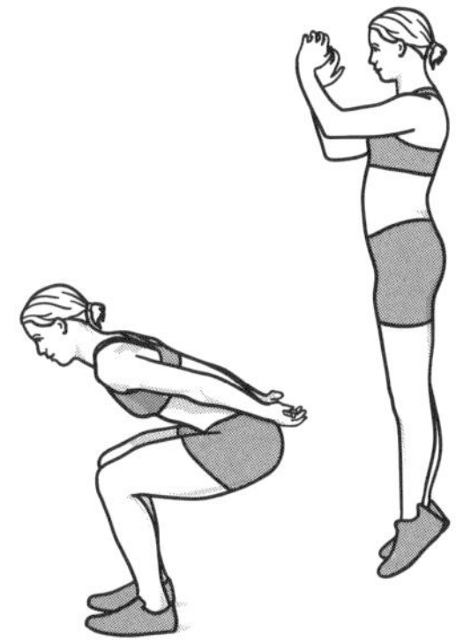

4 Kniebeugenstreckssprung

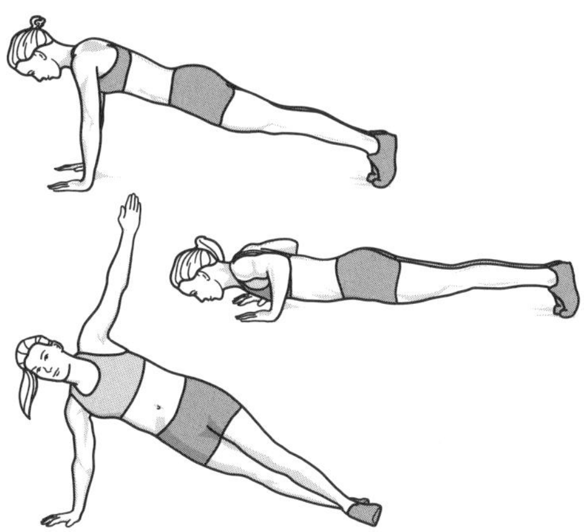

5 T-Liegestütz

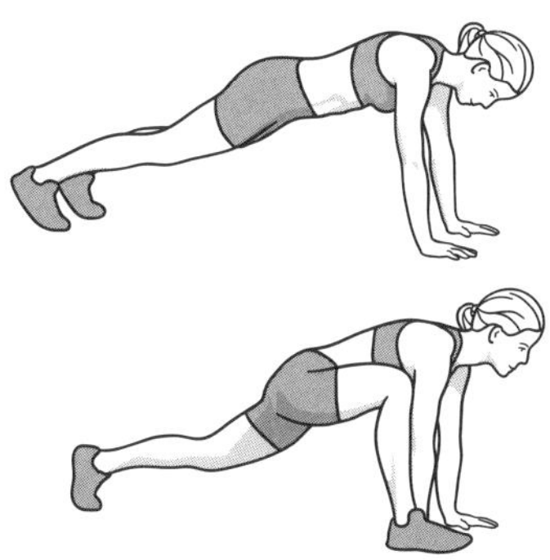

6 Tiefe Wechselsprünge

32 Quick Fatburner 2

Trainingsdauer: 10 Minuten

	Übungen	Wiederholungen/ Belastungszeit	Belastungspause in Sekunden	Sätze	Seite
1	Hampelmann	40 Sek.	10	2	121
2	Wechselbrett	40 Sek.	10	2	130
3	Scherensprung	40 Sek.	10	2	121
4	Diagonaler Bergsteiger im Stütz	40 Sek.	10	2	131
5	Seitstütz mit seitlichem Crunch	15 Wdh. je Seite	10	2	133
6	Hohe Wechselsprünge auf der Stelle	40 Sek.	10	2	120

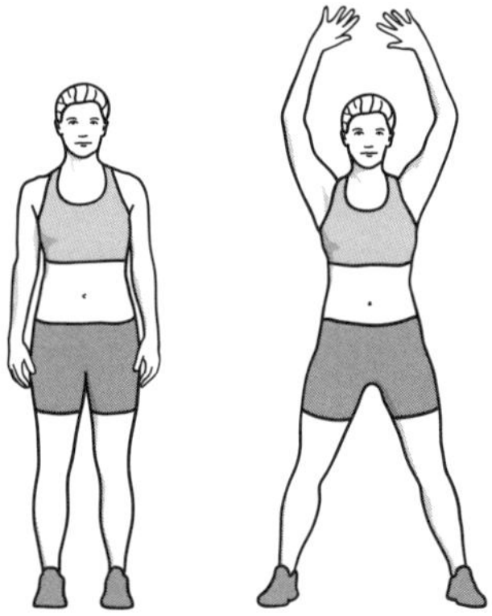

1 Hampelmann

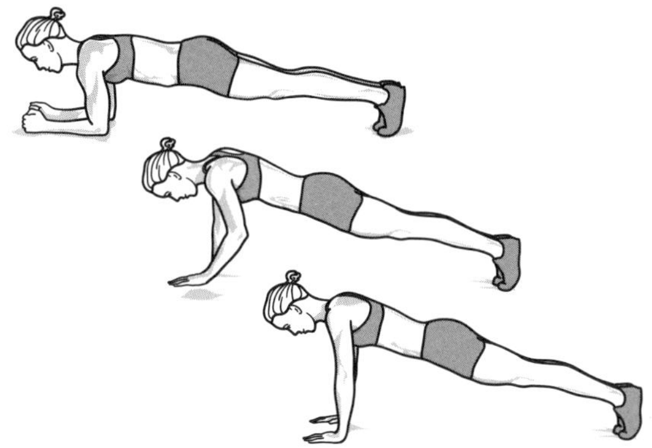

2 Wechselbrett

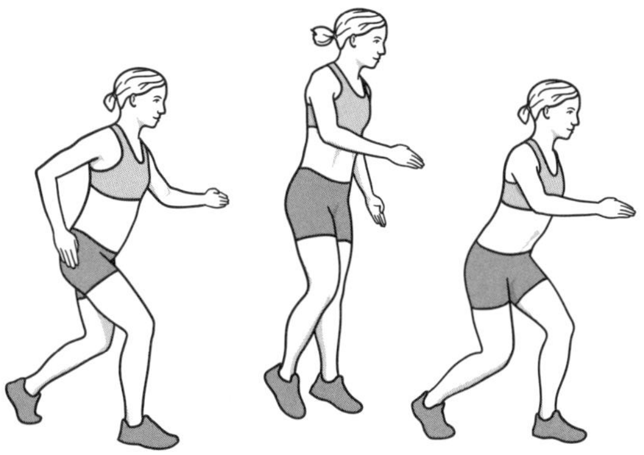

3 Scherensprung

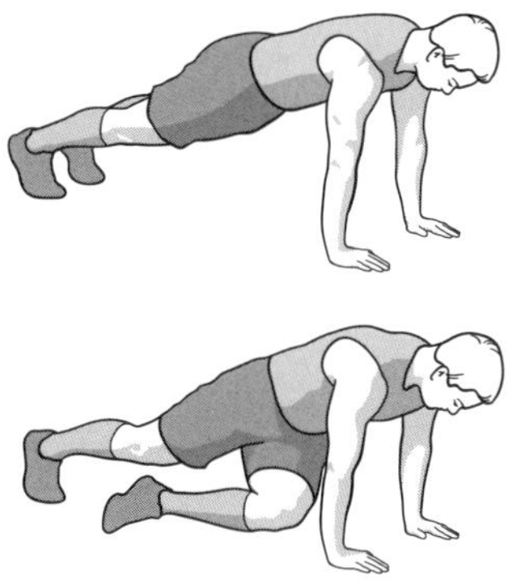

4 Diagonaler Bergsteiger im Stütz

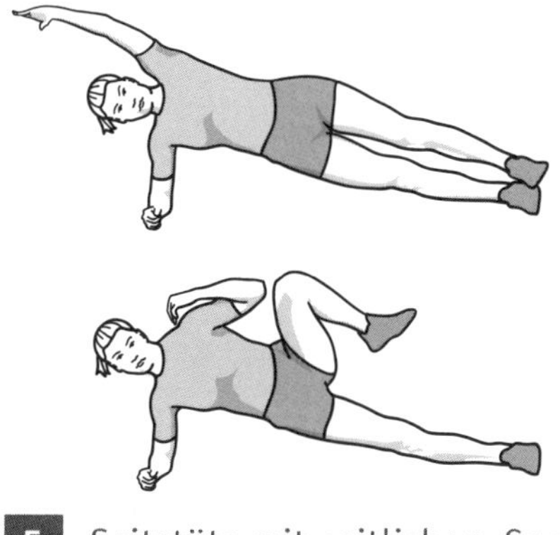

5 Seitstütz mit seitlichem Crunch

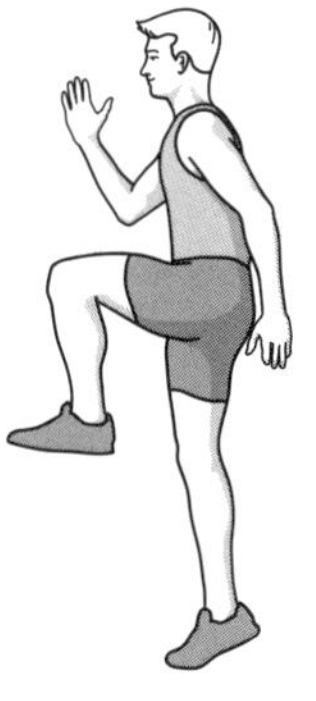

6 Hohe Wechselsprünge auf der Stelle

33 Cardio Power 1

Trainingsdauer: 25 Minuten

	Übungen	Wiederholungen/ Belastungszeit	Belastungspause in Sekunden	Sätze	Seite
1	Seilspringen	40 Sek.	20	3	120
2	Spiderman-Unterarmstütz	40 Sek.	20	3	129
3	Dynamischer Seitstütz	15 Wdh. je Seite	20	3	132
4	Hohe Wechselsprünge auf der Stelle	40 Sek.	20	3	120
5	Wechselseitiges Armstrecken aus der Bauchlage	40 Sek.	20	3	138
6	Ausfallschritt über Kreuz	15 Wdh. je Seite	20	3	140
7	Schere	40 Sek.	20	3	137

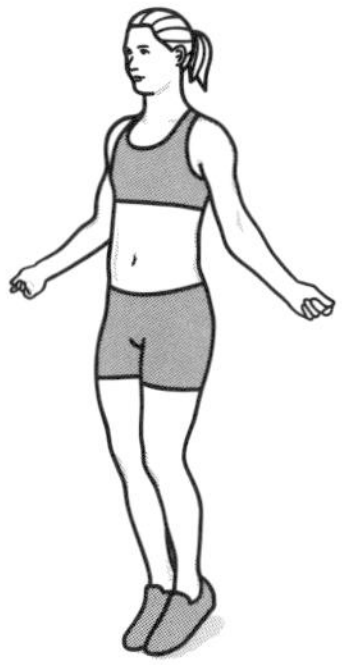

1 Seilspringen

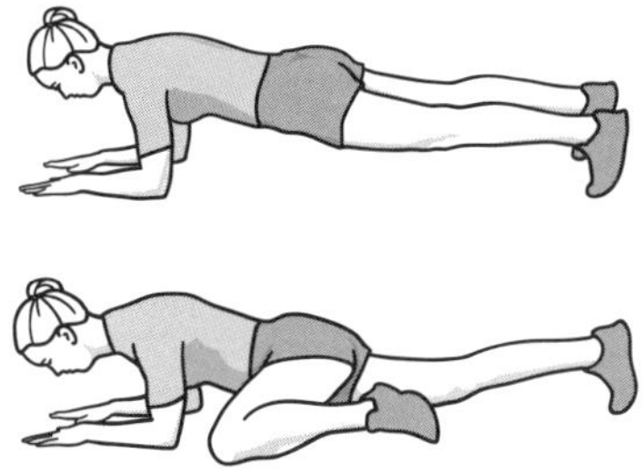

2 Spiderman-Unterarmstütz

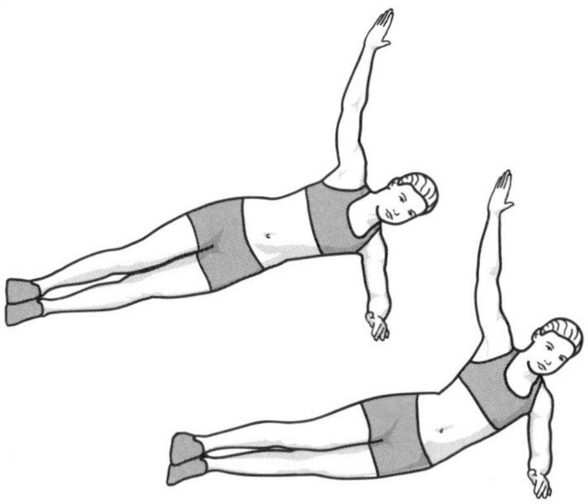

3 Dynamischer Seitstütz

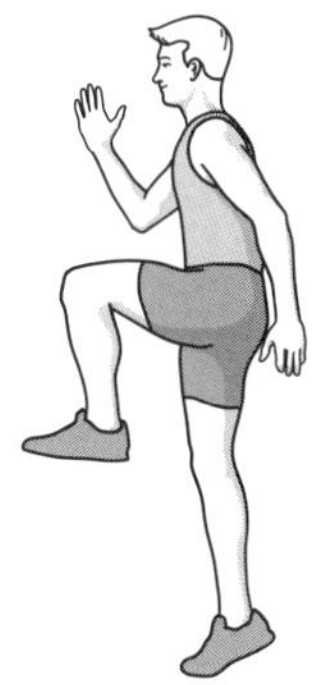

4 Hohe Wechselsprünge auf der Stelle

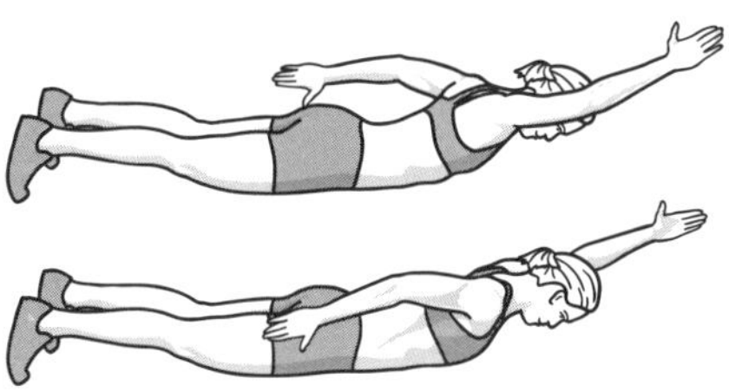

5 Wechselseitiges Armstrecken aus der Bauchlage

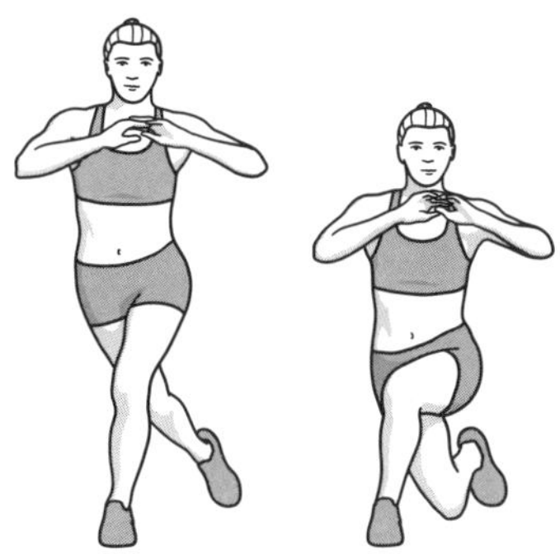

6 Ausfallschritt über Kreuz

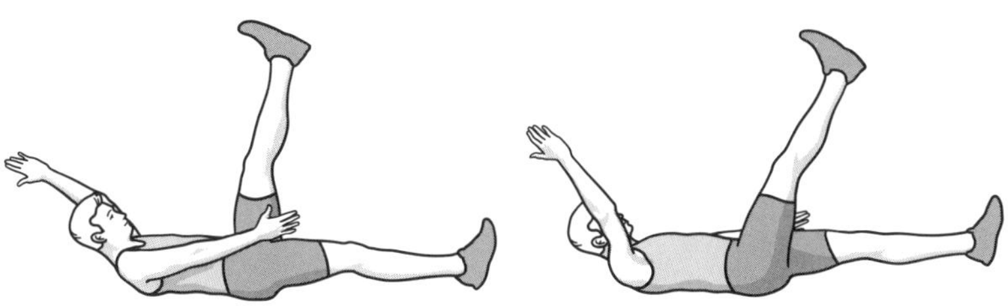

7 Schere

34 Cardio Power 2

Trainingsdauer: 15 Minuten

	Übungen	Wiederholungen/ Belastungszeit	Belastungspause in Sekunden	Sätze	Seite
1	Hampelmann im Wechselschritt	50 Sek.	20	2	122
2	Seitlicher Wechselsprung aus dem Stütz	50 Sek.	20	2	123
3	Seitstütz mit Knie-Lift	15 Wdh. je Seite	20	2	133
4	Seitlicher Wechselsprung	50 Sek.	20	2	123
5	Bergsteiger im Stütz	50 Sek.	20	2	131
6	Gesprungener Ausfallschritt	15 Wdh. je Seite	20	2	121

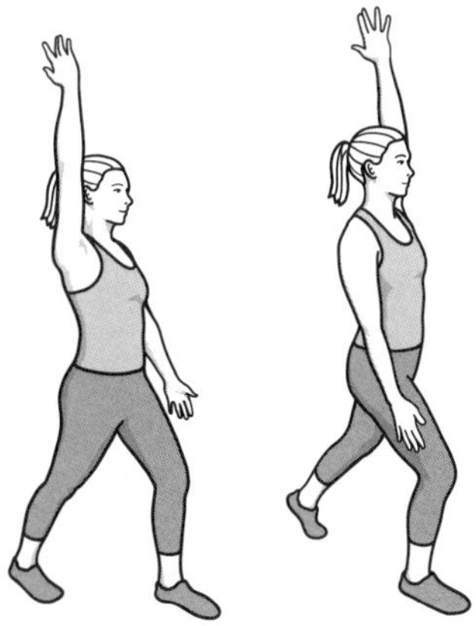

1 Hampelmann im Wechselschritt

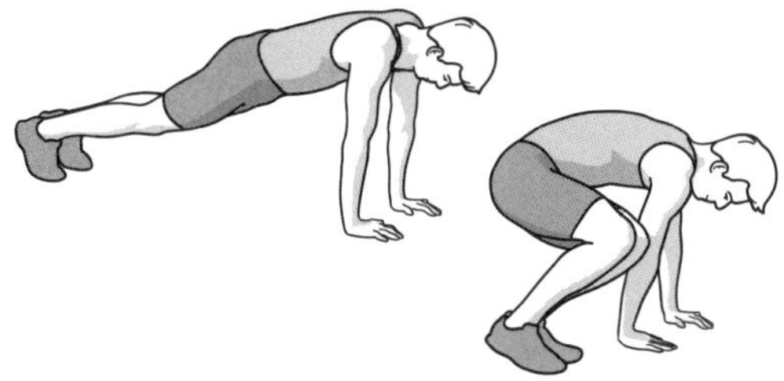

2 Seitlicher Wechselsprung aus dem Stütz

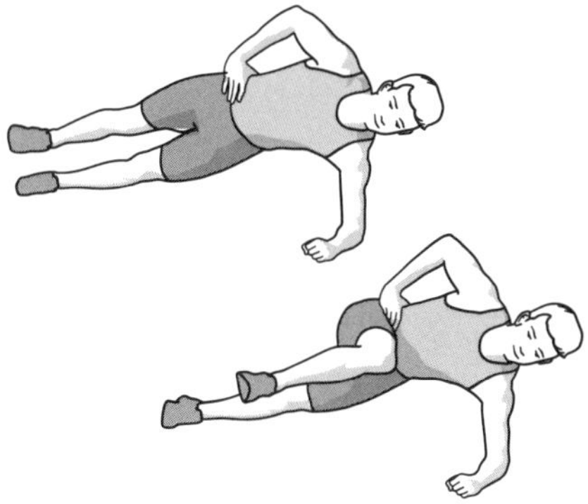

3 Seitstütz mit Knie-Lift

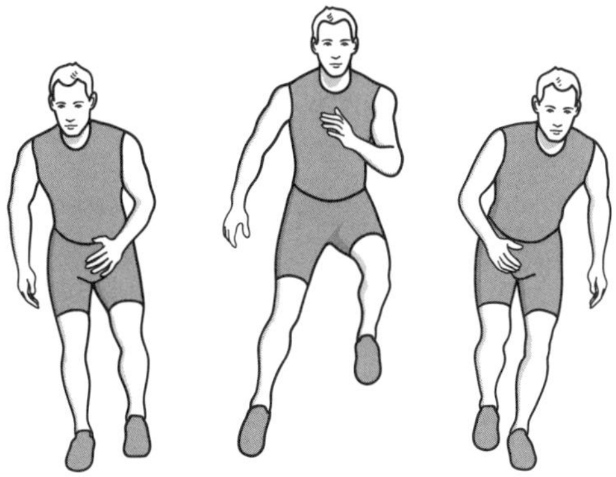

4 Seitlicher Wechselsprung

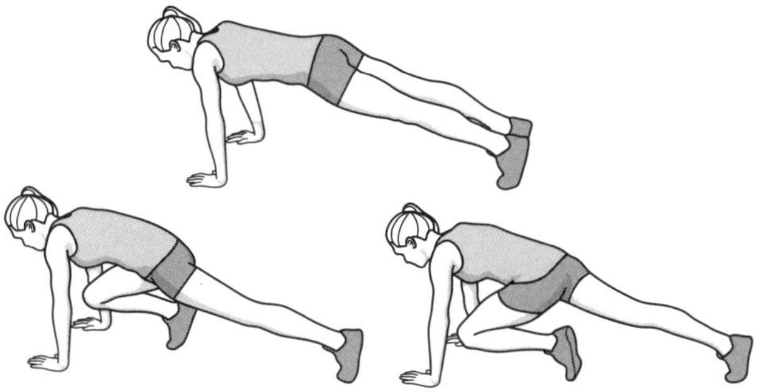

5 Bergsteiger im Stütz

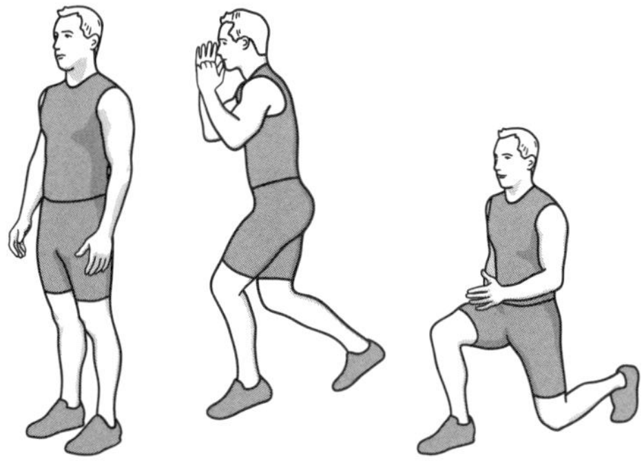

6 Gesprungener Ausfallschritt

35 Supersatz-Workout 1

Benötigte Hilfsmittel: stabiler Tisch
Trainingsdauer: 25 Minuten

	Übungen	Wiederholungen/ Belastungszeit	Belastungspause nach jedem Satz in Sekunden	Sätze	Seite
Übungspaar 1	Liegestütz	10 Wdh.	30	3	124
	Umgekehrtes Rudern am Tisch	10 Wdh.			127
Übungspaar 2	Ausfallschritt	10 Wdh. je Seite	30	3	139
	Einbeiniges Beckenheben	10 Wdh. je Seite			141
Übungspaar 3	Unterarmstütz	40 Sek.	30	3	128
	Seitstütz	40 Sek. je Seite			131
Übungspaar 4	Crunch	10 Wdh.	30	3	134
	Armheben in Bauchlage	40 Sek.			138

Hinweise:

- Supersatz: Führe 3 Sätze ohne Pause zwischen den Übungen eines Paares aus.
- Lege 2 Minuten Pause nach jedem Supersatz ein, bevor du zum nächsten Übungspaar übergehst.

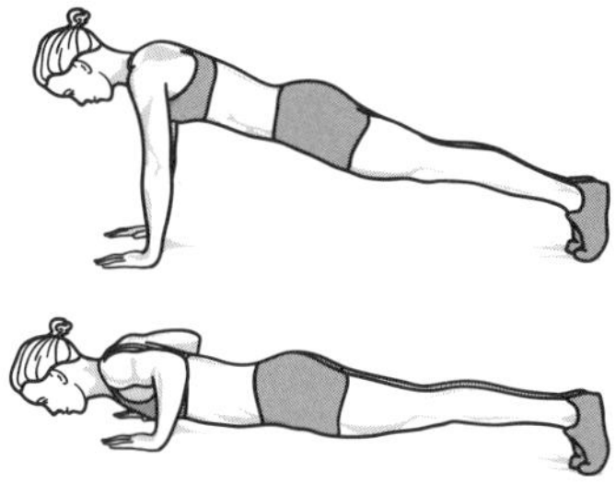

1 Liegestütz

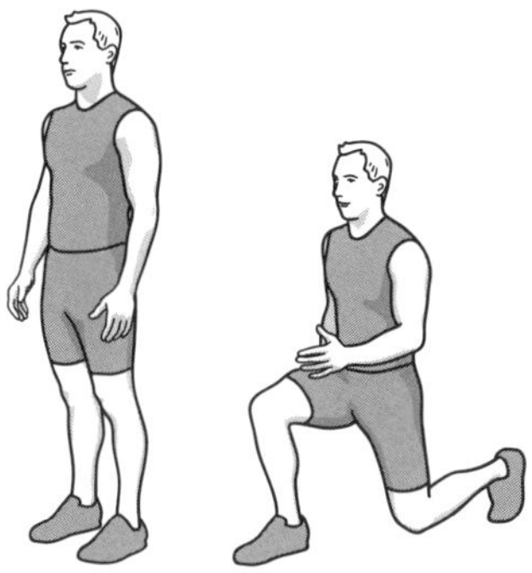

2 Ausfallschritt

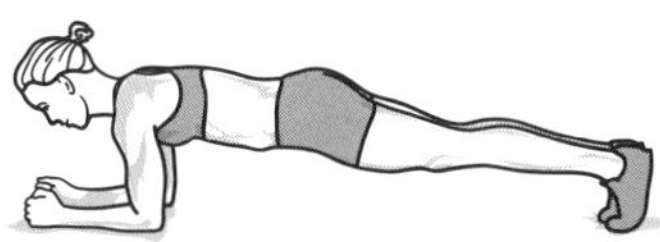

3 Unterarmstütz

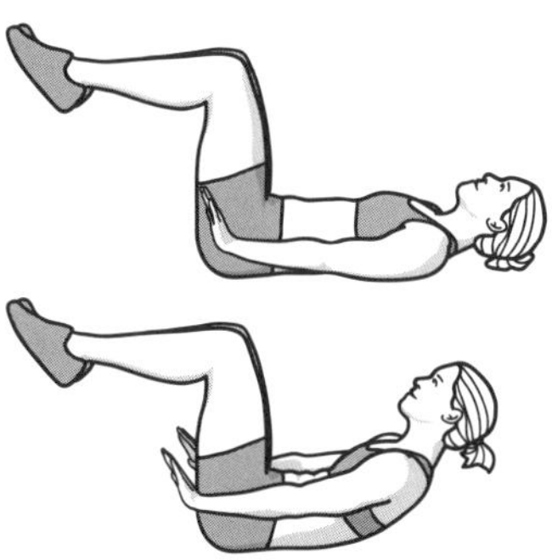

4 Crunch

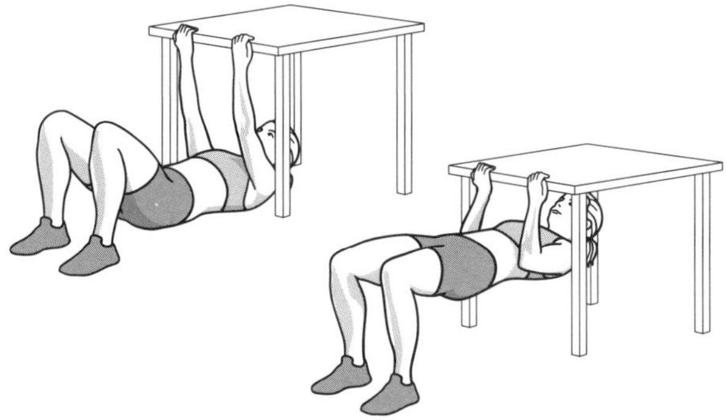

1 Umgekehrtes Rudern am Tisch

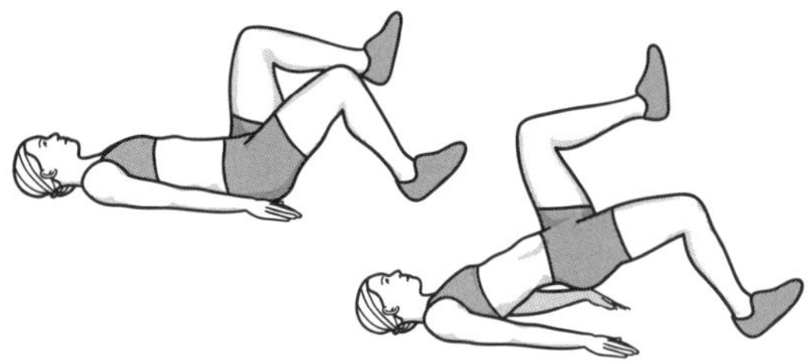

2 Einbeiniges Beckenheben

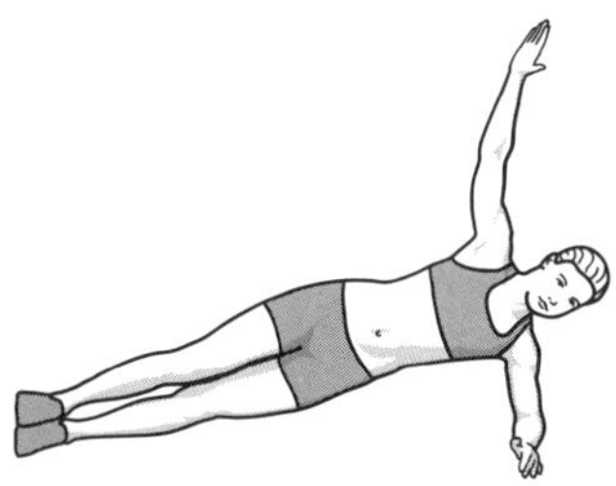

3 Seitstütz

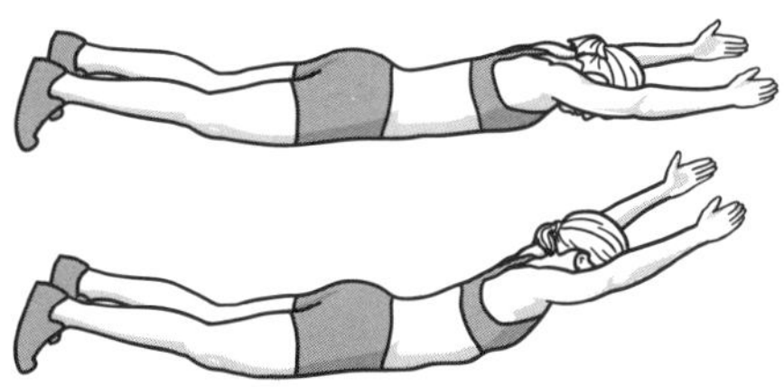

4 Armheben in Bauchlage

36 Supersatz-Workout 2

Benötigte Hilfsmittel: Klimmzugstange, stabile Kiste oder Stuhl
Trainingsdauer: 20 Minuten

	Übungen	Wiederholungen/ Belastungszeit	Belastungspause nach jedem Satz in Sekunden	Sätze	Seite
Übungspaar 1	Erhöhter Ausfallschritt	10 Wdh. je Seite	30	3	140
	Erhöhtes Beckenheben	10 Wdh.			140
Übungspaar 2	Negativer Liegestütz	10 Wdh.	30	3	126
	Klimmzug	10 Wdh.			127
Übungspaar 3	Klappmesser	10 Wdh.	30	3	136
	Seitstütz mit seitlichem Crunch	10 Wdh. je Seite			133
Übungspaar 4	Dip	10 Wdh.	30	3	126
	Seitheben in Bauchlage	10 Wdh.			128

Hinweise:

- Supersatz: Führe 3 Sätze ohne Pause zwischen den Übungen eines Paares aus.
- Lege 2 Minuten Pause nach jedem Supersatz ein, bevor du zum nächsten Übungspaar übergehst.

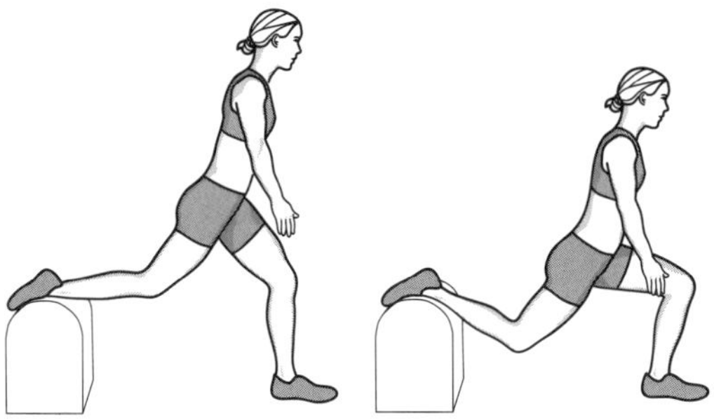

1 Erhöhter Ausfallschritt

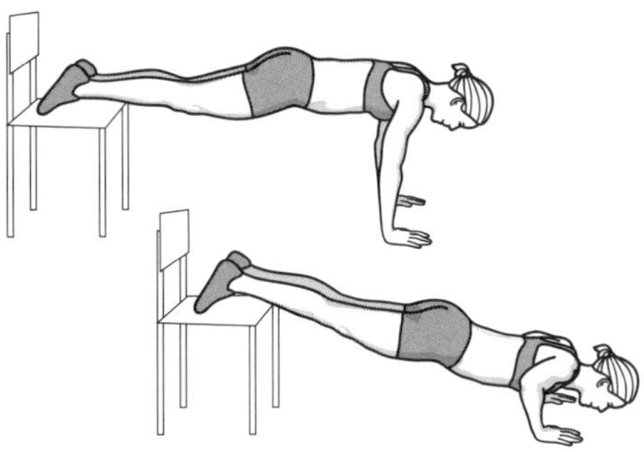

2 Negativer Liegestütz

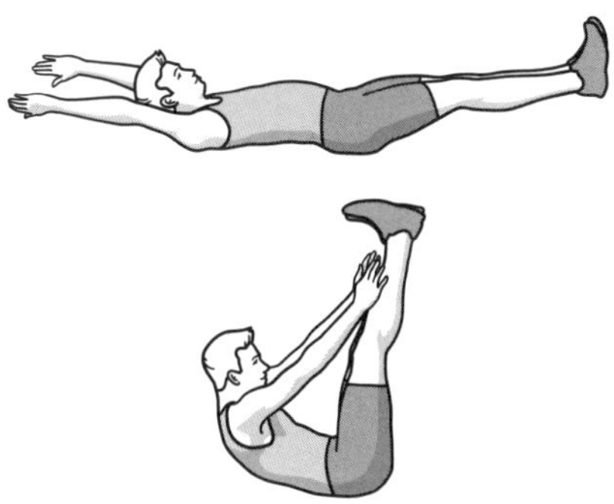

3 Klappmesser

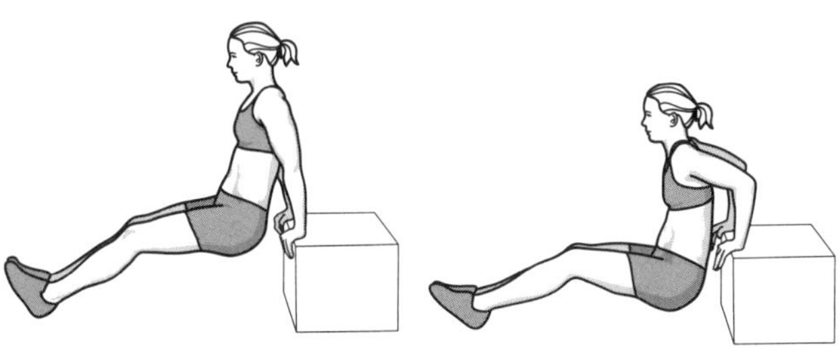

4 Dip

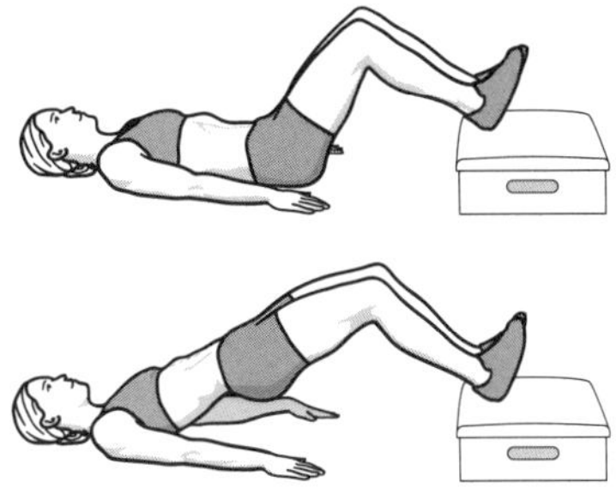

1 Erhöhtes Beckenheben

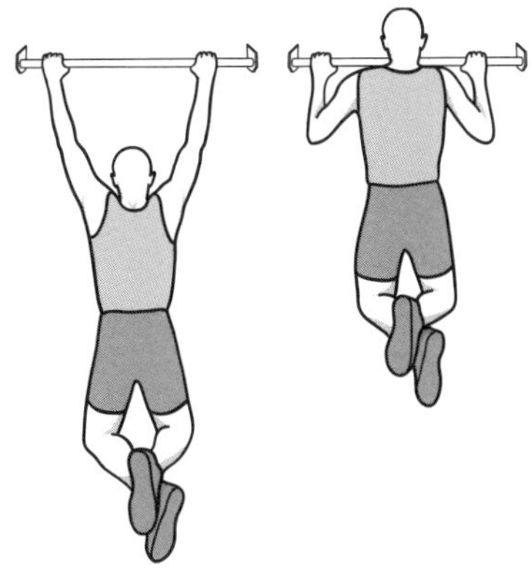

2 Klimmzug

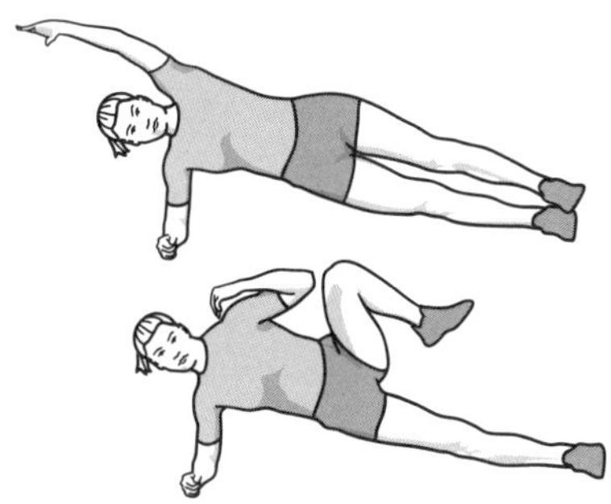

3 Seitstütz mit seitlichem Crunch

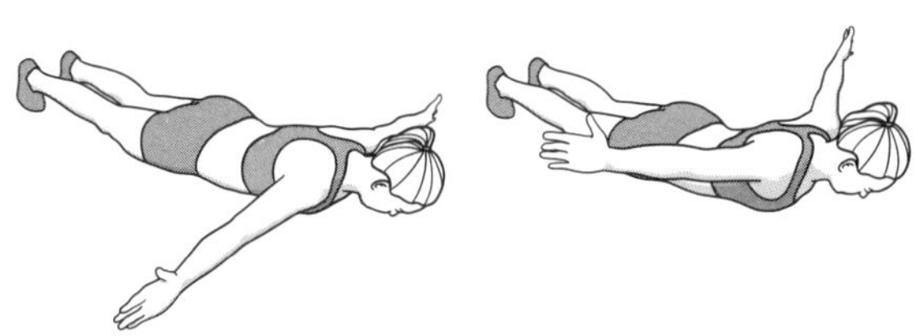

4 Seitheben in Bauchlage

37 Split-Training für Fortgeschrittene 1a – Oberkörper: Brust, Rücken, Schultern

Benötigte Hilfsmittel: stabile Kiste oder Stuhl
Trainingsdauer: 15 Minuten

	Übungen	Wiederholungen/ Belastungszeit	Belastungspause in Sekunden	Sätze	Seite
1	Erhöhter Liegestütz	12 Wdh.	20	3	125
2	Frontheben in Bauchlage	12 Wdh.	20	3	128
3	Dip	12 Wdh.	20	3	126
4	Latdrücken in Rückenlage	12 Wdh.	20	3	127
5	Wechselbrett	50 Sek.	20	3	130
6	Seitheben in Bauchlage	12 Wdh.	20	3	128

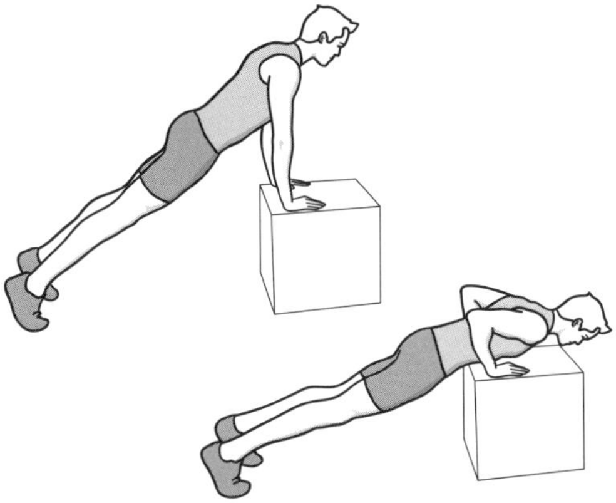

1 Erhöhter Liegestütz

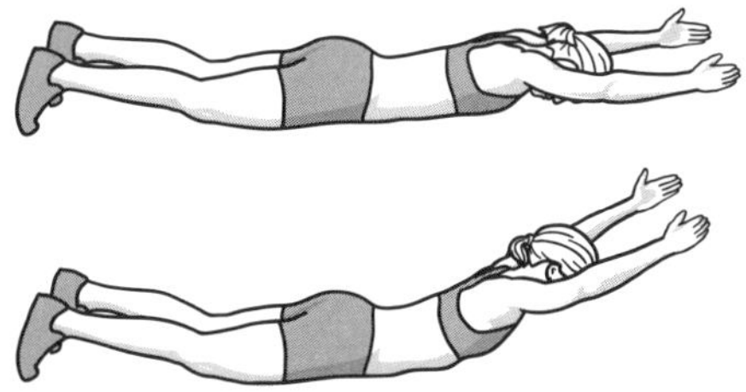

2 Frontheben in Bauchlage

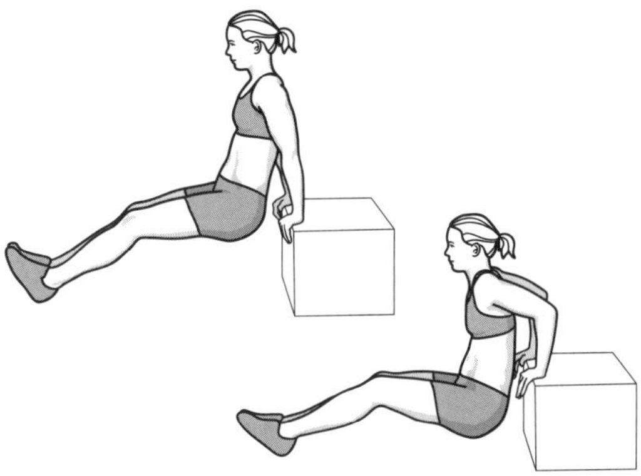

3 Dip

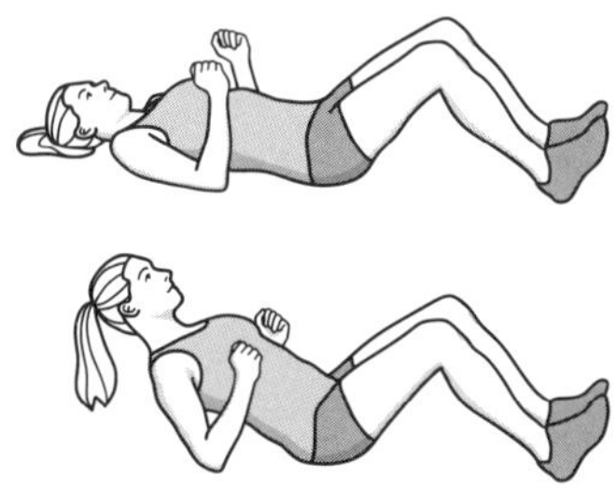

4 Latdrücken in Rückenlage

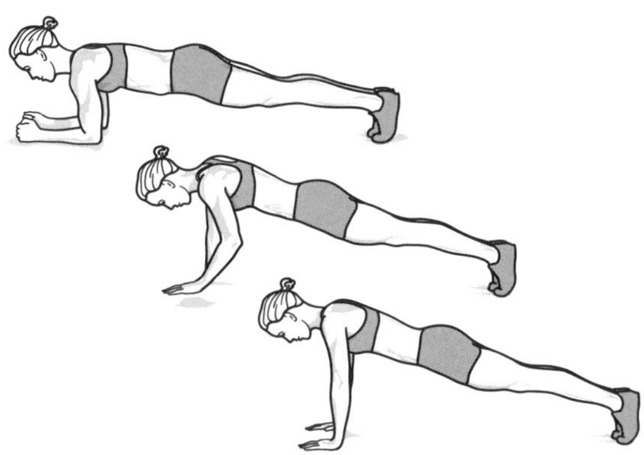

5 Wechselbrett

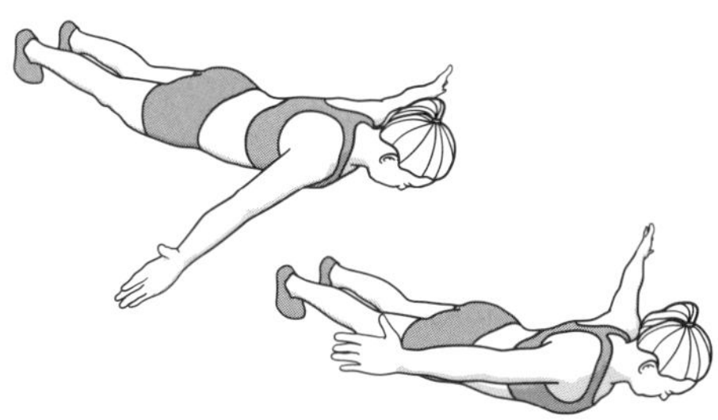

6 Seitheben in Bauchlage

38 Split-Training für Fortgeschrittene 1b – Bein-, Rumpf- und Armmuskulatur

Trainingsdauer: 20 Minuten

	Übungen	Wiederholungen/ Belastungszeit	Belastungspause in Sekunden	Sätze	Seite
1	Kniebeuge	12 Wdh.	20	2	139
2	Unterarmstütz mit Aufdrehen	50 Sek.	20	2	129
3	Wechselseitiges Armstrecken aus der Bauchlage	50 Sek.	20	2	138
4	Ausfallschrittkombination	50 Sek. je Seite	20	2	140
5	Einbeiniges Beckenheben	12 Wdh. je Seite	20	2	141
6	Gestrecktes Beinsenken	12 Wdh.	20	2	136
7	Seitstütz mit Rotation	12 Wdh. je Seite	20	2	132
8	Standwaage	12 Wdh. je Seite	20	2	141

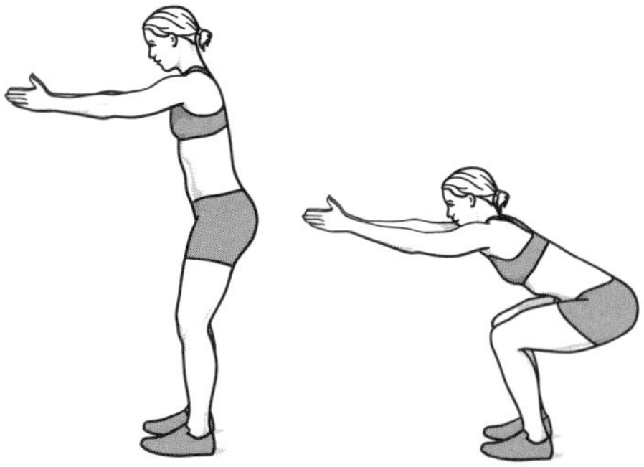

1 Kniebeuge

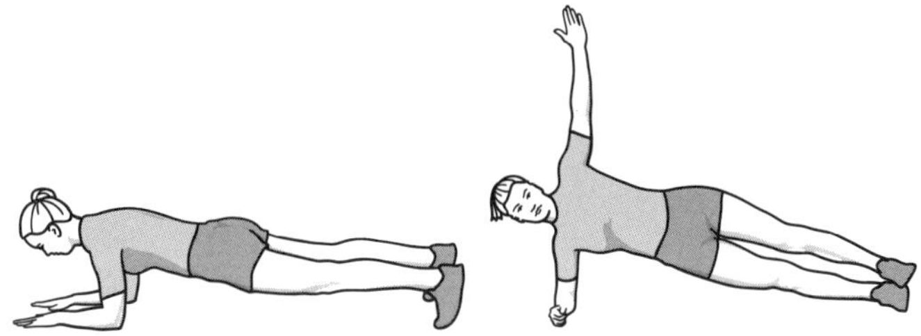

2 Unterarmstütz mit Aufdrehen

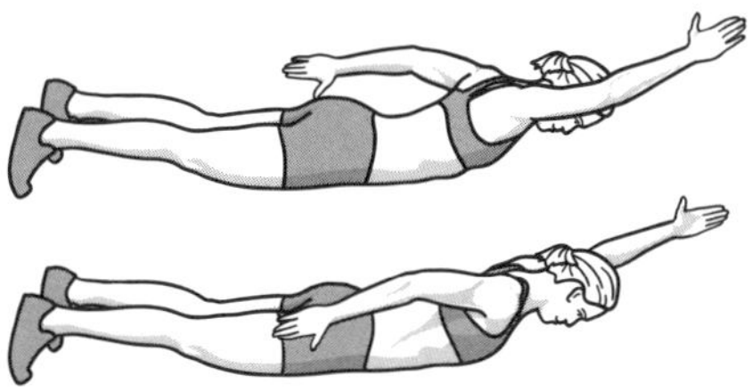

3 Wechselseitiges Armstrecken aus der Bauchlage

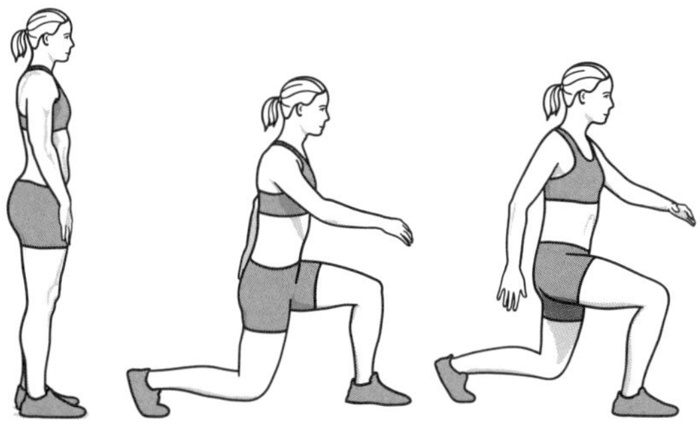

4 Ausfallschrittkombination

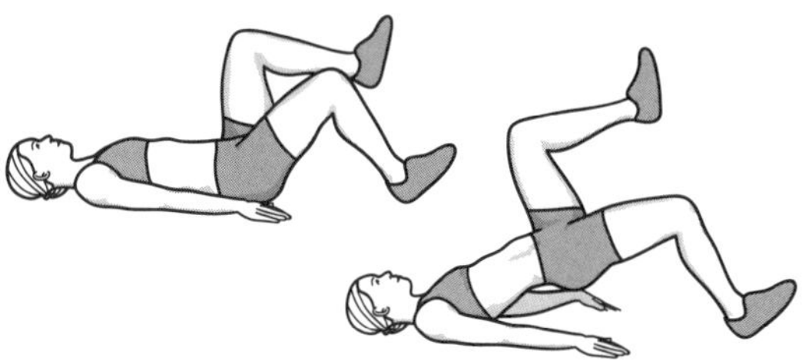

5 Einbeiniges Beckenheben

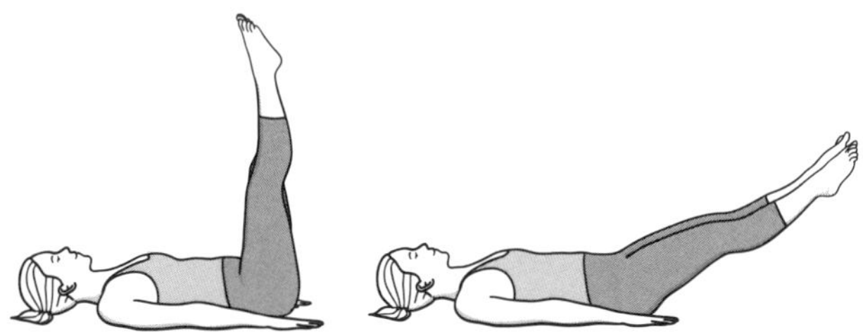

6 Gestrecktes Beinsenken

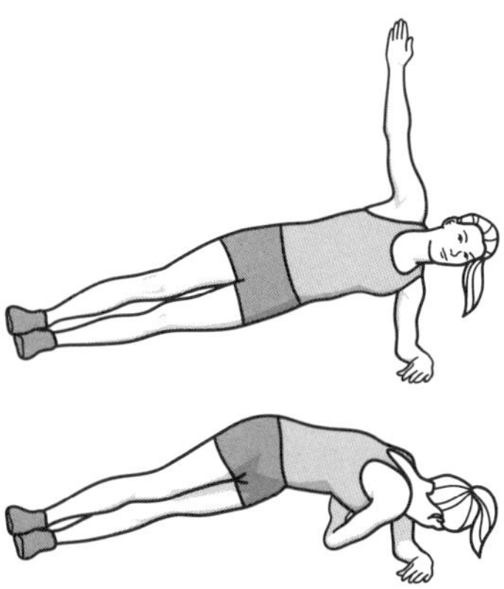

7 Seitstütz mit Rotation

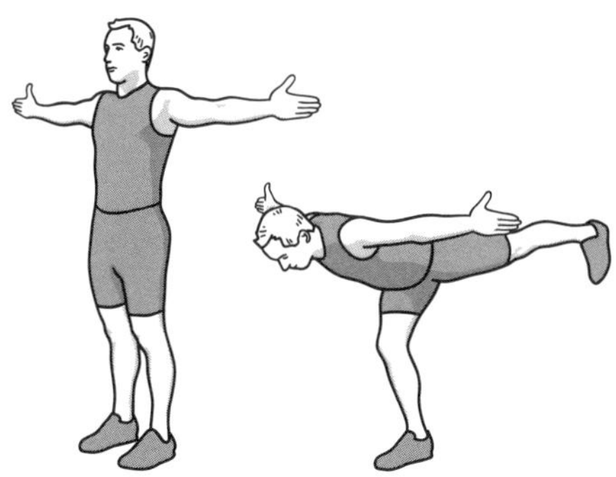

8 Standwaage

39 Split-Training für Fortgeschrittene 2a – Oberkörper: Brust, Rücken, Schultern

Benötigte Hilfsmittel: Tisch
Trainingsdauer: 20 Minuten

	Übungen	Wiederholungen/ Belastungszeit	Belastungspause in Sekunden	Sätze	Seite
1	Abgelegter Liegestütz	12 Wdh.	20	3	124
2	Seitheben in Bauchlage	12 Wdh.	20	3	128
3	Tiefe Wechselsprünge	50 Sek.	20	3	123
4	Umgekehrtes Rudern am Tisch	12 Wdh.	20	3	127
5	Oberkörperseitneigen in Bauchlage	50 Sek.	20	3	138
6	Antirotationsstütz	50 Sek.	20	3	131

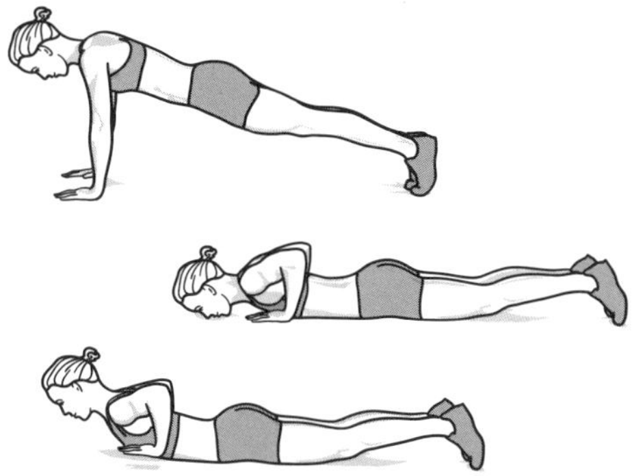

1 Abgelegter Liegestütz

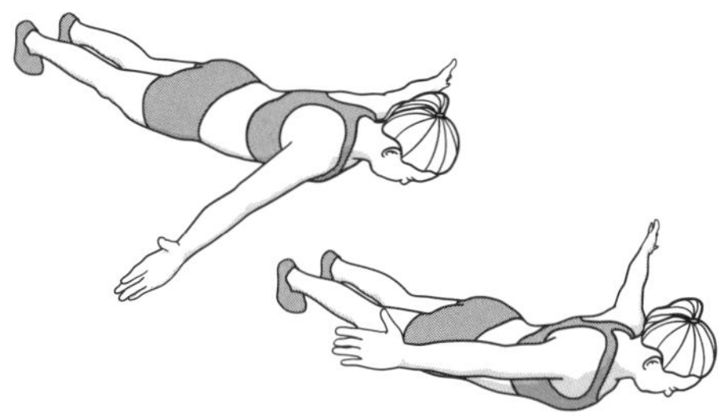

2 Seitheben in Bauchlage

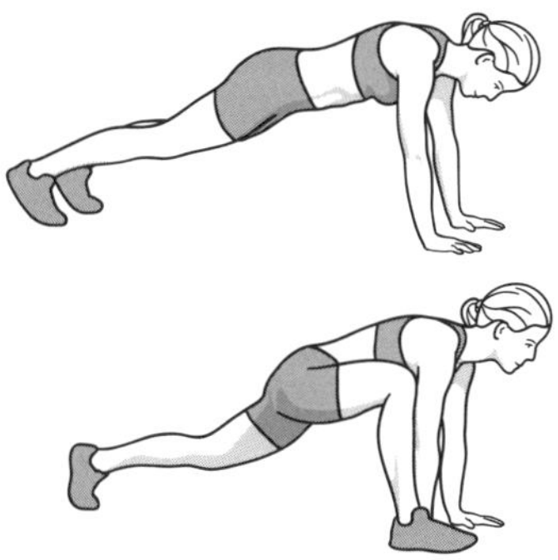

3 Tiefe Wechselsprünge

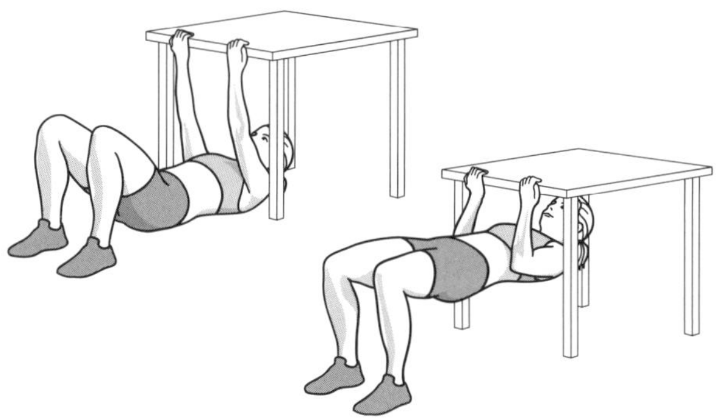

4 Umgekehrtes Rudern am Tisch

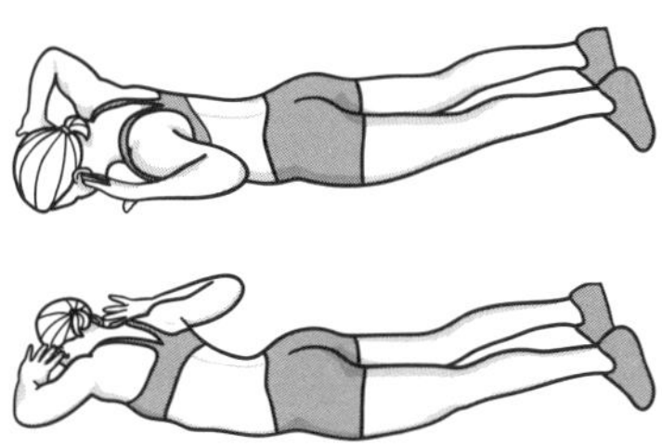

5 Oberkörperseitneigen in Bauchlage

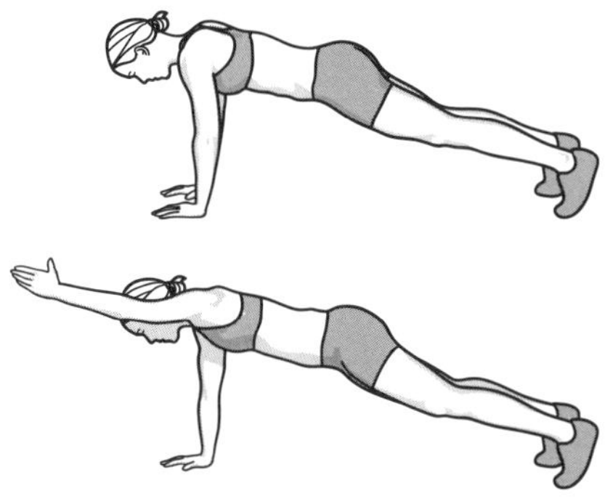

6 Antirotationsstütz

40 Split-Training für Fortgeschrittene 2b – Bein-, Rumpf- und Armmuskulatur

Benötigte Hilfsmittel: Wand
Trainingsdauer: 25 Minuten

	Übungen	Wiederholungen/ Belastungszeit	Belastungspause in Sekunden	Sätze	Seite
1	Unterarmstütz mit Hüftwippe	50 Sek.	20	3	130
2	Seitlicher Ausfallschritt	12 Wdh. je Seite	20	3	139
3	Liegende Rumpfrotation mit gestreckten Beinen	50 Sek.	20	3	137
4	Ausfallschritt über Kreuz	12 Wdh. je Seite	20	3	140
5	Gestrecktes einbeiniges Beinsenken	50 Sek.	20	3	135
6	Wandsitzen	50 Sek.	20	3	139
7	Krabben-Kick	50 Sek.	20	3	137

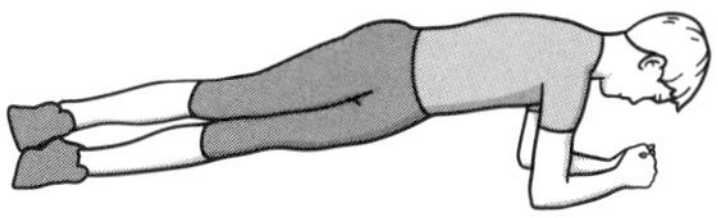

1 Unterarmstütz mit Hüftwippe

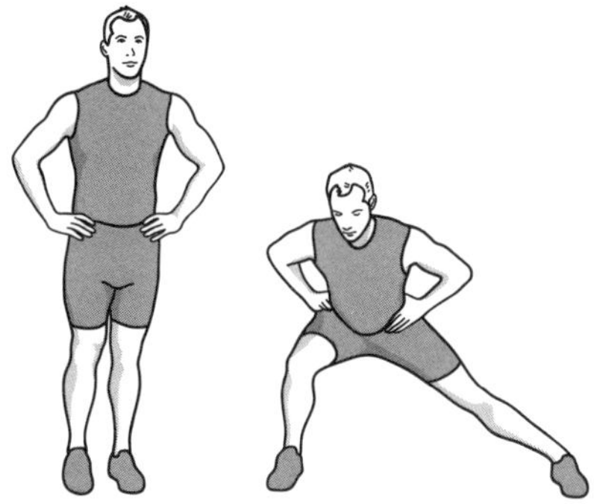

2 Seitlicher Ausfallschritt

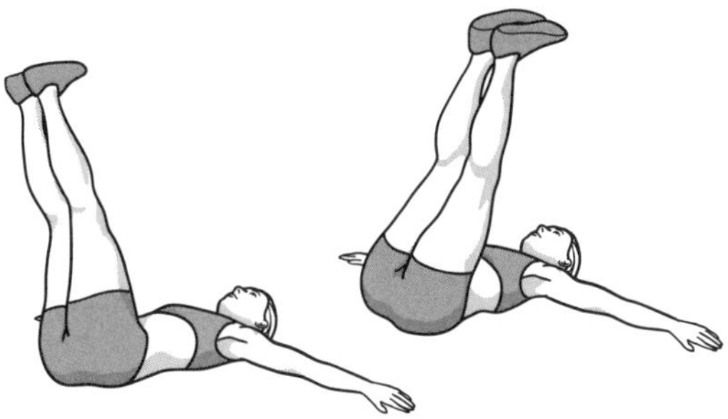

3 Liegende Rumpfrotation mit gestreckten Beinen

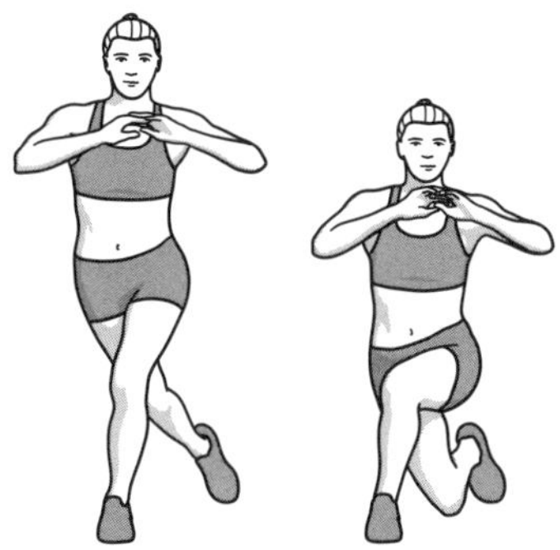

4 Ausfallschritt über Kreuz

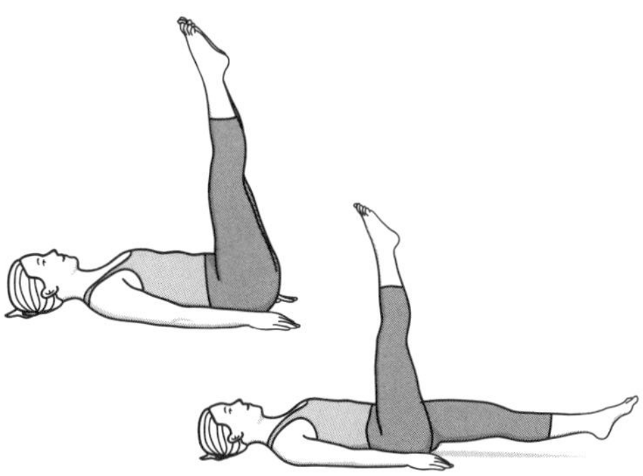

5 Gestrecktes einbeiniges Beinsenken

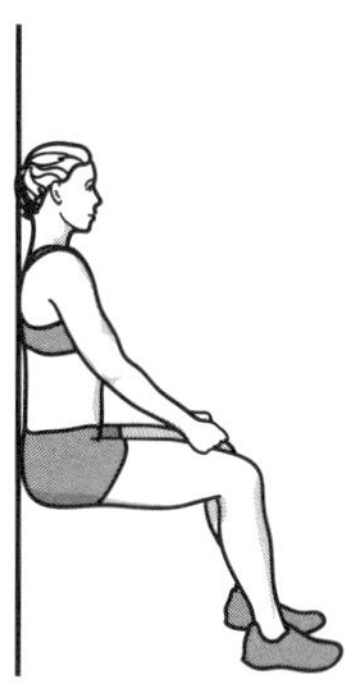

6 Wandsitzen

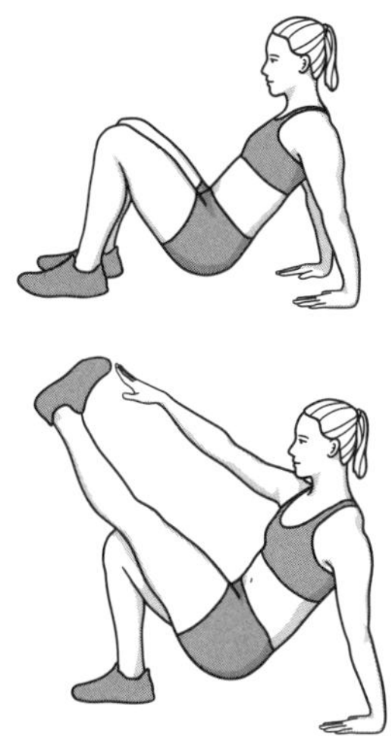

7 Krabben-Kick

41 Split-Training für Profis 1a – Oberkörper: Brust, Rücken, Schultern

Benötigte Hilfsmittel: Klimmzugstange, stabile Kiste oder Stuhl
Trainingsdauer: 20 Minuten

	Übungen	Wiederholungen/ Belastungszeit	Belastungspause in Sekunden	Sätze	Seite
1	Spiderman-Liegestütz	12 Wdh.	40	3	124
2	Klimmzug	12 Wdh.	40	3	127
3	Schulterdrücken	12 Wdh.	40	3	126
4	Frontheben in Bauchlage	12 Wdh.	40	3	128
5	Wechselbrett	50 Sek.	40	3	130

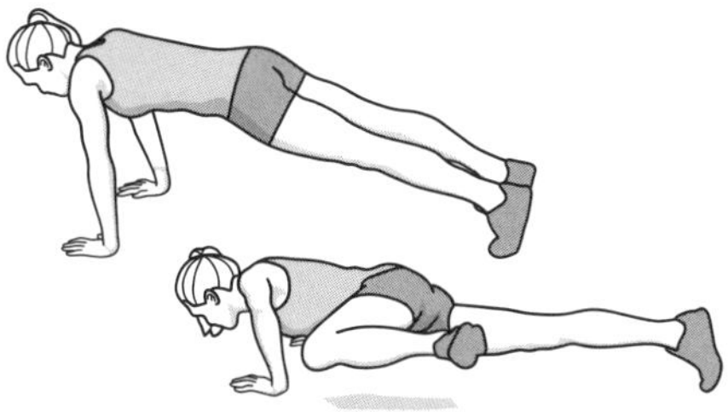

1 Spiderman-Liegestütz

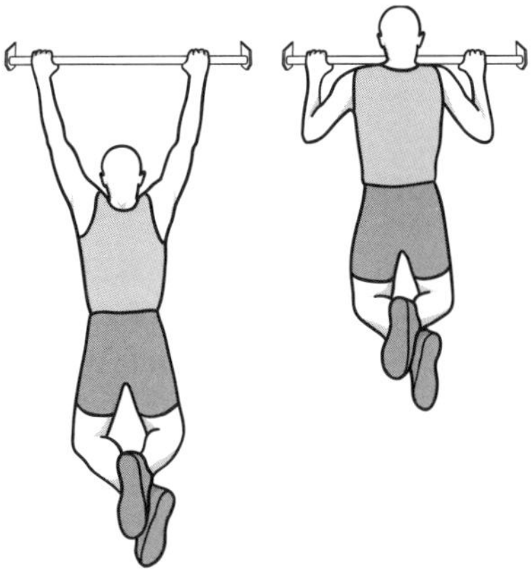

2 Klimmzug

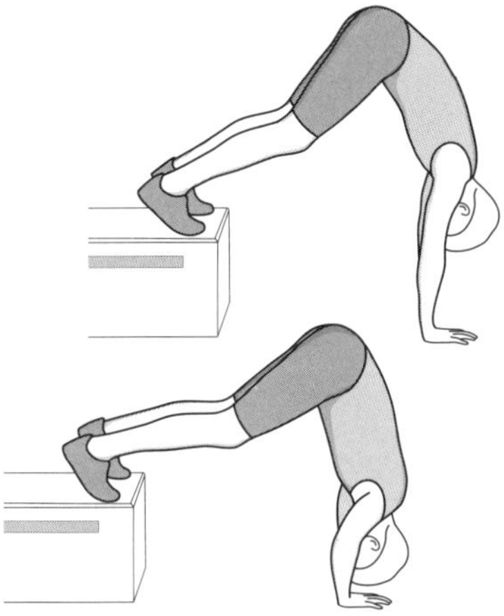

3 Schulterdrücken

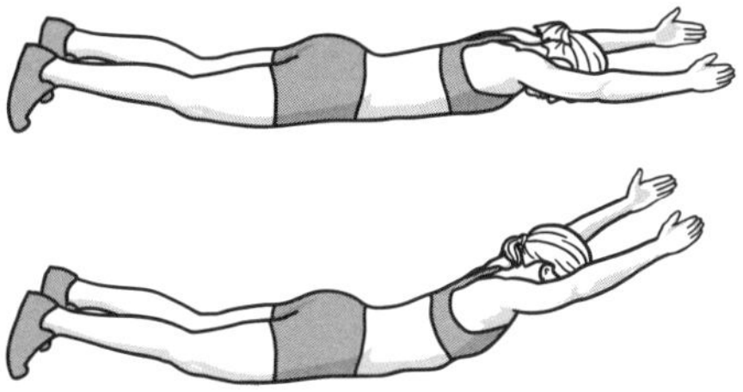

4 Frontheben in Bauchlage

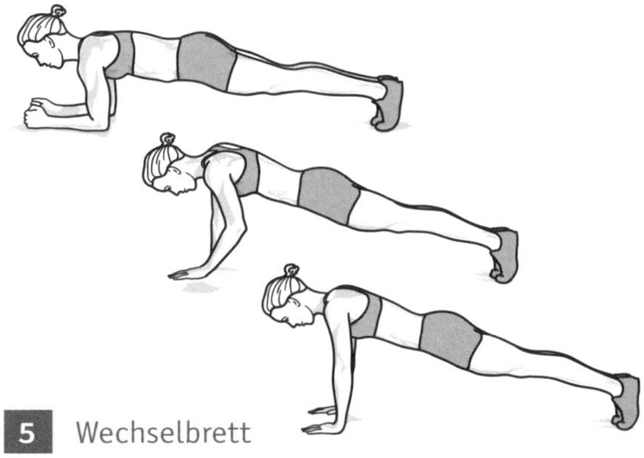

5 Wechselbrett

42 Split-Training für Profis 1b – Bein-, Rumpf- und Armmuskulatur

Benötigte Hilfsmittel: stabile Kiste oder Stuhl
Trainingsdauer: 20 Minuten

	Übungen	Wiederholungen/ Belastungszeit	Belastungspause in Sekunden	Sätze	Seite
1	Diagonaler Bergsteiger im Stütz	50 Sek.	30	2	131
2	Erhöhter Ausfallschritt	12 Wdh. je Seite	30	2	140
3	Dynamischer Seitstütz	12 Wdh. je Seite	30	2	132
4	Gehaltene Brücke mit wechselndem Beinheben	50 Sek.	30	2	141
5	Beinscheren-Crunch	12 Wdh. je Seite	30	2	136
6	Kniebeugensprung	50 Sek.	30	2	122
7	Bauchmuskel-Chop	12 Wdh.	30	2	135

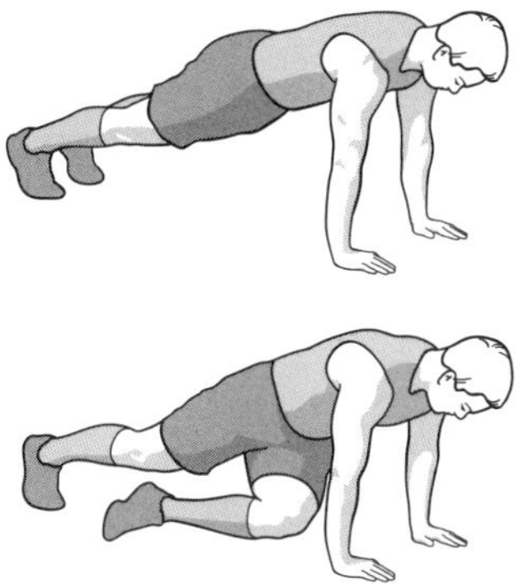

1 Diagonaler Bergsteiger im Stütz

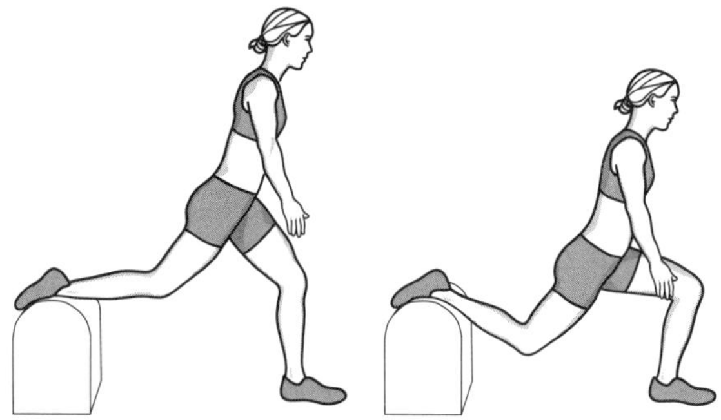

2 Erhöhter Ausfallschritt

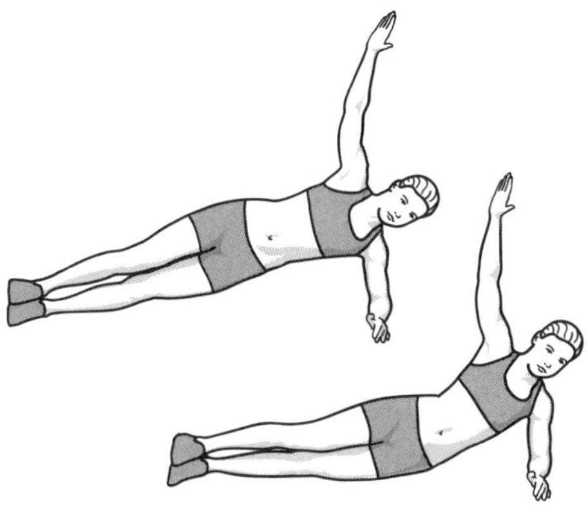

3 Dynamischer Seitstütz

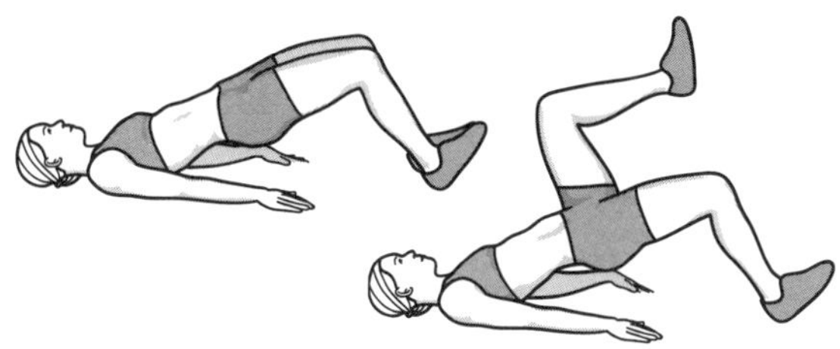

4 Gehaltene Brücke mit wechselndem Beinheben

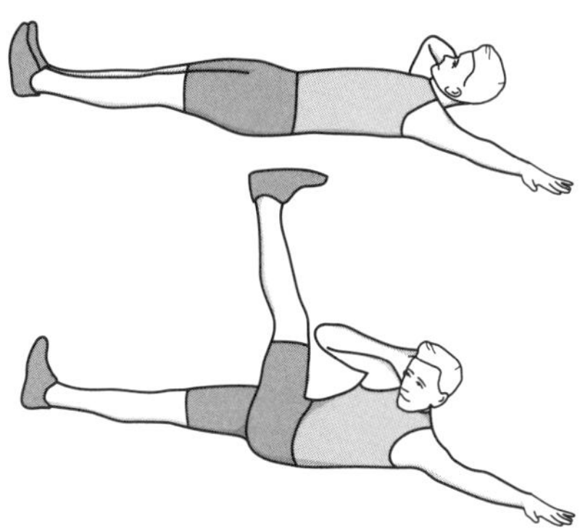

5 Beinscheren-Crunch

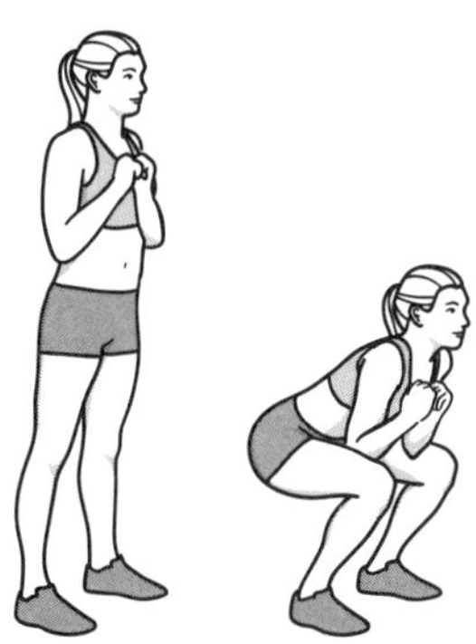

6 Kniebeugensprung

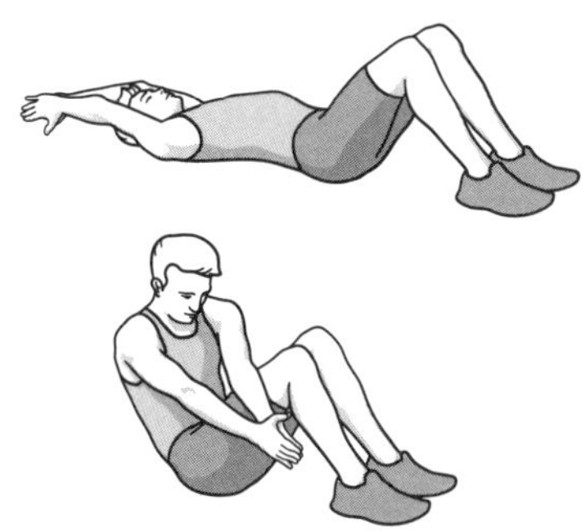

7 Bauchmuskel-Chop

43 Plan für Läufer

Trainingsdauer: 25 Minuten

	Übungen	Wiederholungen/ Belastungszeit	Belastungspause in Sekunden	Sätze	Seite
1	Ausfallschritt	15 Wdh. je Seite	20	2	139
2	Unterarmstütz mit wechselndem Beinanheben	40 Sek.	20	2	128
3	Paddeln in Bauchlage	40 Sek.	20	2	138
4	Sprinten im Halbkniestand	40 Sek. je Seite	20	2	123
5	Seitstütz	40 Sek. je Seite	20	2	131
6	Standwaage	15 Wdh. je Seite	20	2	141
7	Stütz mit Gewichtsverlagerung	40 Sek.	20	2	130
8	Einbeiniges Beckenheben	15 Wdh. je Seite	20	2	141
9	Schere	40 Sek.	20	2	137

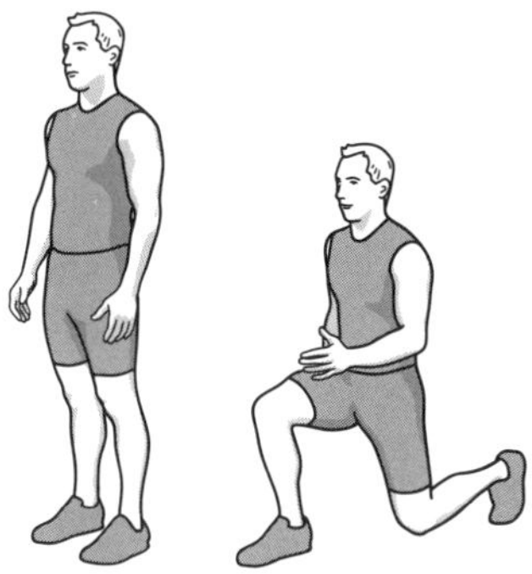

1 Ausfallschritt

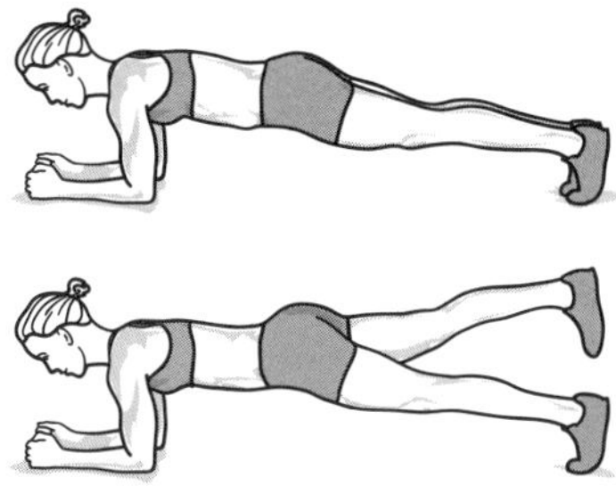

2 Unterarmstütz mit wechselndem Beinanheben

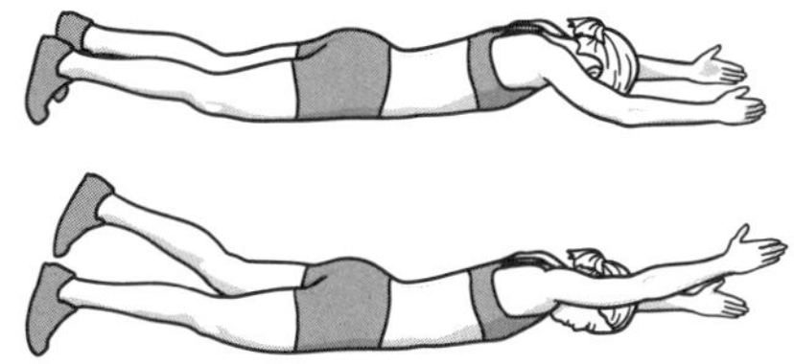

3 Paddeln in Bauchlage

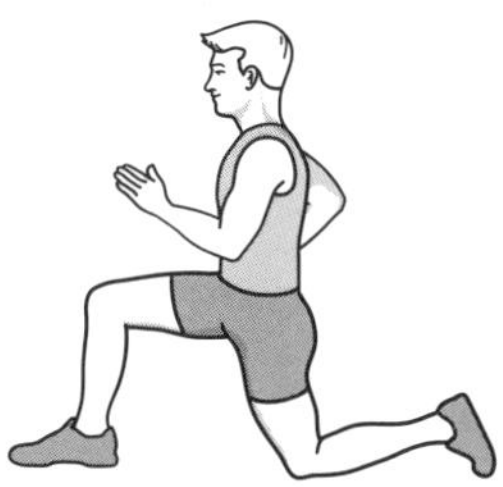

4 Sprinten im Halbkniestand

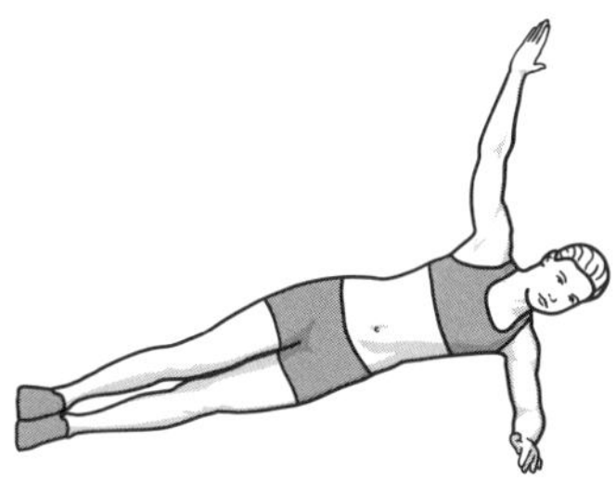

5 Seitstütz

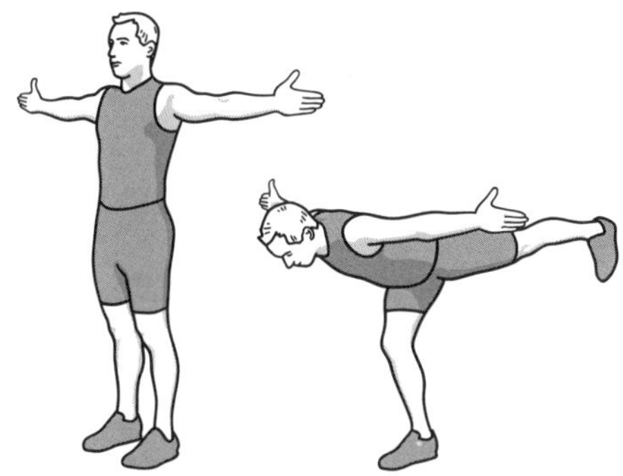

6 Standwaage

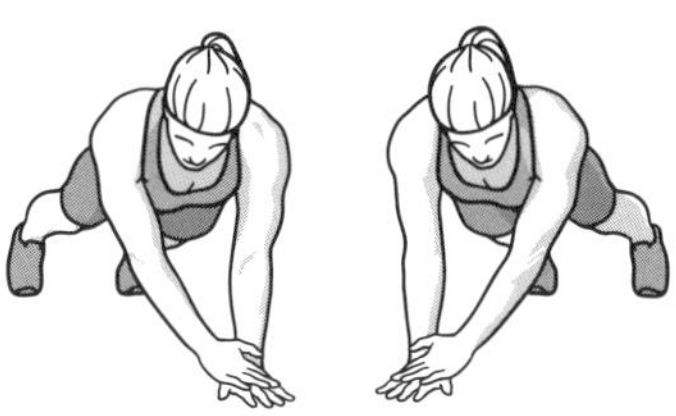

7 Stütz mit Gewichtsverlagerung

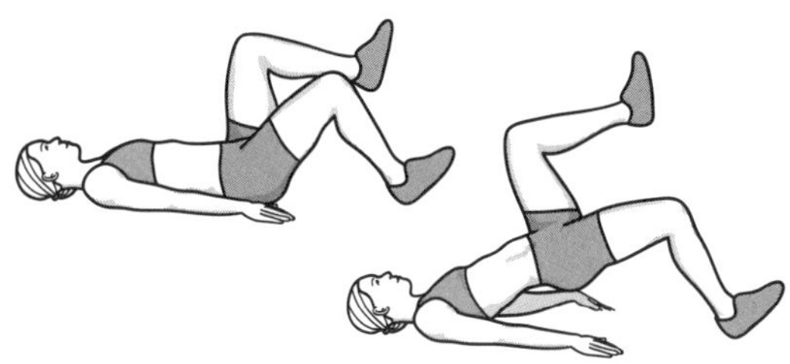

8 Einbeiniges Beckenheben

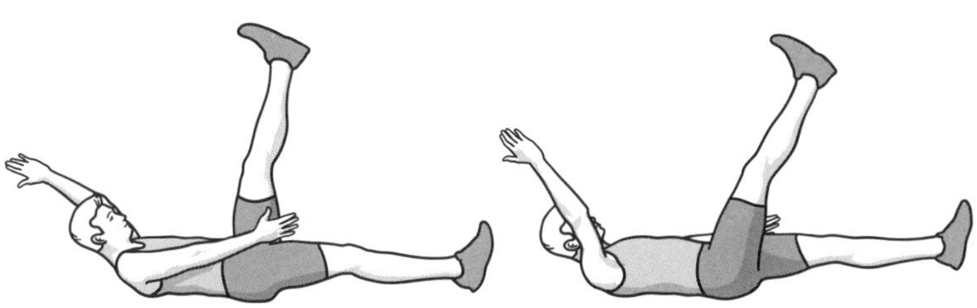

9 Schere

44 Plan für Radfahrer

Trainingsdauer: 25 Minuten

	Übungen	Wiederholungen/ Belastungszeit	Belastungspause in Sekunden	Sätze	Seite
1	Zweipunktunterarmstütz	50 Sek.	20	2	129
2	Seitheben in Bauchlage	15 Wdh.	20	2	128
3	Seitstütz	50 Sek. je Seite	20	2	131
4	Ausfallschrittkombination	50 Sek. je Seite	20	2	140
5	Oberkörperseitneigen in Bauchlage	50 Sek.	20	2	138
6	Liegestütz mit Schulterklatschen	15 Wdh.	20	2	125
7	Einbeiniges Beckenheben	15 Wdh. je Seite	20	2	141
8	Dynamischer Seitstütz	15 Wdh. je Seite	20	2	132
9	Kniebeuge	15 Wdh.	20	2	139

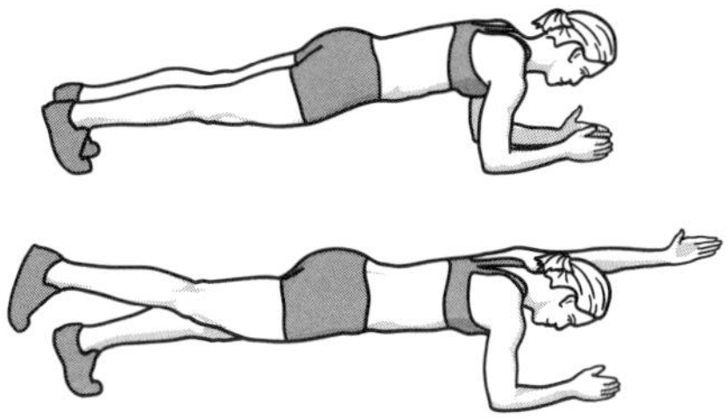

1 Zweipunktunterarmstütz

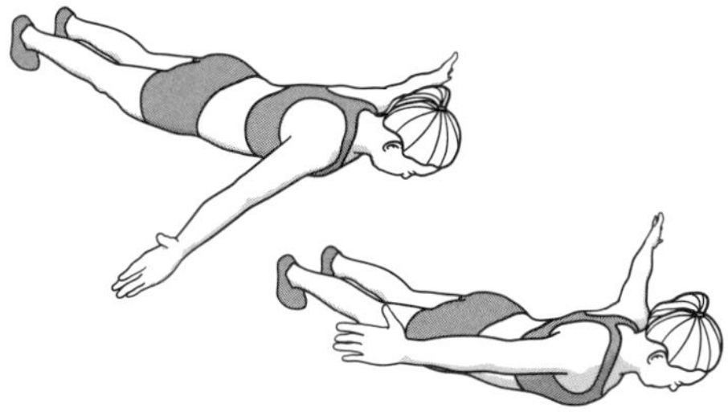

2 Seitheben in Bauchlage

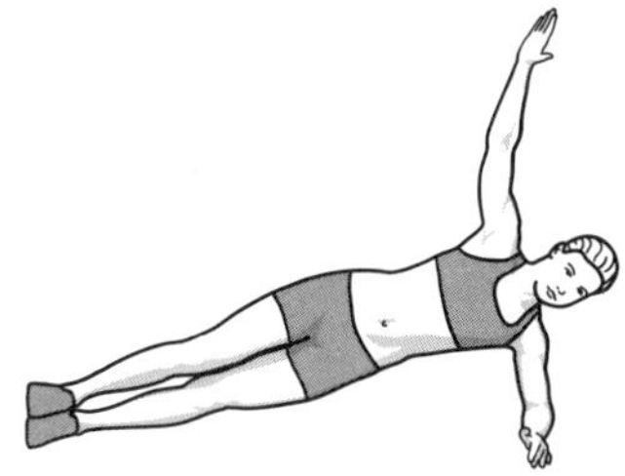

3 Seitstütz

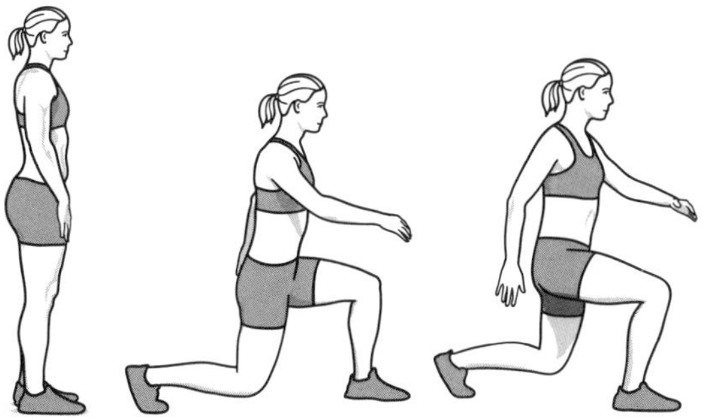

4 Ausfallschrittkombination

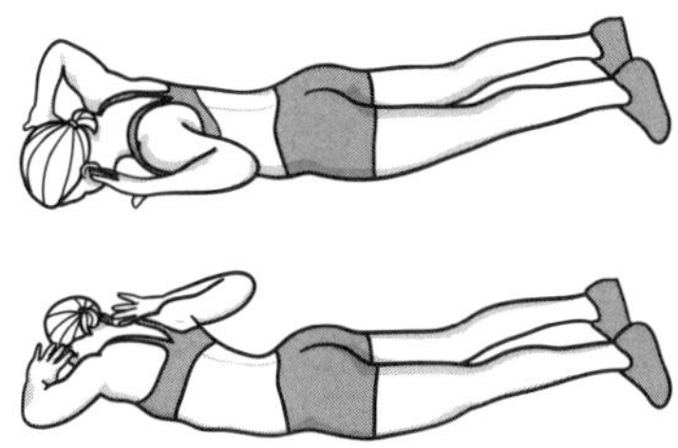

5 Oberkörperseitneigen in Bauchlage

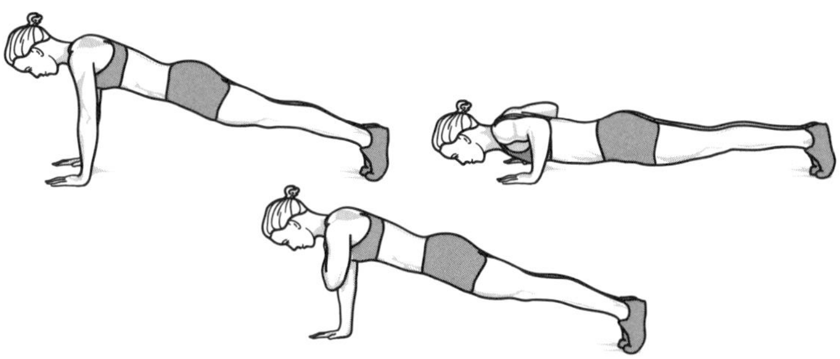

6 Liegestütz mit Schulterklatschen

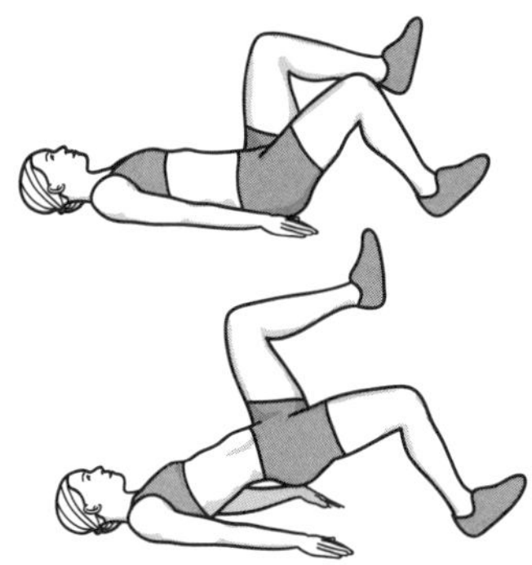

7 Einbeiniges Beckenheben

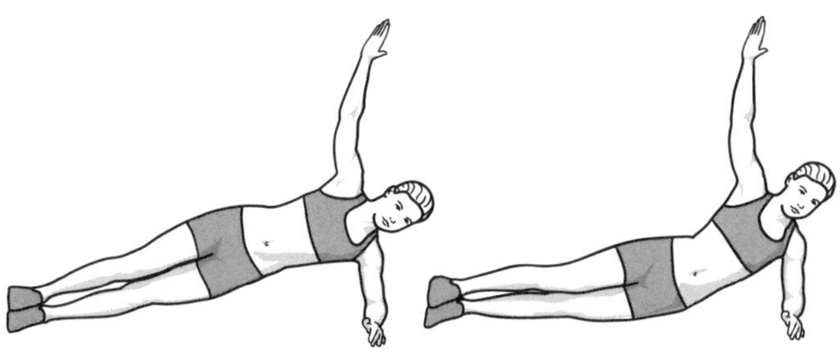

8 Dynamischer Seitstütz

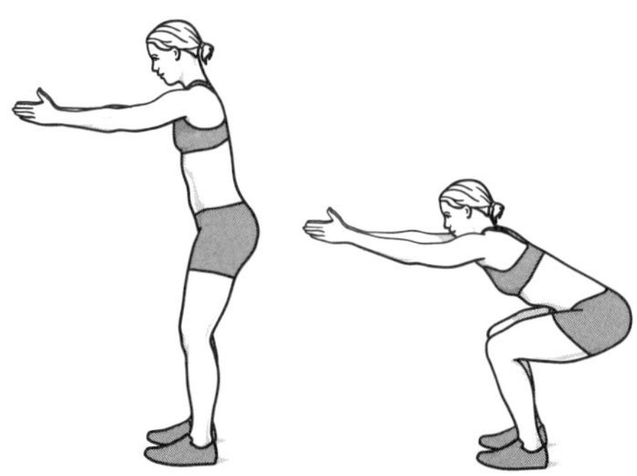

9 Kniebeuge

45 Plan für Schwimmer

Trainingsdauer: 25 Minuten

	Übungen	Wiederholungen/ Belastungszeit	Belastungspause in Sekunden	Sätze	Seite
1	Unterarmstütz mit wechselndem Beinanheben	50 Sek.	20	2	128
2	Seitstütz	50 Sek. je Seite	20	2	131
3	Frontheben in Bauchlage	12 Wdh.	20	2	128
4	Ausfallschritt	12 Wdh. je Seite	20	2	139
5	Abgelegter Liegestütz	12 Wdh.	20	2	124
6	Einbeiniges Beckenheben	12 Wdh. je Seite	20	2	141
7	Paddeln in Bauchlage	50 Sek.	20	2	138
8	Standwaage	12 Wdh. je Seite	20	2	141
9	Stütz mit Gewichtsverlagerung	50 Sek.	20	2	130

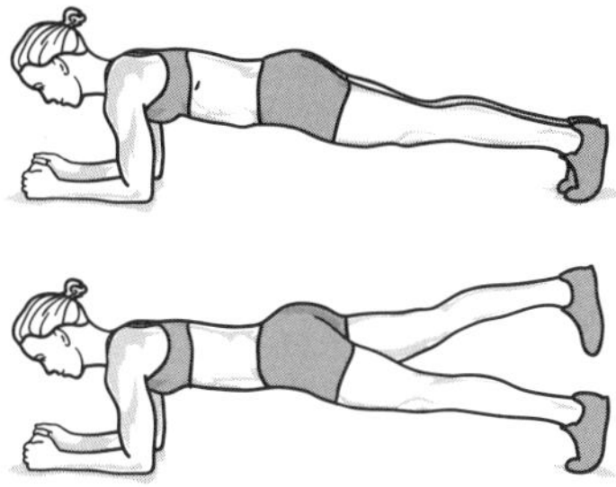

1 Unterarmstütz mit wechselndem Beinanheben

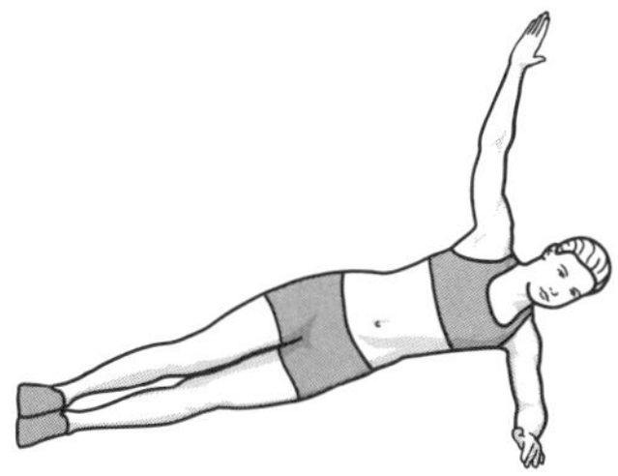

2 Seitstütz

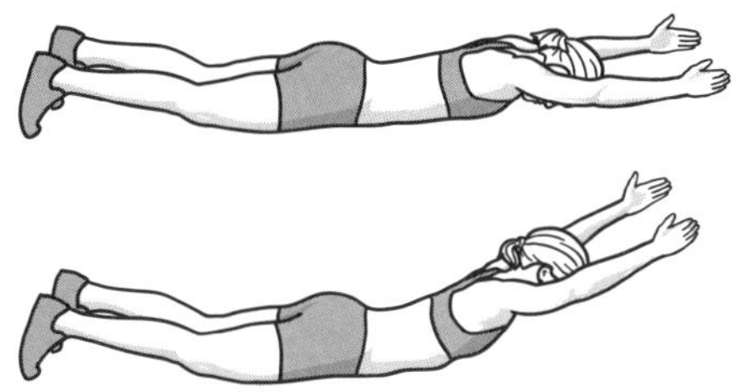

3 Frontheben in Bauchlage

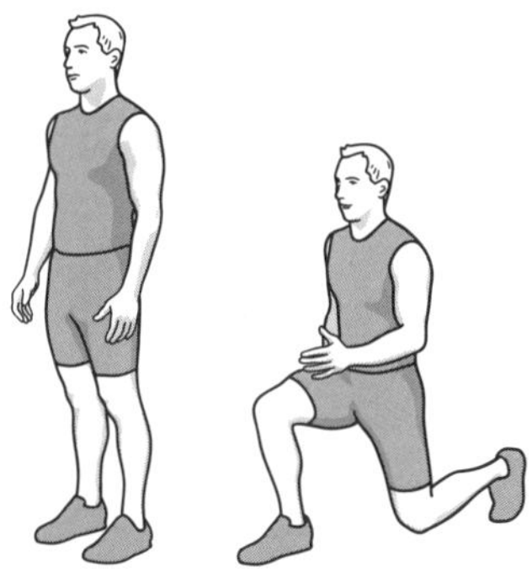

4 Ausfallschritt

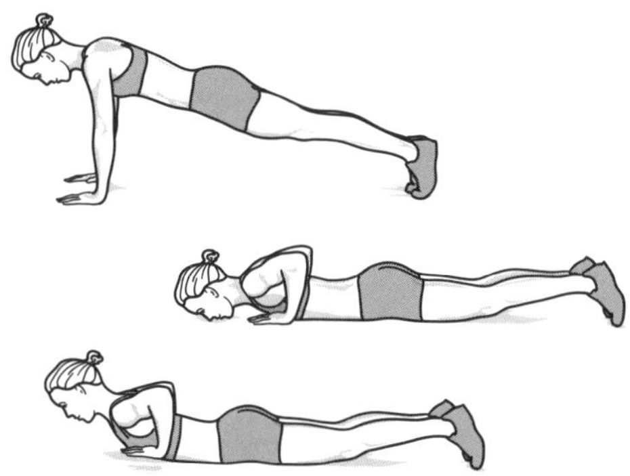

5 Abgelegter Liegestütz

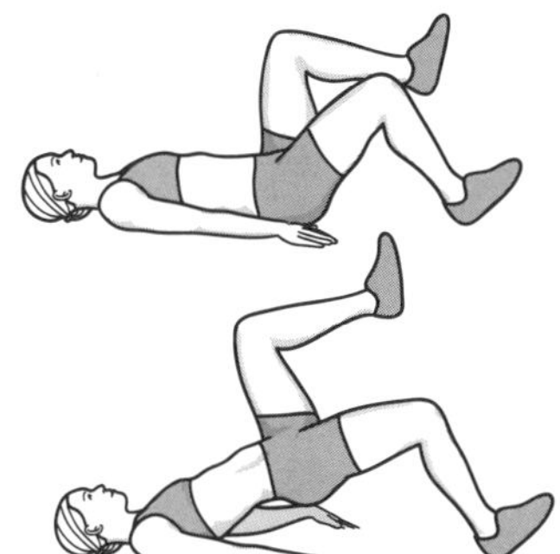

6 Einbeiniges Beckenheben

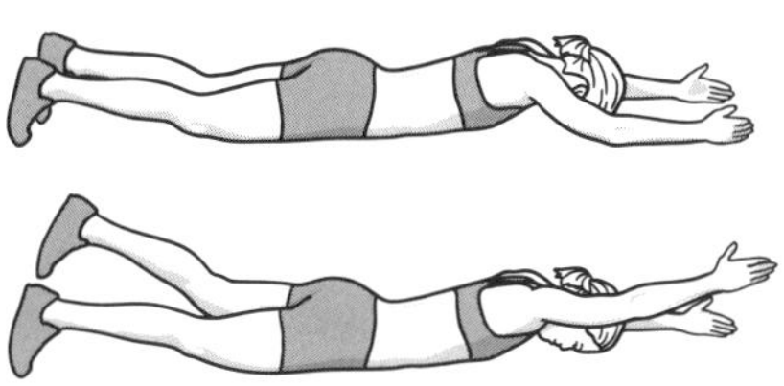

7 Paddeln in Bauchlage

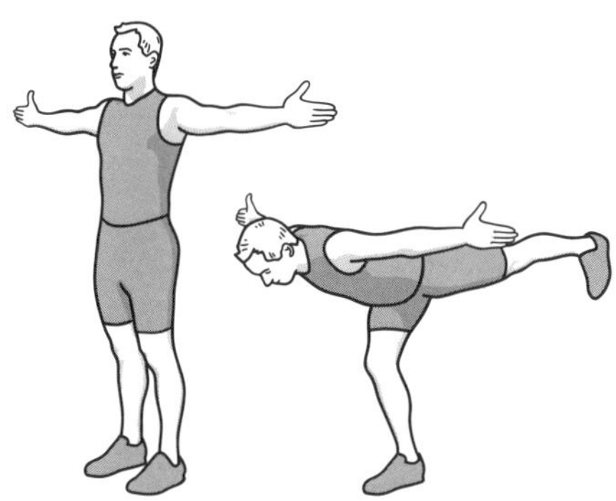

8 Standwaage

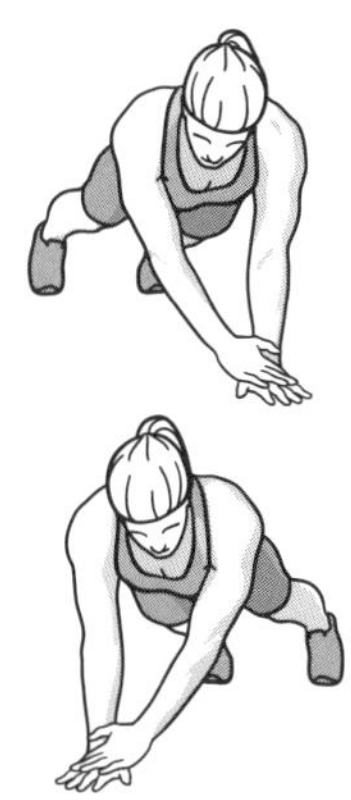

9 Stütz mit Gewichtsverlagerung

46 Plan für Fußballer

Trainingsdauer: 20 Minuten

	Übungen	Wiederholungen/ Belastungszeit	Belastungspause in Sekunden	Sätze	Seite
1	Liegestütz mit Schulterklatschen	15 Wdh.	20	2	125
2	Armheben in Bauchlage	50 Sek.	20	2	138
3	Seitlicher Ausfallschritt	15 Wdh. je Seite	20	2	139
4	Liegende Rumpfrotation mit gestreckten Beinen	50 Sek.	20	2	137
5	Gehaltene Brücke mit wechselndem Beinheben	50 Sek.	20	2	141
6	Seitstütz mit Knie-Lift	15 Wdh. je Seite	20	2	133
7	Gesprungener Ausfallschritt	15 Wdh. je Seite	20	2	121
8	Zweipunktunterarmstütz	50 Sek.	20	2	129

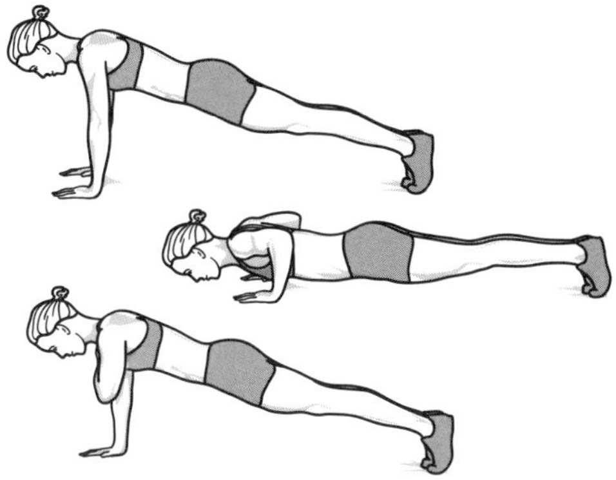

1 Liegestütz mit Schulterklatschen

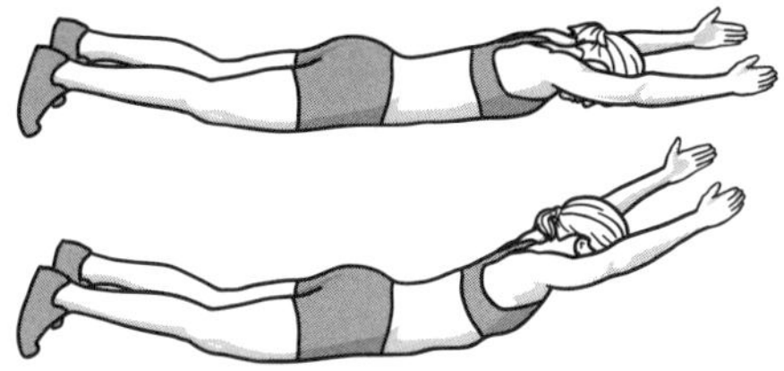

2 Armheben in Bauchlage

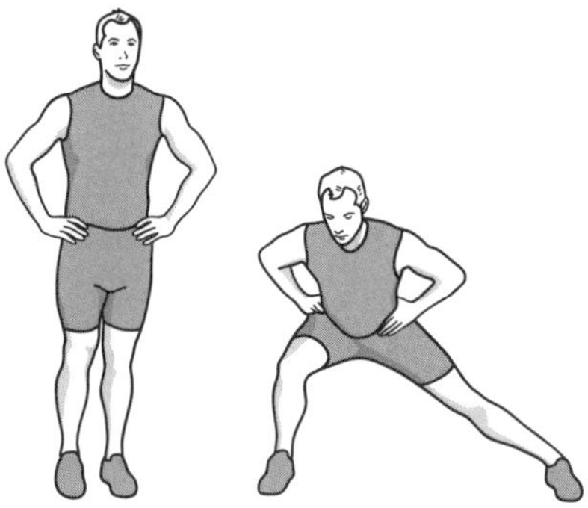

3 Seitlicher Ausfallschritt

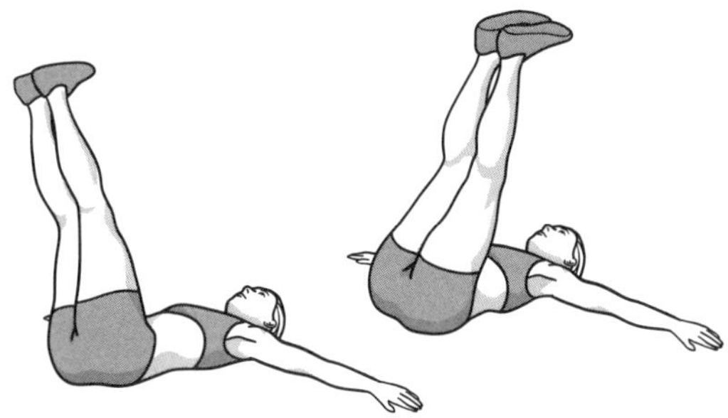

4 Liegende Rumpfrotation mit gestreckten Beinen

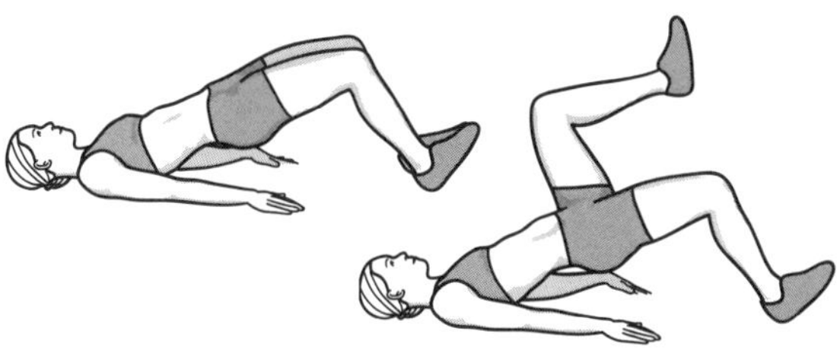

5 Gehaltene Brücke mit wechselndem Beinheben

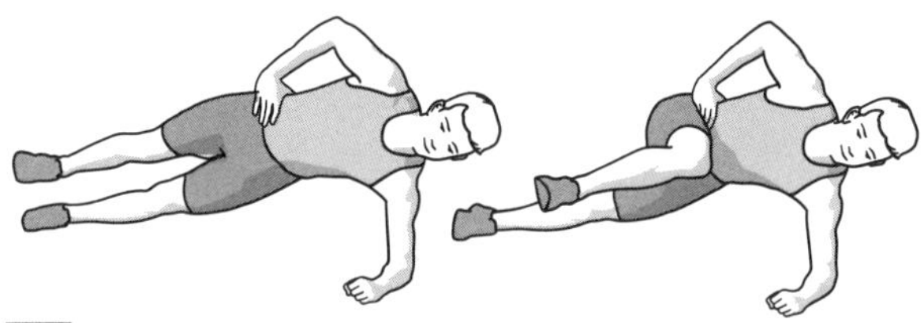

6 Seitstütz mit Knie-Lift

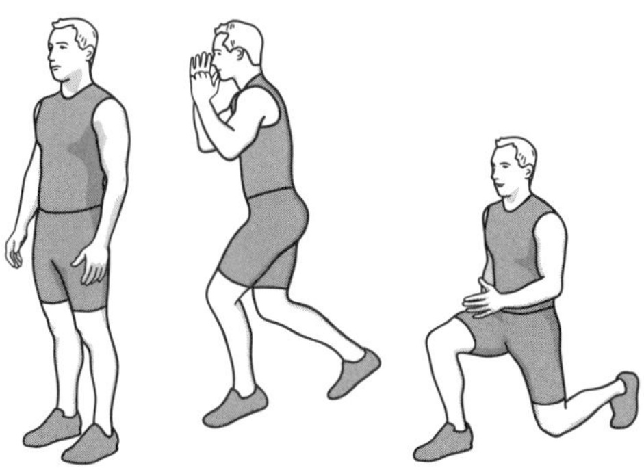

7 Gesprungener Ausfallschritt

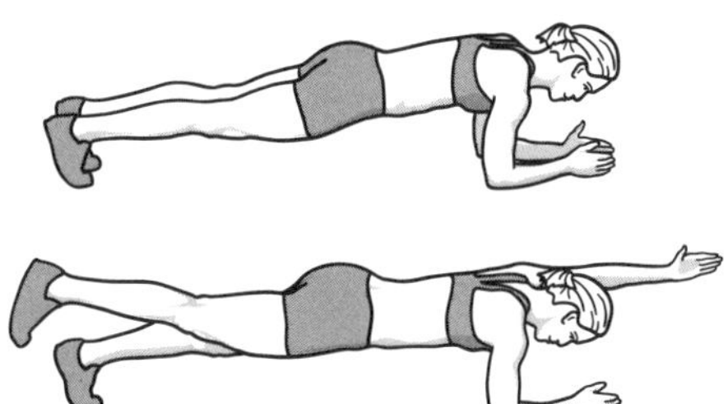

8 Zweipunktunterarmstütz

47 Plan für Golfer

Trainingsdauer: 25 Minuten

	Übungen	Wiederholungen/ Belastungszeit	Belastungspause in Sekunden	Sätze	Seite
1	Unterarmstütz mit wechselndem Beinanheben	50 Sek.	20	2	128
2	Seitstütz	50 Sek. je Seite	20	2	131
3	Seitheben in Bauchlage	15 Wdh.	20	2	128
4	Standwaage	15 Wdh. je Seite	20	2	141
5	Liegende Rumpfrotation mit angewinkelten Beinen	50 Sek.	20	2	137
6	Einbeiniges Beckenheben	15 Wdh. je Seite	20	2	141
7	Antirotationsstütz	50 Sek.	20	2	131
8	Bauch-Twist	50 Sek.	20	2	133
9	Ausfallschritt	15 Wdh. je Seite	20	2	139

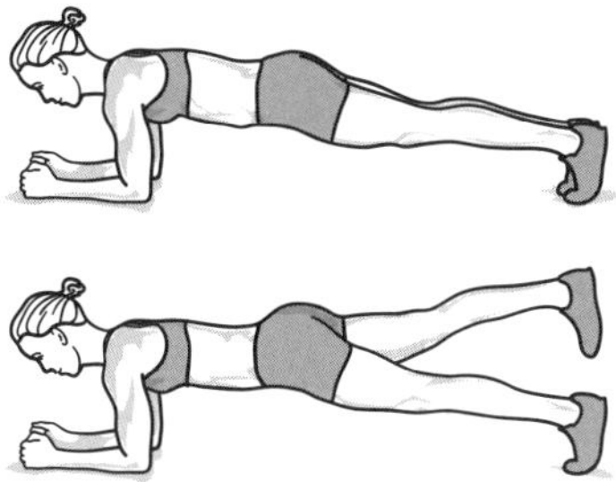

1 Unterarmstütz mit wechselndem Beinanheben

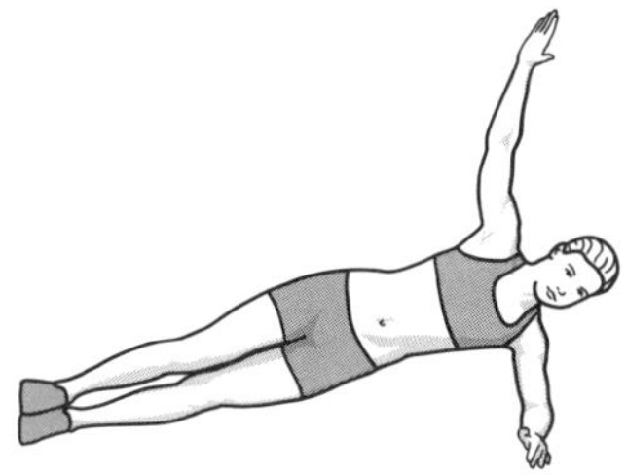

2 Seitstütz

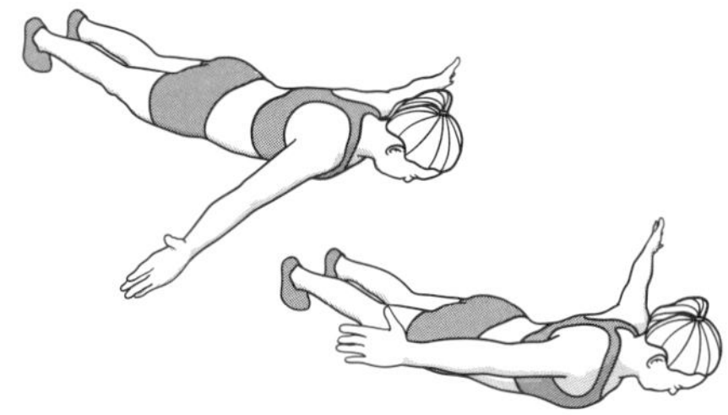

3 Seitheben in Bauchlage

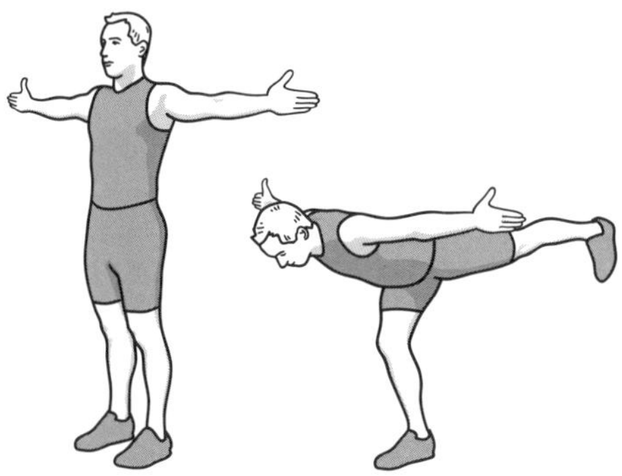

4 Standwaage

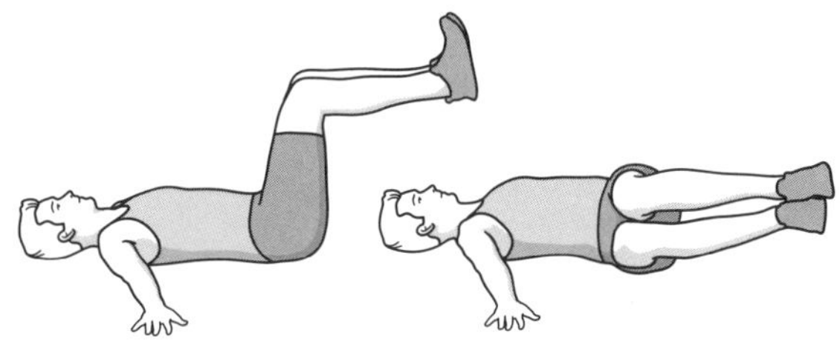

5 Liegende Rumpfrotation mit angewinkelten Beinen

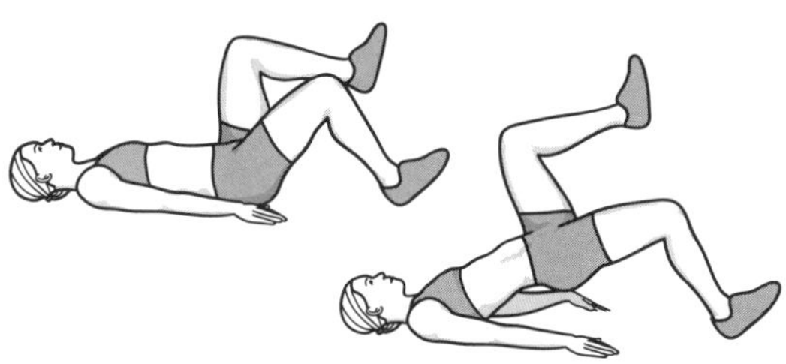

6 Einbeiniges Beckenheben

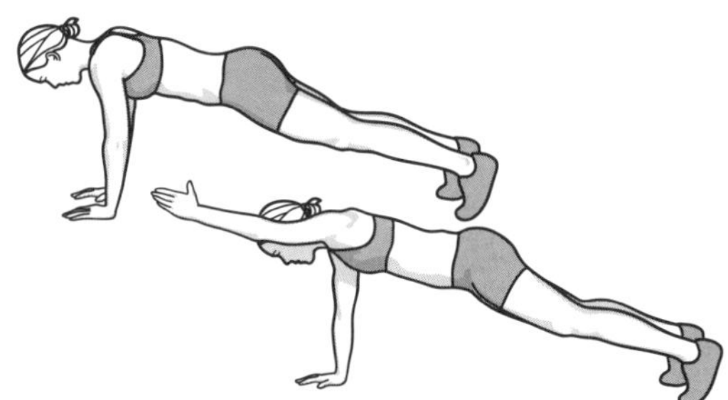

7 Antirotationsstütz

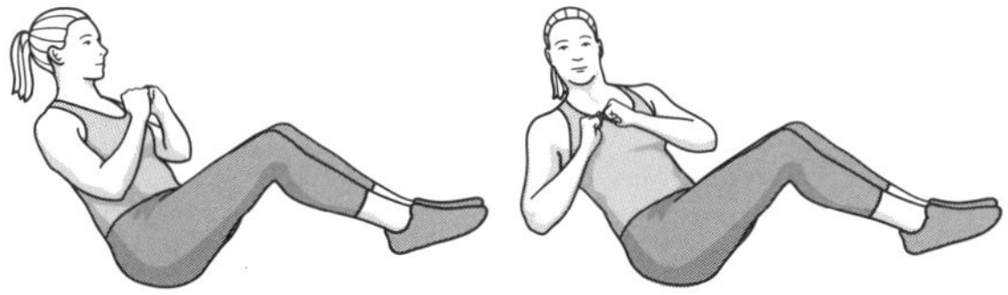

8 Bauch-Twist

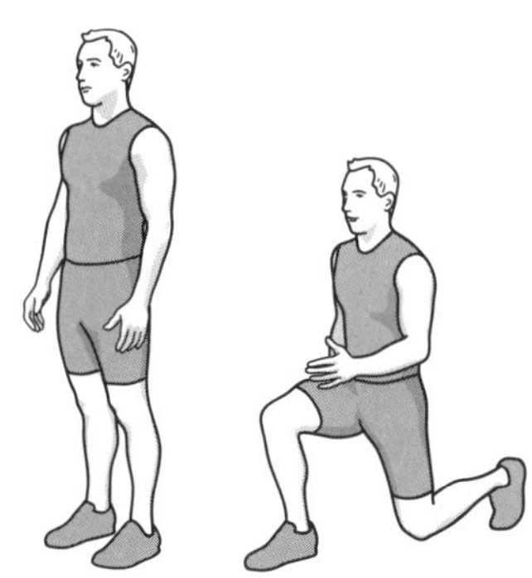

9 Ausfallschritt

48 Plan für Tennisspieler

Trainingsdauer: 20 Minuten

	Übungen	Wiederholungen/ Belastungszeit	Belastungspause in Sekunden	Sätze	Seite
1	Ausfallschrittkombination	50 Sek. je Seite	20	2	140
2	Liegestütz mit Schulterklatschen	12 Wdh.	20	2	125
3	Seitstütz mit Rotation	12 Wdh. je Seite	20	2	132
4	Seitlicher Wechselsprung	50 Sek.	20	2	123
5	Unterarmstütz mit wechselndem Beinanheben	50 Sek.	20	2	128
6	Seitheben in Bauchlage	12 Wdh.	20	2	128
7	Bauchwipper	50 Sek.	20	2	134
8	Kniebeugenstrecksprung	12 Wdh.	20	2	122
9	Unterarmstütz mit Hüftwippe	50 Sek.	20	2	130

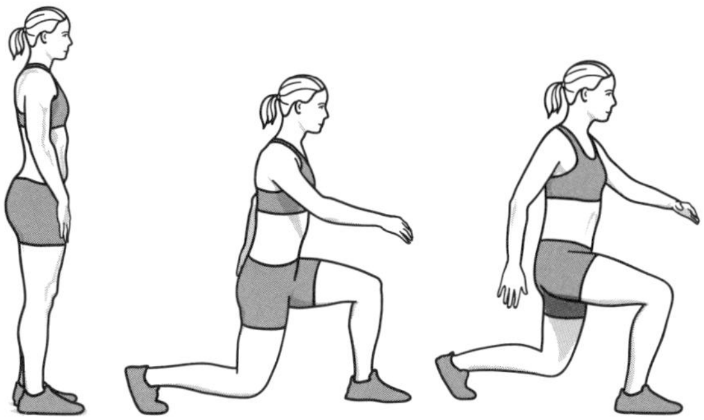

1 Ausfallschrittkombination

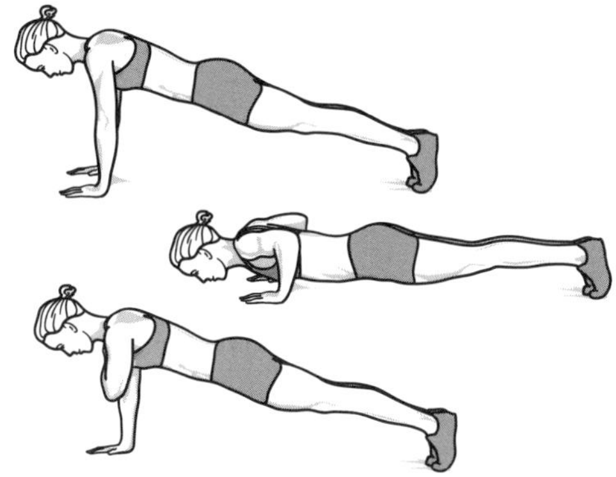

2 Liegestütz mit Schulterklatschen

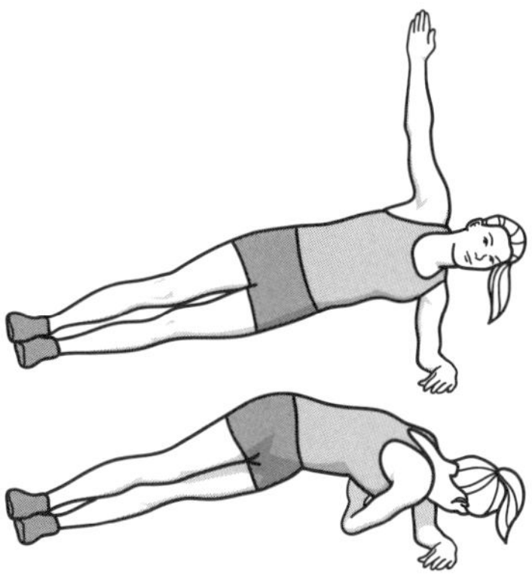

3 Seitstütz mit Rotation

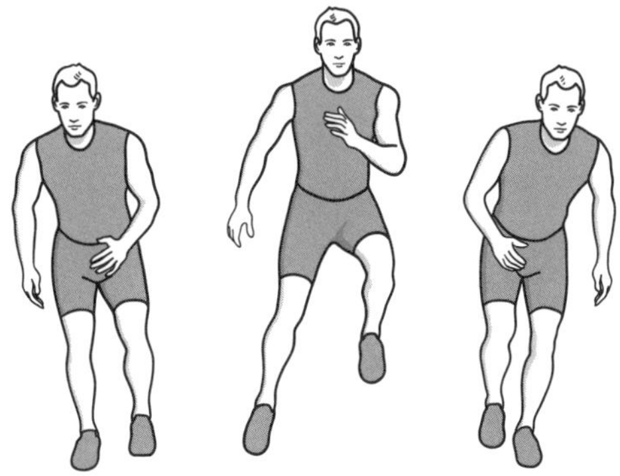

4 Seitlicher Wechselsprung

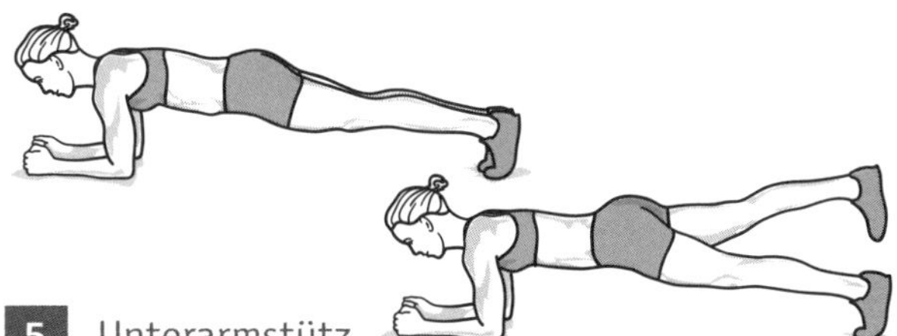

5 Unterarmstütz mit wechselndem Beinanheben

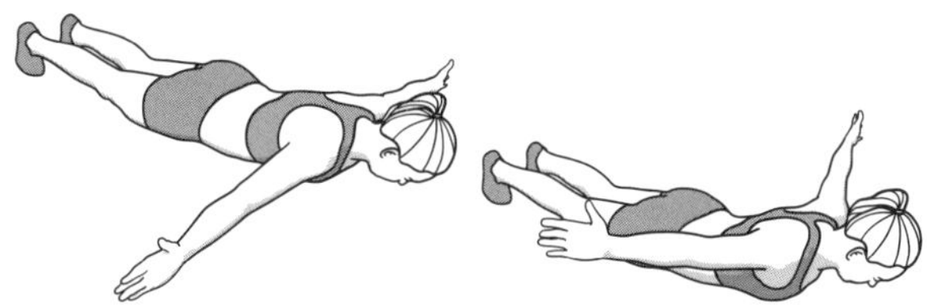

6 Seitheben in Bauchlage

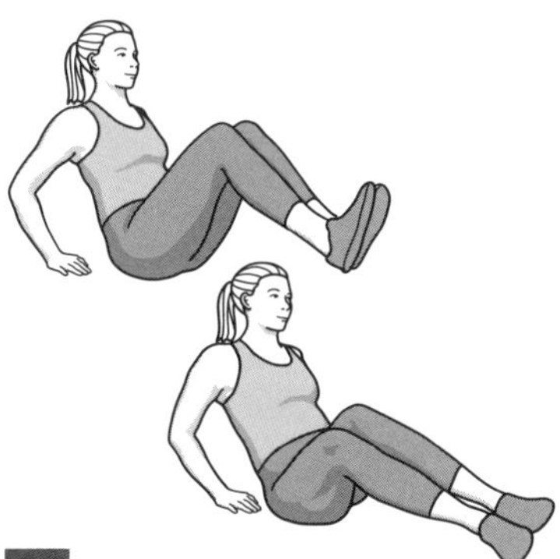

7 Bauchwipper

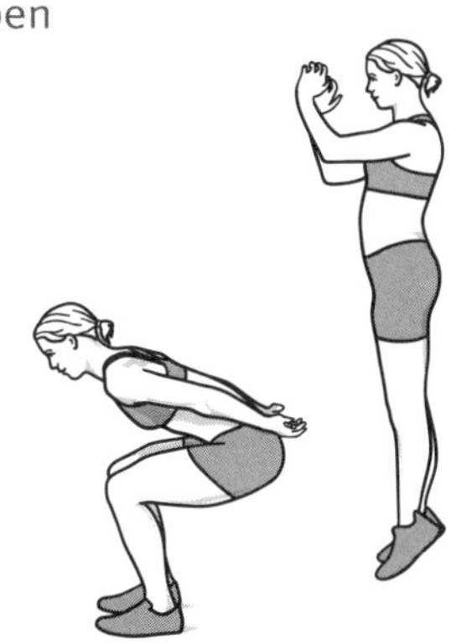

8 Kniebeugenstrecksprung

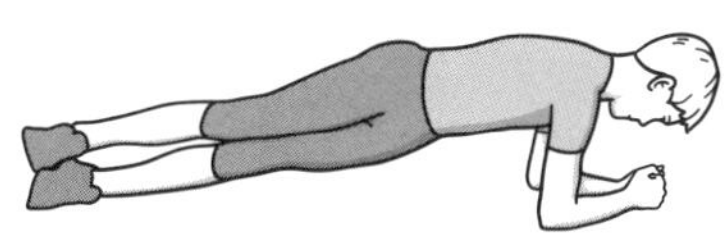

9 Unterarmstütz mit Hüftwippe

49 Plan für Kletterer

Benötigte Hilfsmittel: Klimmzugstange, stabile Kiste oder Stuhl
Trainingsdauer: 20 Minuten

	Übungen	Wiederholungen/ Belastungszeit	Belastungspause in Sekunden	Sätze	Seite
1	Wechselbrett	50 Sek.	20	2	130
2	Frontheben in Bauchlage	12 Wdh.	20	2	128
3	Erhöhter Ausfallschritt	12 Wdh. je Seite	20	2	140
4	Klimmzug	12 Wdh.	20	2	127
5	Dip	12 Wdh.	20	2	126
6	Seitstütz	50 Sek. je Seite	20	2	131
7	Seitheben in Bauchlage	12 Wdh.	20	2	128
8	Zweipunktunterarmstütz	50 Sek.	20	2	129
9	Erhöhtes Beckenheben	12 Wdh.	20	2	140

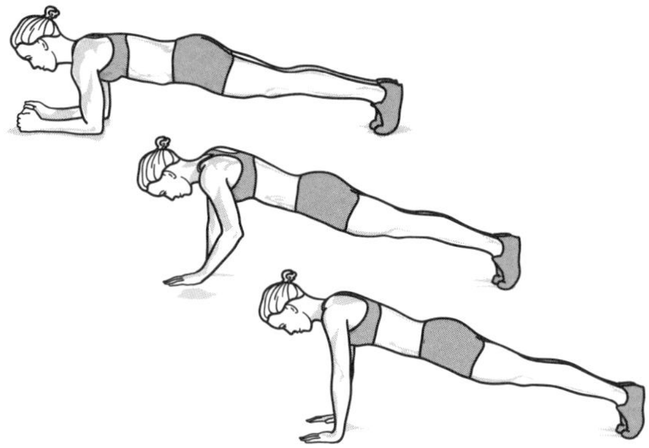

1 Wechselbrett

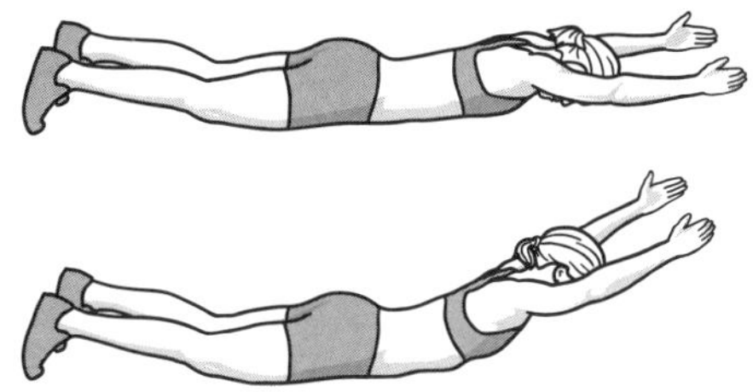

2 Frontheben in Bauchlage

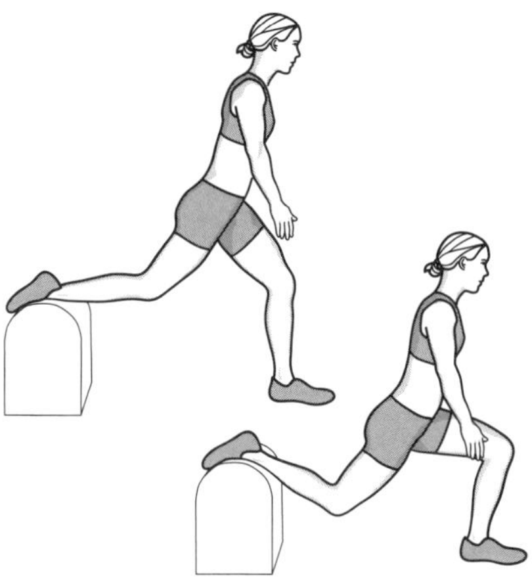

3 Erhöhter Ausfallschritt

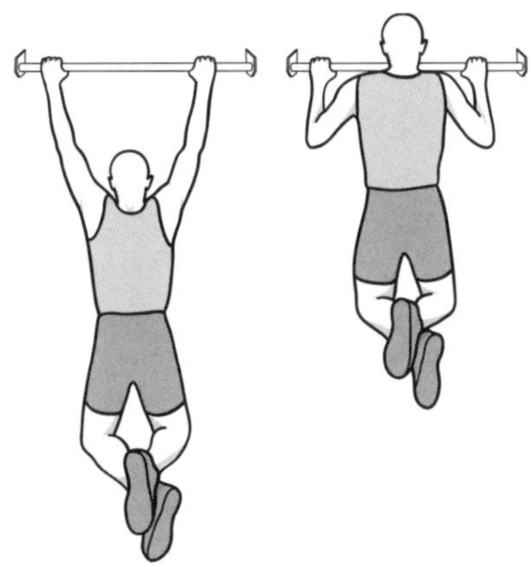

4 Klimmzug

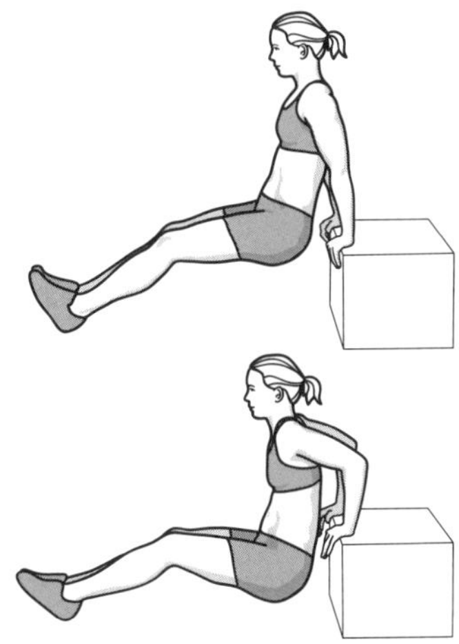

5 Dip

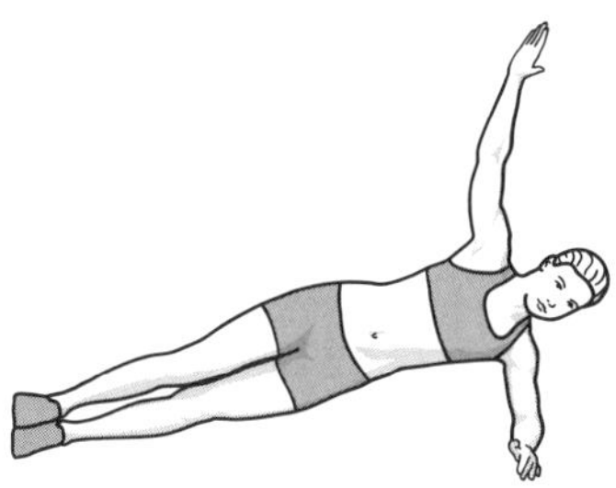

6 Seitstütz

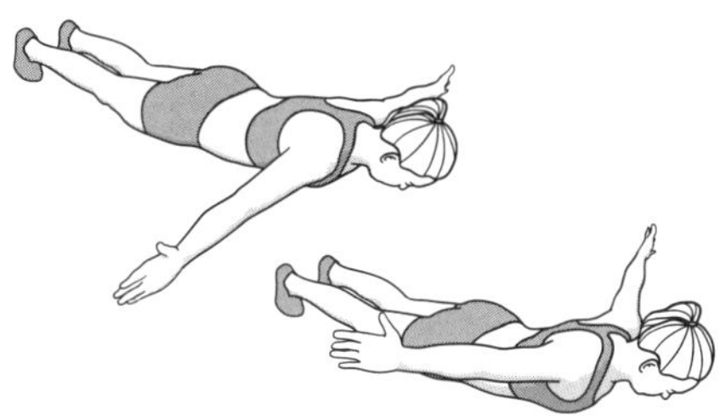

7 Seitheben in Bauchlage

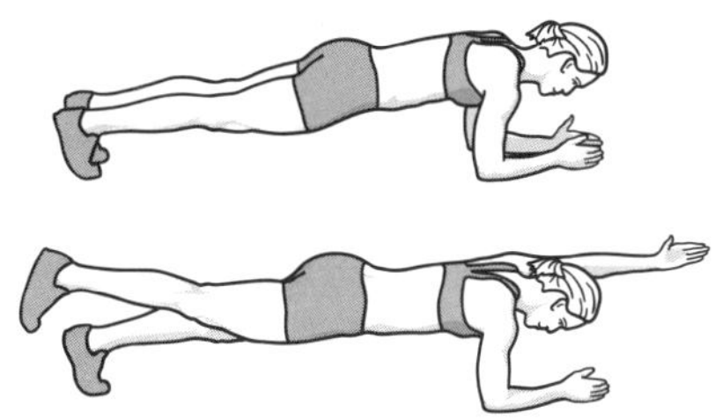

8 Zweipunktunterarmstütz

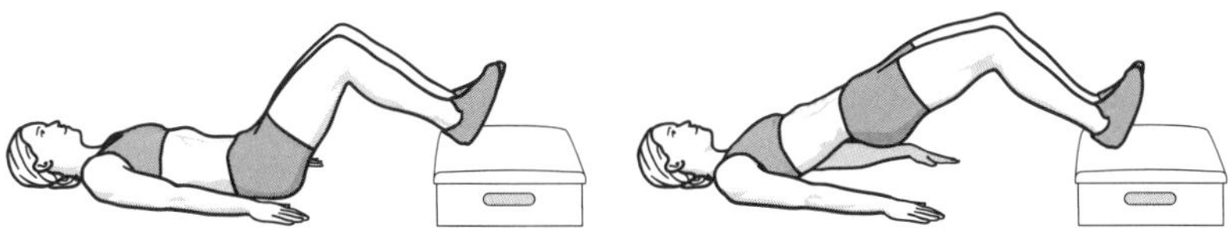

9 Erhöhtes Beckenheben

50 Plan für Kampfsportler

Trainingsdauer: 25 Minuten

	Übungen	Wiederholungen/ Belastungszeit	Belastungspause in Sekunden	Sätze	Seite
1	Seilspringen	50 Sek.	20	2	120
2	Spiderman-Liegestütz	15 Wdh.	20	2	124
3	Dynamischer Seitstütz	15 Wdh. je Seite	20	2	132
4	Hampelmann	50 Sek.	20	2	121
5	Bauchwipper	50 Sek.	20	2	134
6	Paddeln in Bauchlage	50 Sek.	20	2	138
7	Beinscheren-Crunch	15 Wdh. je Seite	20	2	136
8	Tiefe Wechselsprünge	50 Sek.	20	2	123
9	Zweipunktunterarmstütz	50 Sek.	20	2	129

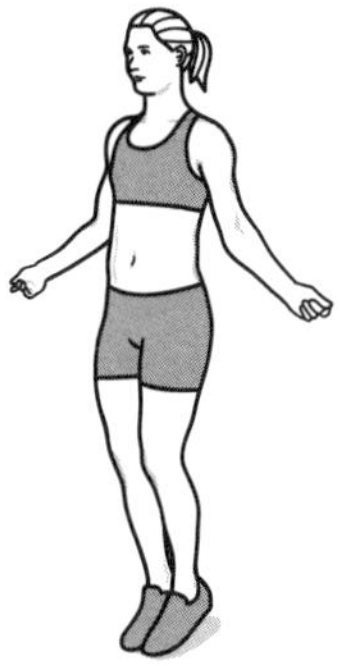

1 Seilspringen

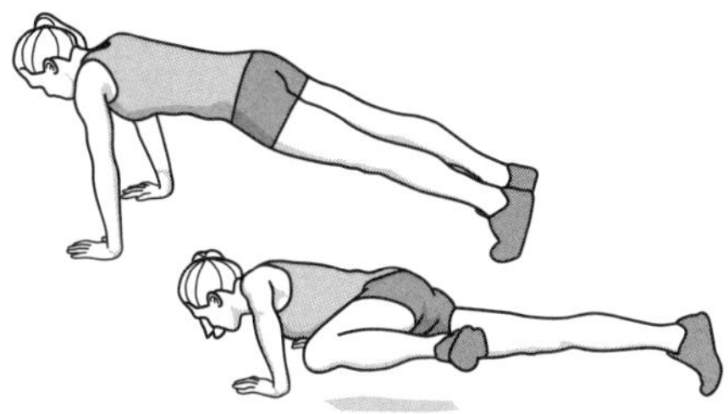

2 Spiderman-Liegestütz

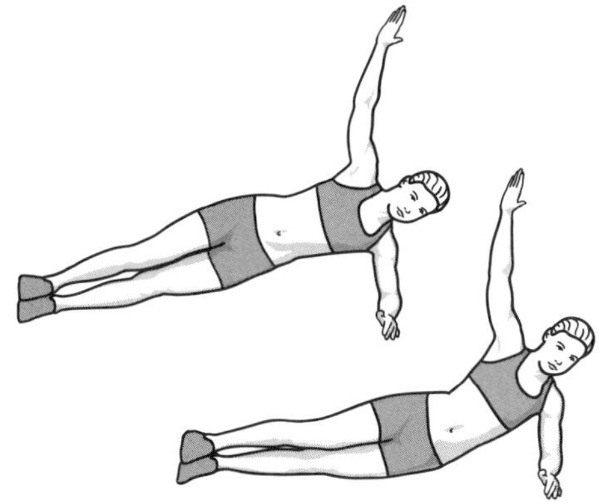

3 Dynamischer Seitstütz

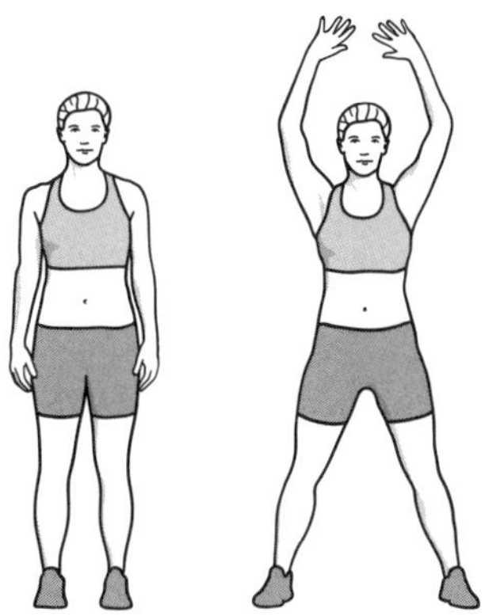

4 Hampelmann

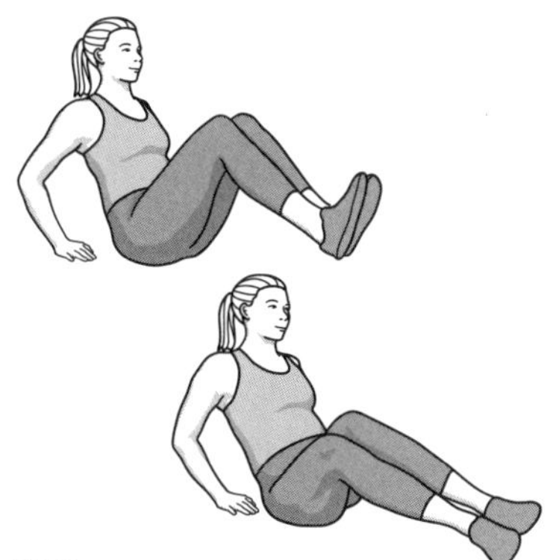

5 Bauchwipper

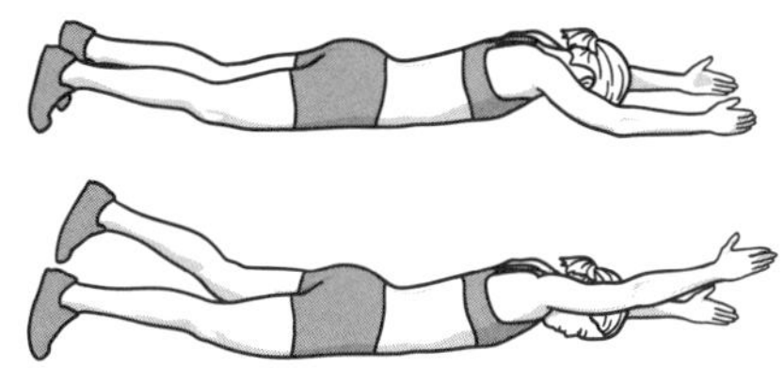

6 Paddeln in Bauchlage

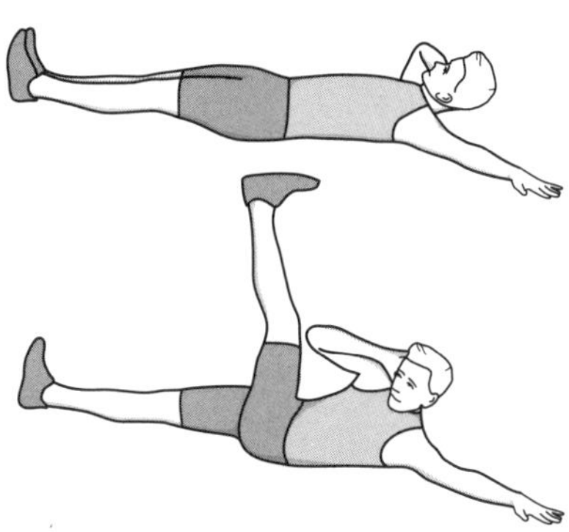

7 Beinscheren-Crunch

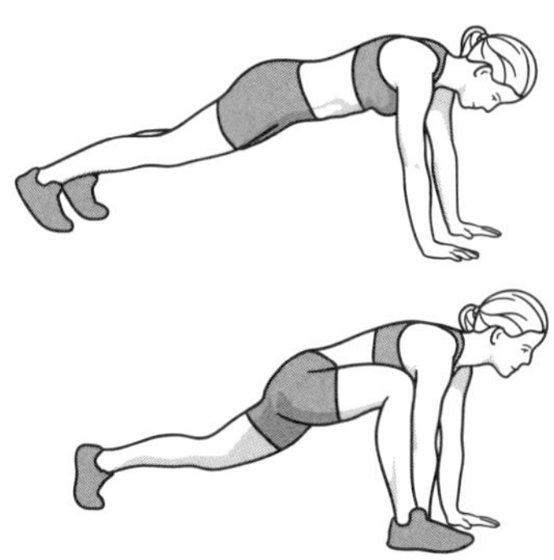

8 Tiefe Wechselsprünge

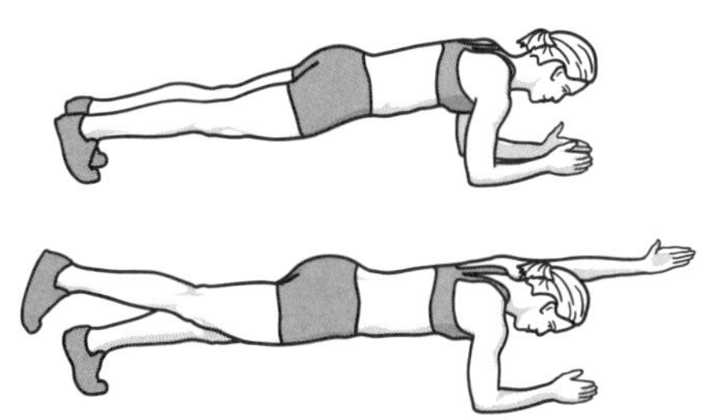

9 Zweipunktunterarmstütz

Die Übungen

3

Cardio-Übungen

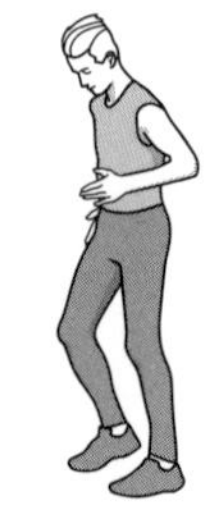

Sprinten auf der Stelle

Auf der Stelle sprinten. Dabei eine aufrechte Körperhaltung beibehalten. Die Arme gegengleich mitnehmen.

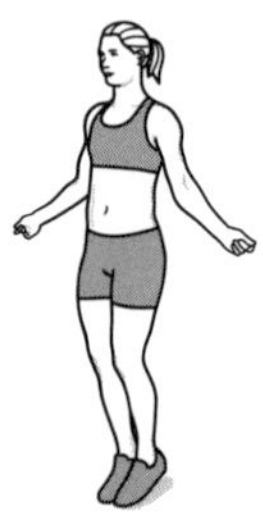

Seilspringen

Im aufrechten Stehen die Füße hüftbreit platzieren. Die zu Fäusten geballten Hände etwas zur Seite vom Körper weghalten. Die Bewegung des Seilspringens nachahmen. Dafür kleine Sprünge ausführen und über die Fußspitzen sanft abfedern. Mit den Armen synchron zum Springen Schwung nehmen.

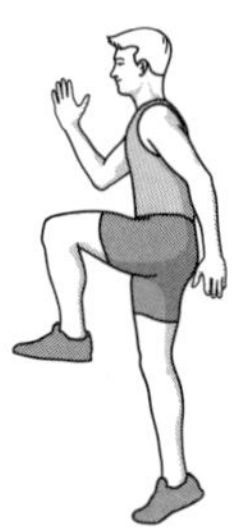

Hohe Wechselsprünge auf der Stelle

Im Stehen die Füße im hüftbreiten Abstand platzieren. Die Arme neben dem Körper anwinkeln. Ein Knie so hoch wie möglich anheben. Den Arm auf der gleichen Seite zurückführen. Den gegenüberliegenden Arm nach vorn führen und mit dem Standbein explosiv vom Boden abdrücken. Im Wechsel das rechte und linke Knie explosiv nach oben ziehen und die Arme gegengleich mitbewegen. Der Oberkörper bleibt dabei aufrecht.

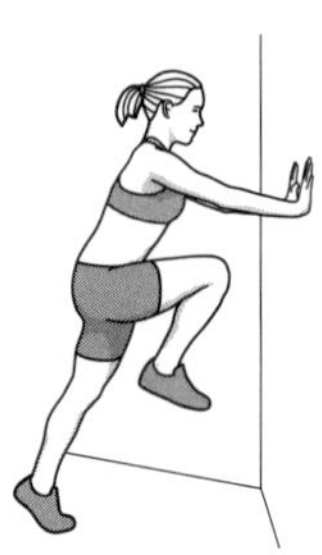

Bergsteiger stehend

Mit hüftbreit platzierten Füßen im Abstand einer anderthalbfachen Armlänge vor eine Wand stellen. Die Arme nach vorn ausstrecken und an die Wand stützen. Die Hände befinden sich auf Schulterhöhe. Die Knie im schnellen Wechsel zum Oberkörper heranziehen und dabei den Rumpf stabil halten.

Scherensprung

1. In einen Ausfallschritt kommen. Beide Fußspitzen zeigen nach vorn. Die hintere Ferse ist angehoben. Die Knie sind leicht gebeugt.
2. Mit einem Sprung nach oben die Position der Füße wechseln.
3. Dann wieder in einem Ausfallschritt mit leicht gebeugten Knien landen. Die Arme gegengleich mitnehmen.

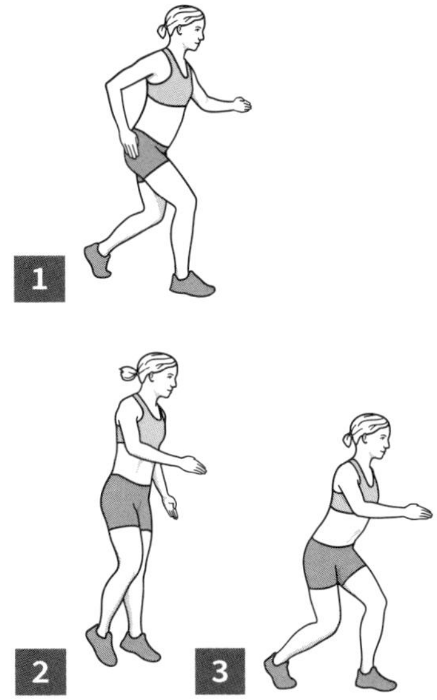

Gesprungener Ausfallschritt

1. Im aufrechten Stand die Füße hüftbreit aufstellen.
2. Die Arme im Schwung nach oben führen und einen kleinen Sprung nach oben ausführen. Im Sprung ein Bein nach vorn ziehen.
3. In einem Ausfallschritt sanft landen. Dabei das Knie des hinteren Beins tief absenken. Nun wieder aktiv vom Boden abdrücken und in die Ausgangsposition springen. Beim nächsten Sprung das andere Bein nach vorn ziehen und wechselseitig fortfahren.

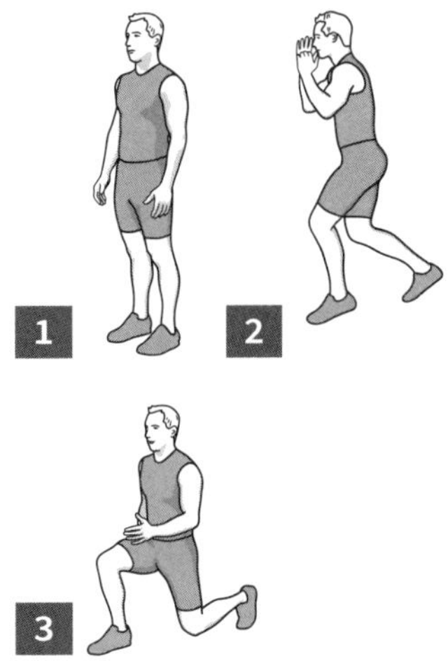

Hampelmann

1. Im aufrechten Stand die Füße hüftbreit öffnen. Die Arme an den Körper anlegen.
2. Mit einem Sprung in einen mehr als schulterbreiten Stand die Hände über dem Kopf zusammenführen. Danach wieder zurück in die Ausgangsposition springen.

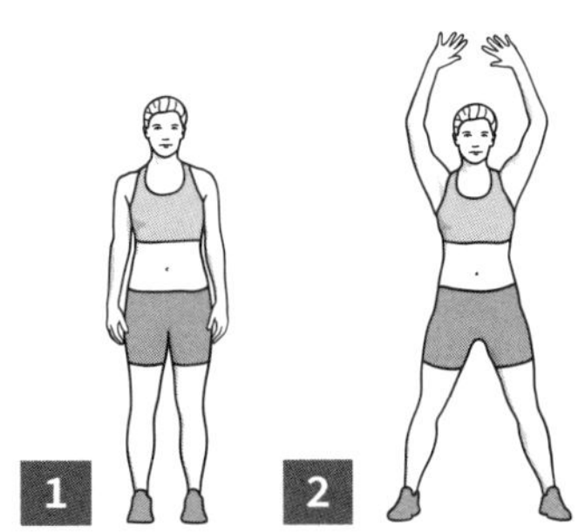

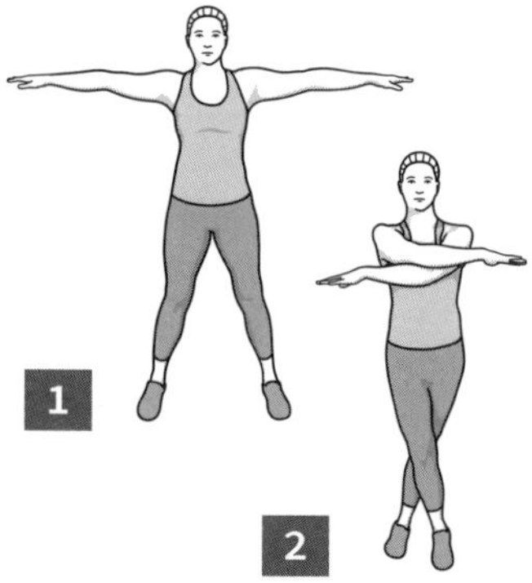

Gekreuzter Hampelmann

1. Im aufrechten Stand die Füße mehr als schulterbreit öffnen. Die Arme auf Schulterhöhe zu beiden Seiten ausstrecken.
2. Mit einem Sprung die Füße voreinander und die Arme vor dem Brustkorb kreuzen. Danach wieder zurück in die Ausgangsposition springen und wechselseitig fortfahren.

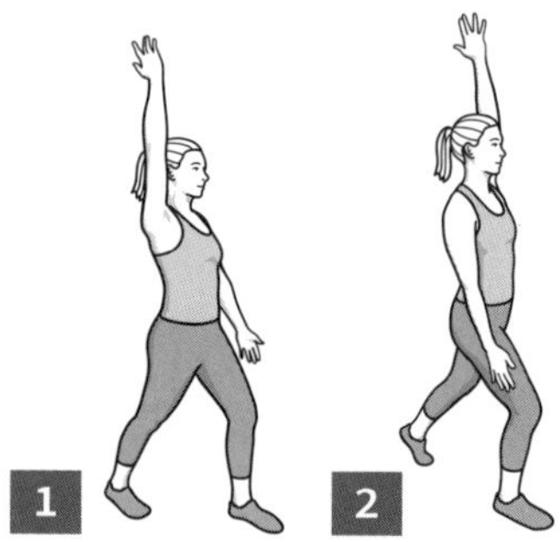

Hampelmann im Wechselschritt

1. In einen Ausfallschritt steigen. Beide Fußspitzen zeigen nach vorn. Die hintere Ferse ist angehoben. Die Knie sind leicht gebeugt. Den gegengleichen Arm zum vorderen Bein nach oben strecken, den anderen nach unten.
2. Mit einem Sprung nach oben die Position der Beine und Arme wechseln.

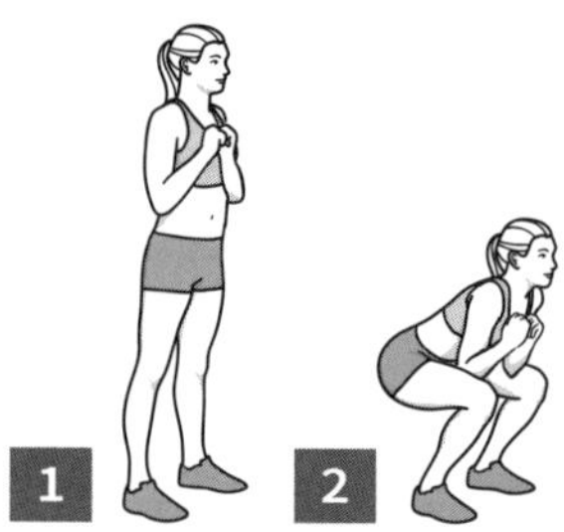

Kniebeugensprung

1. Im aufrechten Stand die Füße hüftbreit platzieren. Die Arme locker vor der Brust halten. Die Fußspitzen zeigen nach vorn.
2. Mit einem Sprung in eine weite und möglichst tiefe Kniebeuge kommen. Das Gesäß dabei weit nach hinten schieben. Der Rücken bleibt gestreckt. Danach sofort wieder zurück in den Stand springen.

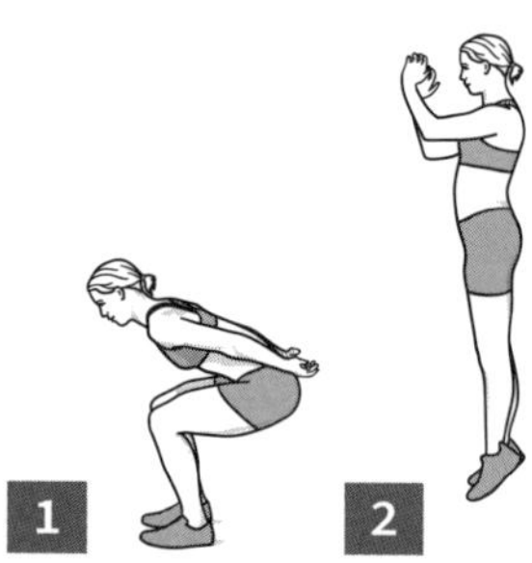

Kniebeugenstrecksprung

1. In eine tiefe Kniebeuge im schulterbreiten Stand absenken, die Arme nach hinten strecken und eng am Körper halten. Der Rücken ist gestreckt, der Blick ist etwa einen Meter nach vorn zum Boden gerichtet.
2. Aus dieser Position einen Strecksprung nach oben ausführen und dabei die Arme mit nach oben nehmen. Sofort wieder sanft in der tiefen Kniebeuge landen.

Seitlicher Wechselsprung

1. Im hüftbreiten Stand die Knie leicht beugen. Das Gewicht auf das rechte Bein verlagern. Den Oberkörper etwas nach vorn neigen.
2. Aus dieser Position nun explosiv vom Boden abdrücken und nach oben zur linken Seite springen.
3. Sanft auf dem linken Fuß landen. Die Arme schwingen dabei mit. Im Anschluss mit dem linken Fuß vom Boden abdrücken und den Sprung nach rechts ausführen. Ohne Pause zwischen den Sprüngen fortfahren.

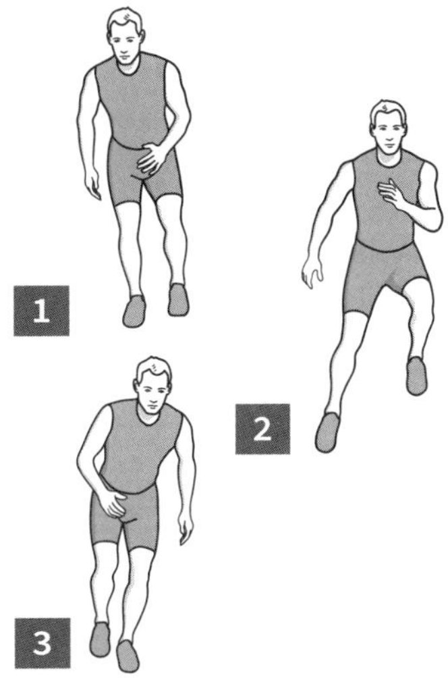

Sprinten im Halbkniestand

Aus dem Stehen ein Knie nach hinten auf dem Boden ablegen. Den vorderen Fuß flach auf dem Boden aufsetzen, das hintere Knie befindet sich direkt unter der Hüfte. Der Oberkörper ist aufrecht. Mit den Armen schnelle Sprintbewegungen ausführen. Den Rumpf dabei stabil halten. Nach dem Satz die Seite wechseln.

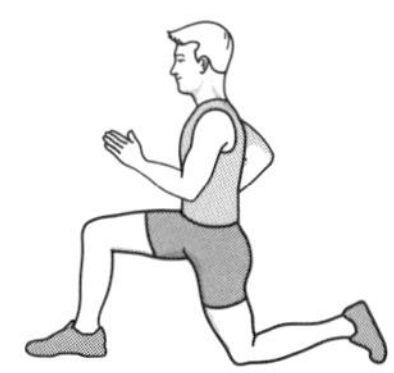

Tiefe Wechselsprünge

1. Mit schulterbreit geöffneten Händen auf dem Boden abstützen, die Beine strecken. Der Körper bildet eine Linie, der Rumpf ist auf Spannung.
2. Dann einen Fuß seitlich neben der Hand aufstellen. Das hintere Bein bleibt gestreckt. Mit beiden Füßen explosiv vom Boden abdrücken und in einer Sprungbewegung die Fußstellung wechseln. Im schnellen Wechsel mit dem rechten und linken Fuß nach vorn springen.

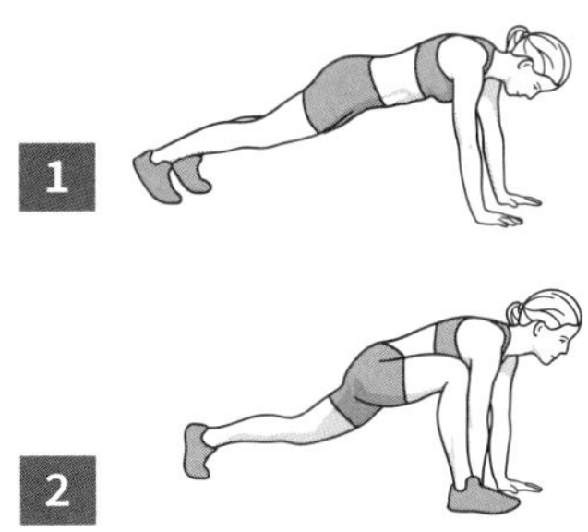

Seitlicher Wechselsprung aus dem Stütz

1. In der Stützposition die Hände schulterbreit platzieren, die Beine strecken. Der Körper bildet eine Linie, der Rumpf ist auf Spannung.
2. Gleichzeitig mit beiden Füßen abspringen und vorn seitlich der Hände landen. Zurück in die Stützposition springen und zur anderen Seite springen.

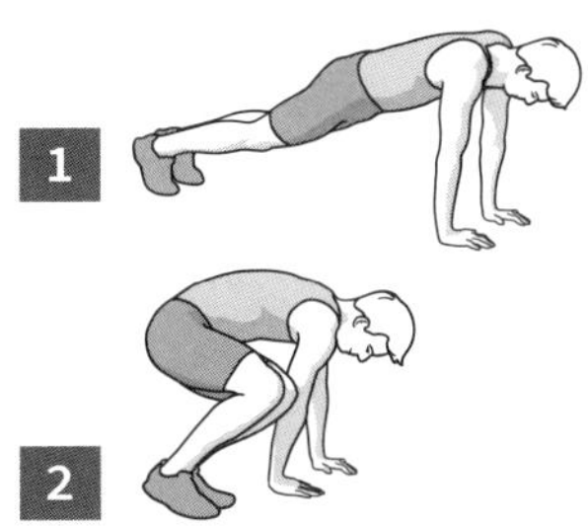

Übungen für den Oberkörper

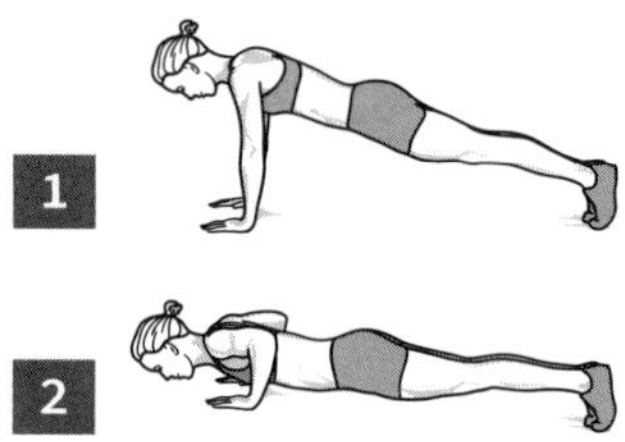

Liegestütz

1. In der Stützposition die Hände schulterbreit platzieren, die Beine strecken.
2. Die Ellbogen beugen und den Körper möglichst weit absenken. Die Oberarme bleiben dabei eng am Körper. Danach wieder nach oben drücken.

Hinweis: Sprung-, Knie-, Hüft- und Schultergelenk bleiben während der Bewegungsausführung in einer Linie.

Tipp: Sollte der Liegestütz mit gestreckten Beinen zu Beginn zu schwierig sein, dabei die Knie ablegen.

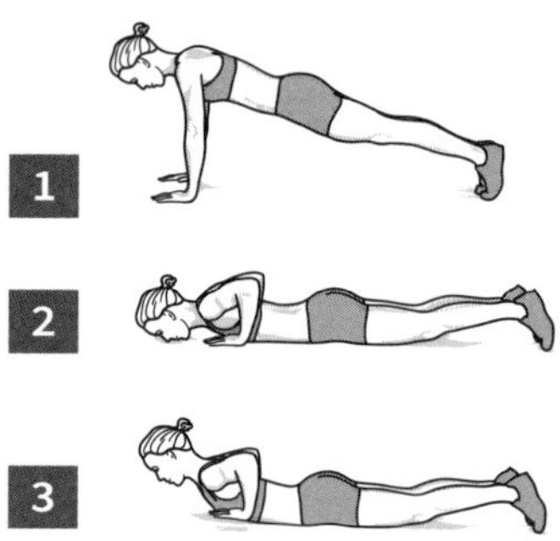

Abgelegter Liegestütz

1. In der Stützposition die Hände schulterbreit platzieren, die Beine strecken.
2. Die Ellbogen beugen und den Körper komplett absenken. Die Oberarme bleiben dabei eng am Körper.
3. In der abgelegten Position die Hände kurz vom Boden anheben. Danach die Hände wieder aufsetzen und zurück nach oben in die Stützposition drücken.

Hinweis: Sprung-, Knie-, Hüft- und Schultergelenk bleiben während der Bewegungsausführung in einer Linie.

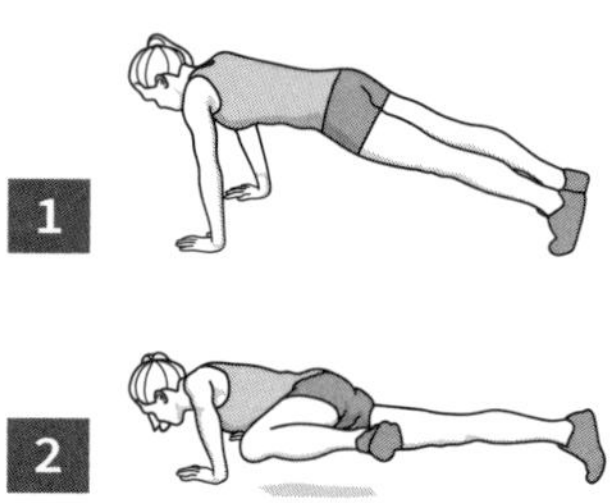

Spiderman-Liegestütz

1. In der Stützposition die Hände schulterbreit platzieren.
2. Die Ellbogen beugen und den Körper möglichst weit absenken. Gleichzeitig das linke Bein anziehen und das Knie in Richtung des linken Ellbogens führen. Danach wieder nach oben drücken. Danach wechselseitig fortfahren.

Hinweis: Sprung-, Knie-, Hüft- und Schultergelenk bleiben während der Bewegungsausführung in einer Linie.

Liegestütz mit Schulterklatschen

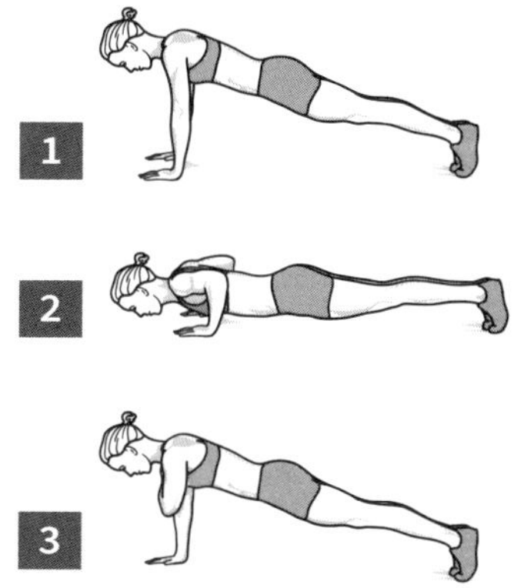

1. In der Stützposition die Hände schulterbreit platzieren, die Beine strecken.
2. Die Ellbogen beugen und den Körper möglichst weit absenken. Danach wieder nach oben drücken.
3. Eine Hand vom Boden lösen und damit die gegenüberliegende Schulter antippen. Das Becken bleibt durch Rumpfspannung parallel zum Boden ausgerichtet. Die Hand wieder absetzen, um erneut einen Liegestütz auszuführen. Danach wechselseitig fortfahren.

Hinweis: Sprung-, Knie-, Hüft- und Schultergelenk bleiben während der Bewegungsausführung in einer Linie.

Erhöhter Liegestütz

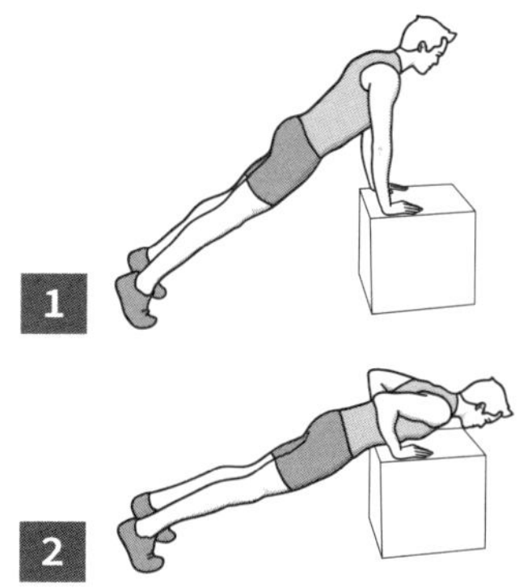

1. Mit schulterbreit geöffneten Händen auf einer stabilen Kiste oder einem Stuhl abstützen.
2. Die Ellbogen beugen und den Körper möglichst weit absenken. Die Oberarme bleiben dabei eng am Körper. Danach wieder nach oben drücken.

Hinweis: Sprung-, Knie-, Hüft- und Schultergelenk bleiben während der Bewegungsausführung in einer Linie.

T-Liegestütz

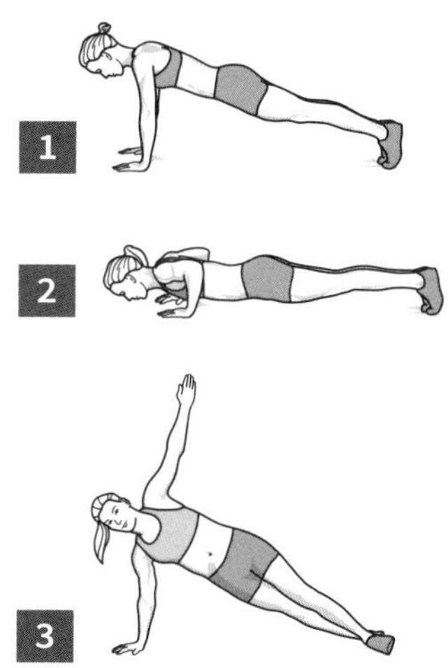

1. In der Stützposition die Hände schulterbreit platzieren.
2. Die Ellbogen beugen und den Körper möglichst weit absenken. Die Oberarme bleiben dabei eng am Körper. Der Körper bleibt in einer Linie.
3. Beim Hochdrücken eine Hand vom Boden lösen und den Oberkörper zur Seite aufdrehen. Die Füße drehen dabei mit. Den freien Arm nach oben strecken, der Blick ist nach vorn gerichtet. Zurück in die Stützposition mit beiden Händen drehen und bei der nächsten Wiederholung zur anderen Seite aufdrehen.

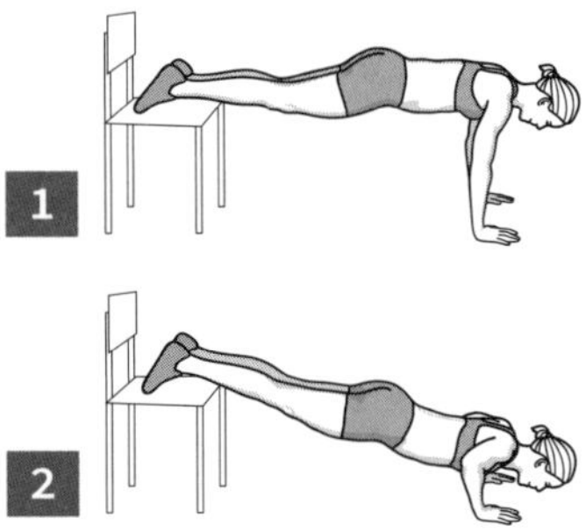

Negativer Liegestütz

1. Die Fußspitzen auf einer stabilen Kiste oder einem Stuhl aufsetzen und in die Stützposition mit schulterbreit geöffneten Händen kommen.
2. Die Ellbogen beugen und den Körper möglichst weit absenken. Die Oberarme bleiben dabei eng am Körper. Danach wieder nach oben drücken.

Hinweis: Sprung-, Knie-, Hüft- und Schultergelenk bleiben während der Bewegungsausführung in einer Linie.

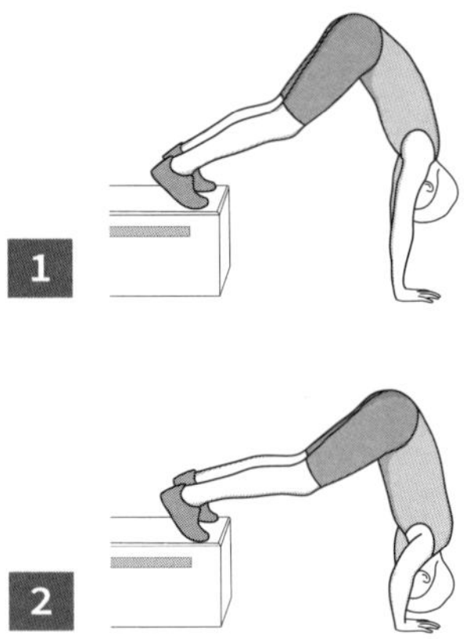

Schulterdrücken

1. Die Fußspitzen auf einer stabilen Kiste oder einem Stuhl aufsetzen und mit den Händen schulterbreit auf den Boden stützen, den Körper zunächst in einer Linie strecken. Weiter mit den Händen in Richtung der Füße wandern, bis die gestreckten Arme sich unter den Schultern befinden und der Oberkörper fast senkrecht steht. Der Kopf befindet sich zwischen den Armen.
2. Die Arme beugen und den Oberkörper langsam absenken, bis der Kopf fast den Boden berührt. Dann die Arme wieder strecken und den Körper hochdrücken.

Hinweis: Den Rumpf während der Bewegungsausführung auf Spannung halten.

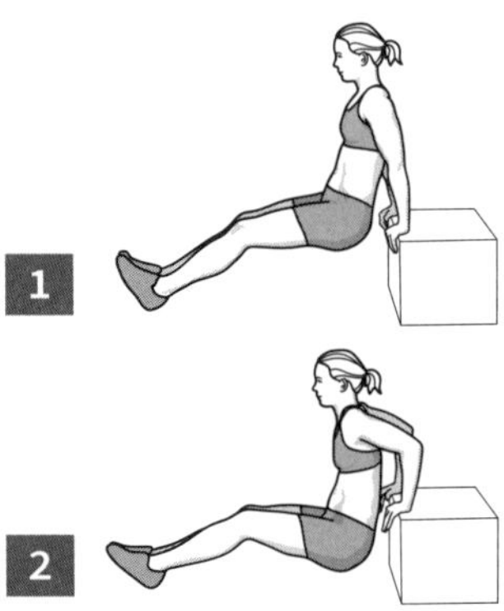

Dip

1. Die Handballen hinter dem Gesäß auf einer stabilen Kiste oder einem Stuhl aufsetzen und die Fersen mit nahezu gestreckten Beinen vor der Kiste aufstellen. Den Oberkörper aufrichten. Das Gesäß nah an der Kiste halten, die Arme strecken.
2. Die Ellbogen beugen und das Gesäß bis knapp über den Boden absenken. Danach wieder nach oben drücken.

Tipp: Sollte der Dip mit gestreckten Beinen zu Beginn zu schwierig sein, kann dieser auch mit angewinkelten Beinen ausgeführt werden.

Latdrücken in Rückenlage

1. Auf den Rücken legen. Die Beine anwinkeln und die Fersen aufsetzen. Die Arme im Ellbogen beugen: Oberarme nah am Oberkörper auf dem Boden absetzen. Die Unterarme zeigen senkrecht nach oben, die Handflächen sind zum Körper gedreht.
2. Die Ellbogen mit Kraft nach unten in den Boden drücken, sodass sich der Oberkörper anhebt. Danach wieder langsam bis knapp über den Boden absenken und wieder nach oben drücken.

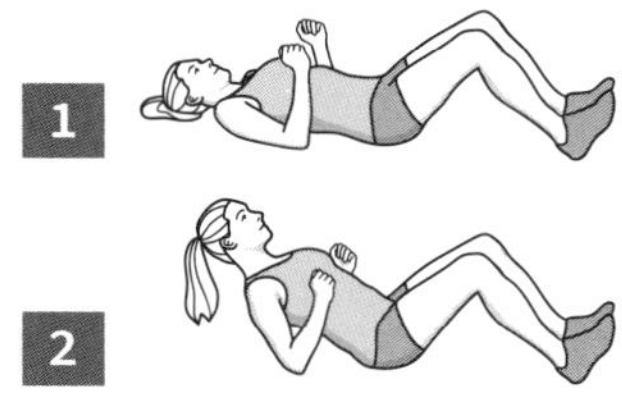

Hinweis: Die Kraft kommt aus dem Rücken, nicht aus den Bauchmuskeln.

Umgekehrtes Rudern am Tisch

1. Unter einem stabilen und standsicheren Tisch so auf den Rücken legen, dass Kopf und Oberkörper direkt unter dem Tisch liegen, die Beine jedoch hinausragen. Die Schultern unterhalb der Tischkante platzieren. Die Füße hüftbreit aufstellen und mit den Händen die Tischkante etwas mehr als schulterbreit greifen. Die Hände greifen somit direkt über den Schultern. Den Rumpf auf Spannung bringen und die Gesäßmuskulatur aktivieren, damit das Becken nicht nach unten absinkt.
2. Die Arme beugen und mit einer Zugbewegung die Brust möglichst nah zur Tischkante ziehen. Die Ellbogen dabei eng am Körper lassen. Oberschenkel, Becken und Oberkörper bilden eine Linie. Danach wieder langsam und kontrolliert absenken.

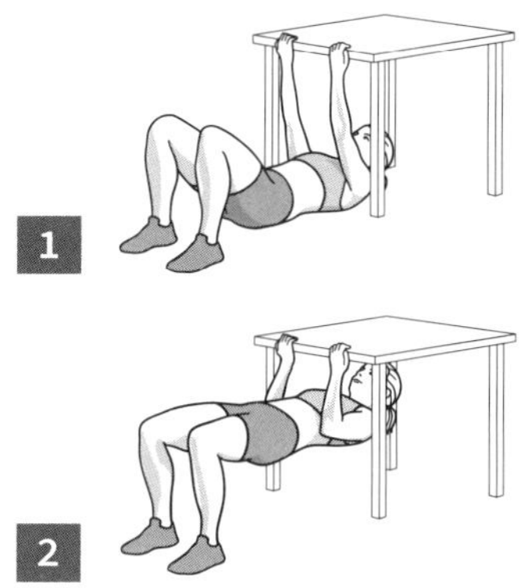

Klimmzug

1. Eine Klimmzugstange, einen stabilen Ast oder Ähnliches etwas mehr als schulterbreit im Obergriff umfassen. Die Handflächen zeigen dabei nach unten. Die Füße überkreuzen.
2. Die Ellbogen beugen und den Körper nach oben ziehen, bis sich das Kinn über der Stange befindet. Danach wieder kontrolliert in die Ausgangsposition absenken.

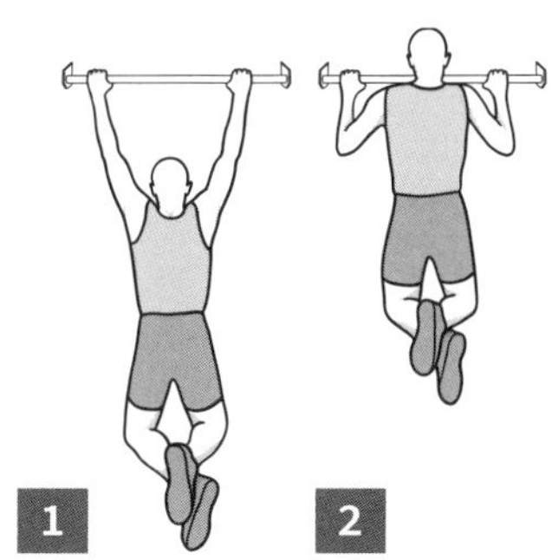

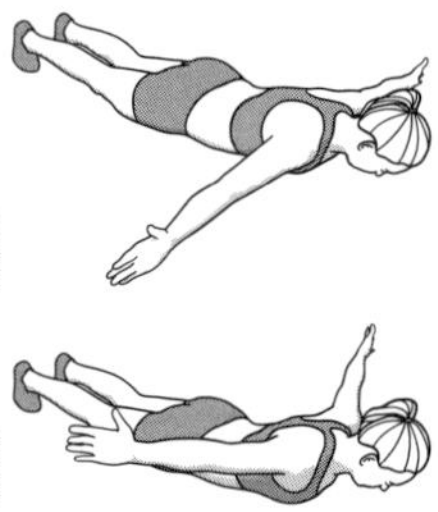

1 2

Seitheben in Bauchlage

1. Auf den Bauch legen und die Arme zu beiden Seiten ausstrecken. Den Kopf leicht anheben, die Daumen nach oben wenden.
2. Die gestreckten Arme nun aktiv ein paar Zentimeter nach oben anheben und dabei bewusst die Schulterblätter zusammenziehen. Danach die Arme wieder kontrolliert bis kurz vor Bodenkontakt absenken.

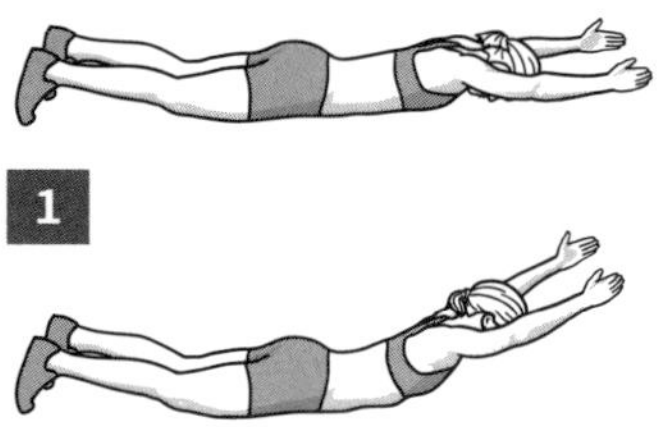

1 2

Frontheben in Bauchlage

1. Auf den Bauch legen und die Arme V-förmig nach vorn ausstrecken. Den Kopf leicht anheben, die Daumen nach oben drehen.
2. Die gestreckten Arme nun aktiv ein paar Zentimeter nach oben anheben und dabei bewusst die Schulterblätter zusammenziehen. Danach die Arme wieder kontrolliert bis kurz vor Bodenkontakt absenken.

Übungen für den Rumpf

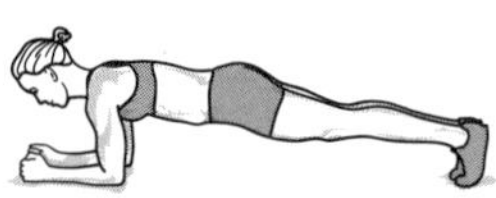

Unterarmstütz

Auf dem Boden auf beide Unterarme stützen und die Beine strecken. Dabei die Ellbogen unter den Schultern platzieren.

Hinweis: Das Becken bildet mit Oberkörper und Oberschenkeln eine Linie. Die Wirbelsäule behält durch ein Anspannen der Rumpfmuskulatur ihre normale physiologische Krümmung bei. Die Position halten.

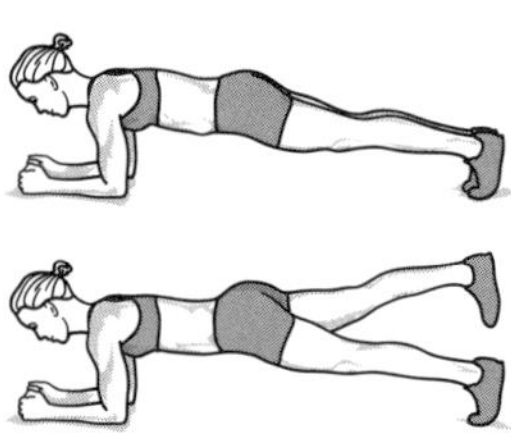

1 2

Unterarmstütz mit wechselndem Beinanheben

1. Auf dem Boden auf beide Unterarme stützen und die Beine strecken. Dabei die Ellbogen unter den Schultern platzieren. Das Becken ist mit Oberkörper und Oberschenkeln in einer Linie.
2. Abwechselnd den rechten und linken Fuß wenige Zentimeter vom Boden anheben. Die Position jeweils für 2 bis 3 Sekunden halten.

Spiderman-Unterarmstütz

1. Auf dem Boden auf beide Unterarme stützen und die Beine strecken. Dabei die Ellbogen unter den Schultern platzieren. Das Becken bildet mit Oberkörper und Oberschenkeln eine Linie.
2. Das linke Knie zum linken Ellbogen ziehen. Die Schultern bleiben dabei über den Ellbogen ausgerichtet. Das Bein wieder nach hinten führen, den Fuß absetzen und mit den Beinen rechts und links abwechselnd fortfahren.

1
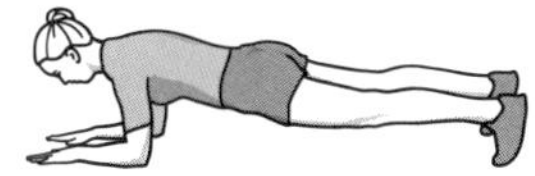

2
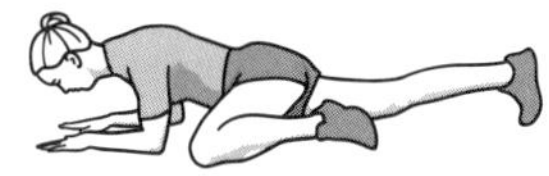

Zweipunktunterarmstütz

1. Auf dem Boden auf beide Unterarme stützen und die Beine strecken. Dabei die Ellbogen unter den Schultern platzieren. Das Becken bildet mit Oberkörper und Oberschenkeln eine Linie.
2. Das rechte Bein und den linken Arm gleichzeitig vom Boden anheben und strecken. Diese Position für 5 Sekunden halten.
3. Danach die Seite wechseln und das linke Bein und den rechten Arm anheben.

Hinweis: Becken und Schultergürtel bleiben während der Bewegungsausführung parallel zum Boden ausgerichtet.

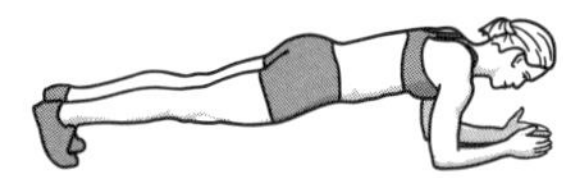
1

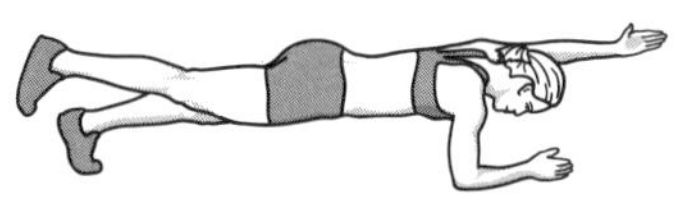
2

Unterarmstütz mit Aufdrehen

1. Auf dem Boden auf beide Unterarme stützen und die Beine strecken. Dabei die Ellbogen unter den Schultern platzieren. Das Becken bildet mit Oberkörper und Oberschenkeln eine Linie.
2. Den linken Unterarm vom Boden lösen, den Oberkörper nach links aufdrehen und den linken Arm nach oben strecken. Im Seitstütz liegen nun beide Beine aufeinander, den stützenden Unterarm in die neue Blickrichtung positionieren. Die Position für wenige Sekunden halten. Zurück in die Ausgangsposition und beim nächsten Mal zur anderen Seite aufdrehen; im Wechsel nach links und rechts fortfahren.

1
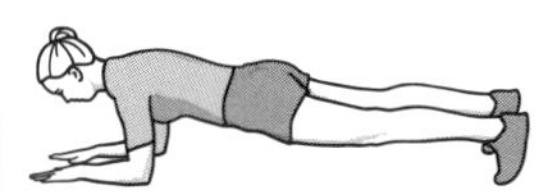

2
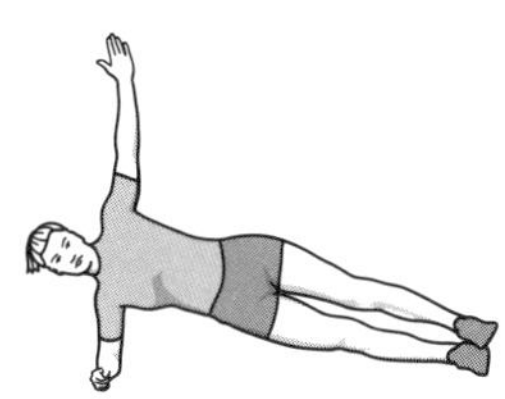

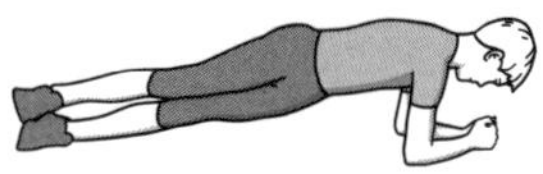

Unterarmstütz mit Hüftwippe

Auf dem Boden auf beide Unterarme stützen und die Beine strecken. Dabei die Ellbogen unter den Schultern platzieren. Abwechselnd das Becken zur rechten und linken Seite bis knapp über dem Boden absenken.

Hinweis: Den Rumpf auf Spannung halten.

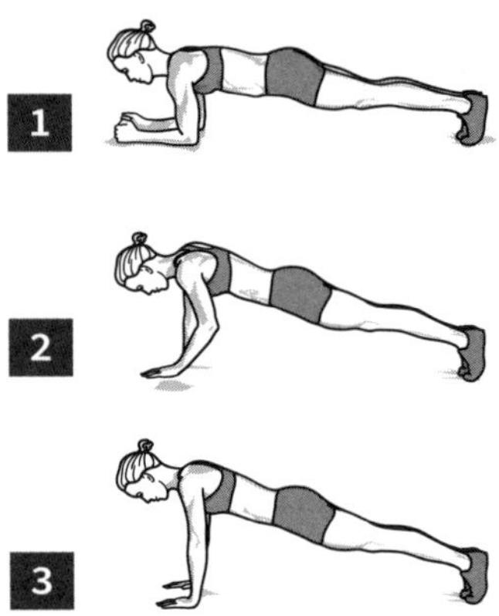

Wechselbrett

1. Auf dem Boden auf beide Unterarme stützen und die Beine strecken. Dabei die Ellbogen unter den Schultern platzieren. Das Becken bildet mit Oberkörper und Oberschenkeln eine Linie.
2. Den linken Unterarm vom Boden lösen und die linke Hand flach aufsetzen. Den Körper nach oben drücken.
3. Auch auf die rechte Hand stützen, also komplett nach oben in die Stützposition drücken. Die Hände befinden sich direkt unter den Schultern, der Körper bildet eine Linie. Die linke Hand vom Boden lösen und den linken Unterarm wieder auflegen. Den rechten Unterarm ebenfalls aufsetzen. Nun wechselseitig fortfahren.

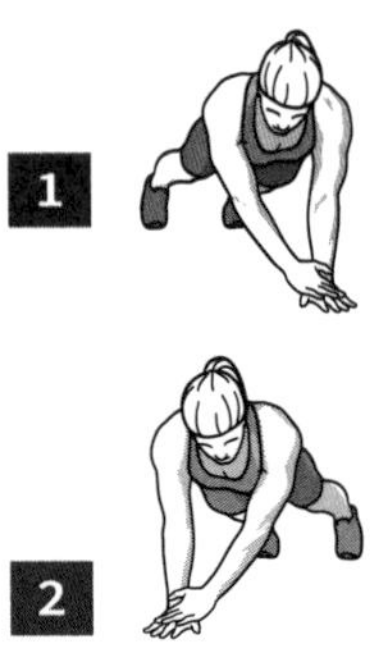

Stütz mit Gewichtsverlagerung

1. In der Stützposition die Hände direkt unter den Schultern platzieren. Sprung-, Knie-, Hüft- und Schultergelenk befinden sich auf einer Linie. Die rechte Hand lösen und damit die linke Hand kurz berühren, dann wieder zurücksetzen.
2. Die linke Hand lösen und damit die rechte Hand berühren. Wechselseitig fortfahren.

Hinweis: Den Rumpf während der Bewegungsausführung stabil halten. Becken und Schultergürtel bleiben parallel zum Boden ausgerichtet.

Bergsteiger im Stütz

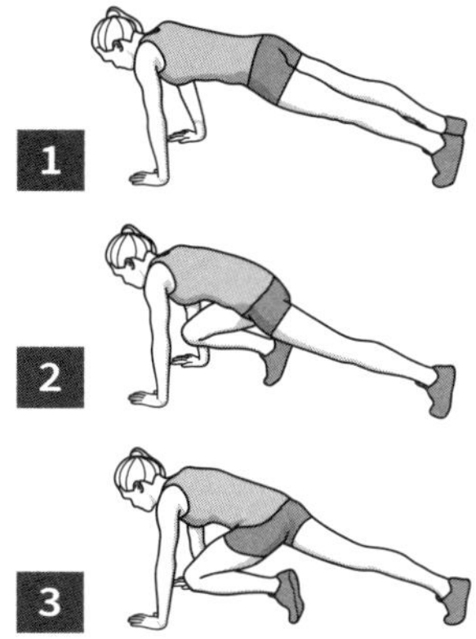

1. In der Stützposition die Hände direkt unter den Schultern platzieren. Sprung-, Knie-, Hüft- und Schultergelenk befinden sich auf einer Linie.
2. Das rechte Knie in Richtung Brustkorb ziehen.
3. Das rechte Bein wieder gestreckt absetzen und das linke Knie in Richtung Brustkorb ziehen. Im Wechsel fortfahren.

Diagonaler Bergsteiger im Stütz

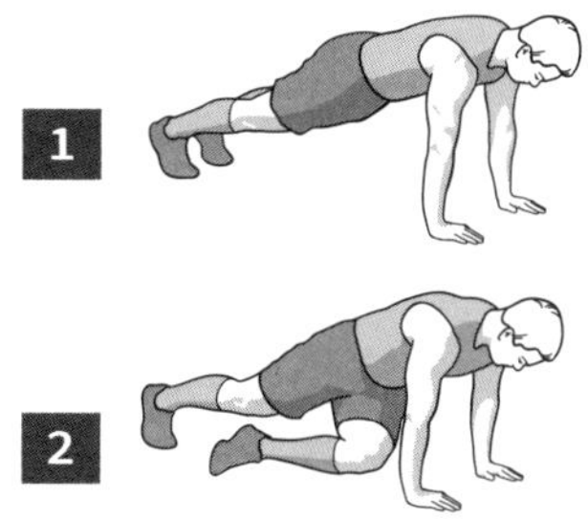

1. In der Stützposition die Hände direkt unter den Schultern platzieren. Sprung-, Knie-, Hüft- und Schultergelenk befinden sich auf einer Linie.
2. Den linken Fuß vom Boden lösen und das linke Knie in Richtung des rechten Ellbogens ziehen. Den Fuß wieder absetzen und wechselseitig rechts und links fortfahren.

Antirotationsstütz

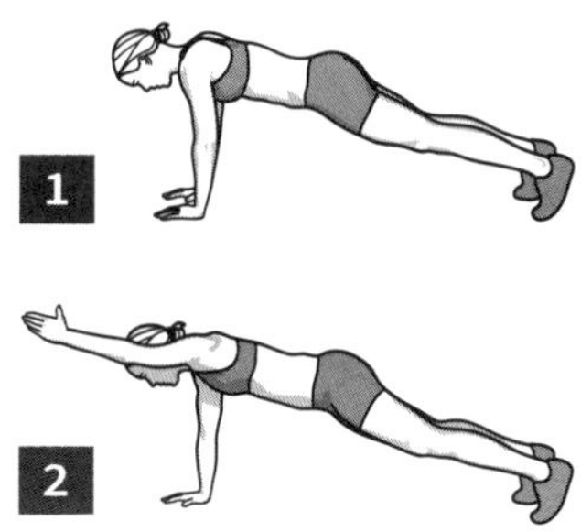

1. In der Stützposition die Hände direkt unter den Schultern platzieren. Sprung-, Knie-, Hüft- und Schultergelenk befinden sich auf einer Linie.
2. Die linke Hand vom Boden lösen und den Arm nach vorn strecken, sodass sich dieser in der Verlängerung des Oberkörpers befindet. Die Position für wenige Sekunden halten. Becken und Schultergürtel bleiben parallel zum Boden ausgerichtet. Die linke Hand wieder absetzen, den rechten Arm nach vorn strecken und wechselseitig fortfahren.

Seitstütz

Auf eine Seite auf den Boden legen, die Beine übereinanderlegen und auf einem Unterarm abstützen. Die Hüfte anheben. Den Ellbogen direkt unter dem Schultergelenk platzieren, der gesamte Körper ist in einer Linie gestreckt. Den freien Arm senkrecht nach oben strecken. Den Rumpf auf Spannung halten, sodass sich das Becken auf einer Höhe zwischen Oberschenkel und Oberkörper befindet. Die Position halten. Nach dem Satz die Seite wechseln.

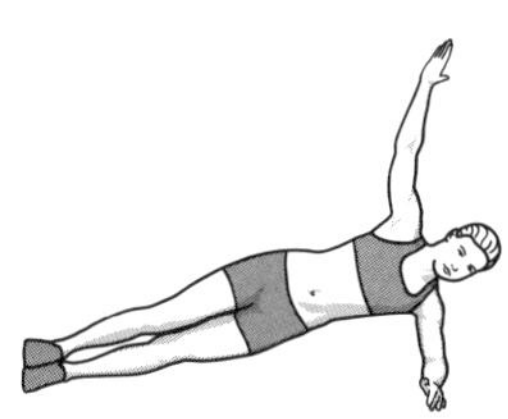

1
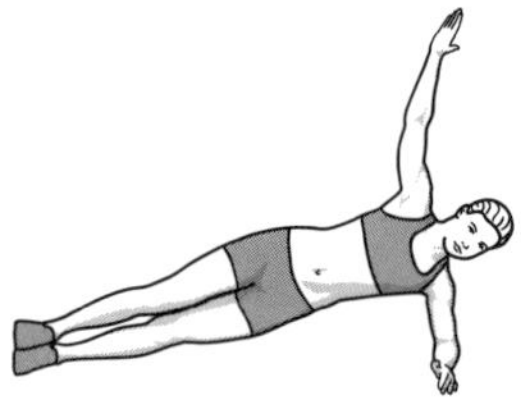
2
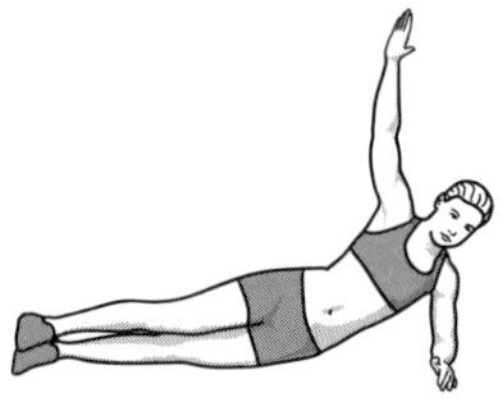

Dynamischer Seitstütz

1. Auf eine Seite auf den Boden legen, die Beine übereinanderlegen und auf dem Unterarm abstützen. Den Ellbogen direkt unter dem Schultergelenk platzieren. Die Hüfte anheben. Den freien Arm senkrecht nach oben strecken. Den Rumpf auf Spannung halten, sodass sich das Becken in einer Linie mit Oberschenkeln und Oberkörper befindet.
2. Das Becken in einer dynamischen fließenden Bewegung bis knapp über den Boden absenken und wieder anheben. Nach dem Satz die Seite wechseln.

1
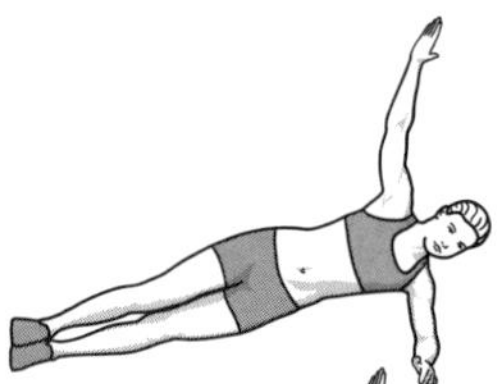
2
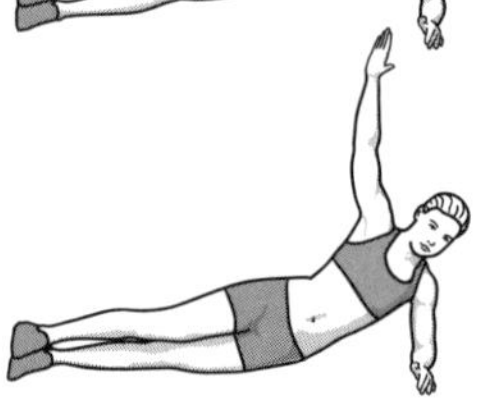
3
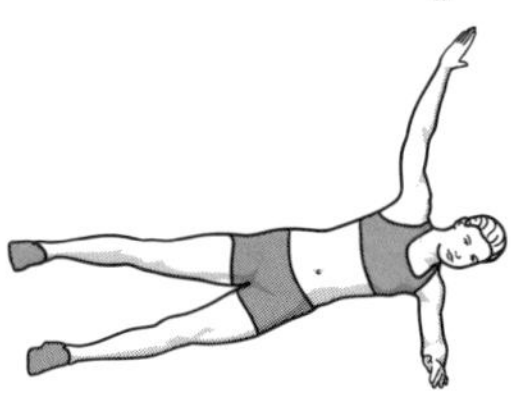

Seitstütz mit Beinabduktion

1. Auf eine Seite auf den Boden legen, die Beine übereinanderlegen und auf dem Unterarm abstützen. Den Ellbogen direkt unter dem Schultergelenk platzieren. Die Hüfte anheben. Den freien Arm senkrecht nach oben strecken. Den Rumpf auf Spannung halten, sodass sich das Becken in einer Linie mit Oberschenkeln und Oberkörper befindet.
2. Das Becken bis knapp über den Boden absenken.
3. Das Becken wieder nach oben anheben und gleichzeitig das obere Bein anheben. In einer fließenden Bewegung mit dem gleichzeitigen Absenken und Anheben des Beckens und des oberen Beines fortfahren. Nach dem Satz die Seite wechseln.

1
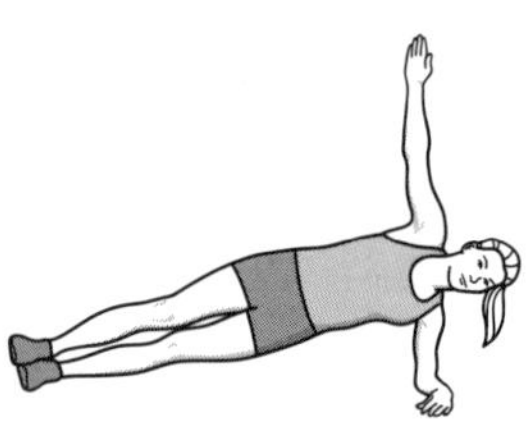
2
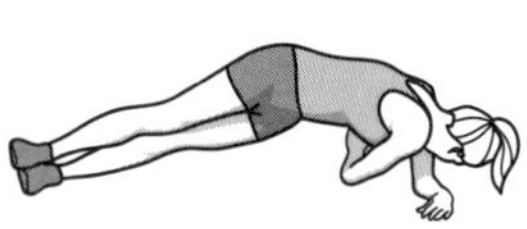

Seitstütz mit Rotation

1. Auf eine Seite auf den Boden legen, die Beine übereinanderlegen und auf dem Unterarm abstützen. Den Ellbogen direkt unter dem Schultergelenk platzieren. Die Hüfte anheben. Den freien Arm senkrecht nach oben strecken. Den Rumpf auf Spannung halten, sodass sich das Becken in einer Linie mit Oberschenkeln und Oberkörper befindet.
2. Mit dem oberen Arm in einer fließenden Bewegung unter dem Rumpf durchgreifen und dabei das Becken etwas nach oben anheben. Der Blick folgt dabei der Hand. Danach wieder nach oben öffnen. Nach dem Satz die Seite wechseln.

Seitstütz mit seitlichem Crunch

1. Auf eine Seite auf den Boden legen, die Beine übereinanderlegen und auf dem Unterarm abstützen. Den Ellbogen direkt unter dem Schultergelenk platzieren. Die Hüfte anheben. Den freien Arm nach vorn in Verlängerung des Oberkörpers ausstrecken. Den Rumpf auf Spannung halten, sodass sich das Becken in einer Linie mit Oberschenkeln und Oberkörper befindet.
2. Gleichzeitig das obere Bein und den oberen Arm anwinkeln, um Ellbogen und Knie zusammenzuführen. Wieder zurück in die Ausgangsposition und in fließenden Bewegungen fortfahren. Nach dem Satz die Seite wechseln.

1
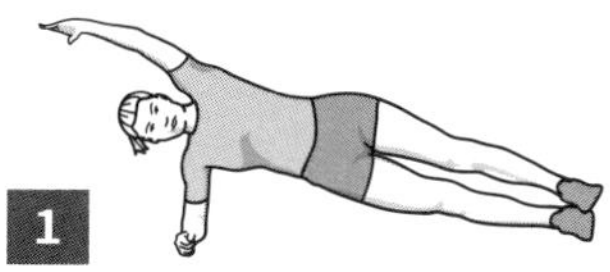

2
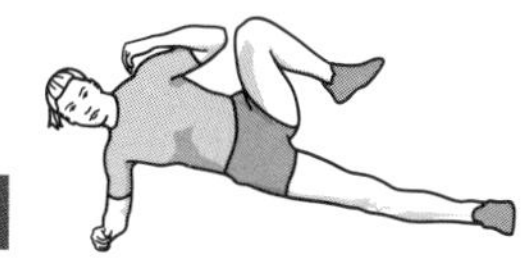

Seitstütz mit Knie-Lift

1. Auf eine Seite auf den Boden legen, die Beine übereinanderlegen und auf dem Unterarm abstützen. Den Ellbogen direkt unter dem Schultergelenk platzieren. Die Hüfte anheben. Den freien Arm in der Hüfte abstützen. Den Rumpf auf Spannung halten, sodass sich das Becken in einer Linie mit Oberschenkeln und Oberkörper befindet. Nun das obere Bein wenige Zentimeter anheben.
2. Das obere Knie in Richtung Oberkörpervorderseite ziehen. Die Position kurz halten, dann das Bein wieder strecken und fließend fortfahren. Nach dem Satz die Seite wechseln.

1
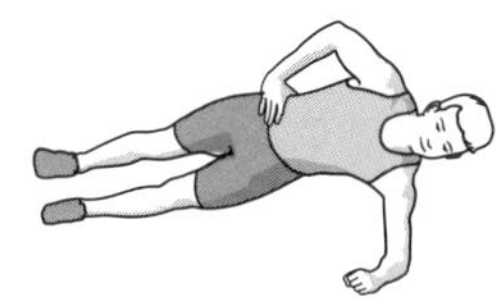

2
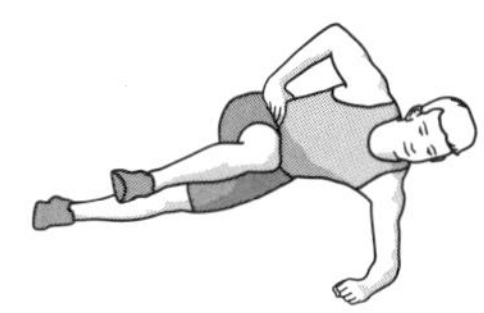

Bauch-Twist

1. Auf den Boden setzen, die Beine anwinkeln und vom Boden anheben. Den Oberkörper mit Rumpfspannung leicht nach hinten neigen. Der Rücken bleibt dabei gestreckt. Die Arme anwinkeln und vor dem Brustkorb halten.
2. Nun den Oberkörper abwechselnd zur rechten und linken Seite drehen. Der Blick wandert dabei jeweils mit.

1
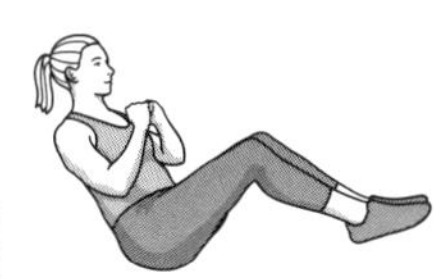

2
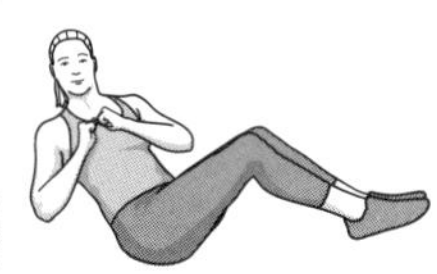

1
2

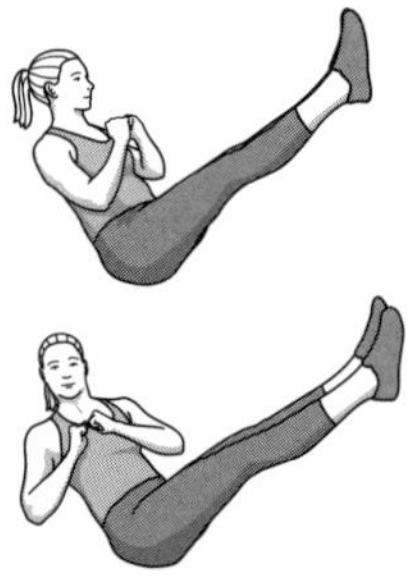

Bauch-Twist gestreckt

1. Auf den Boden setzen, die Beine gestreckt diagonal nach oben anheben. Den Oberkörper mit Rumpfspannung leicht nach hinten neigen. Der Rücken bleibt dabei gestreckt. Die Arme anwinkeln und vor dem Brustkorb halten.
2. Nun den Oberkörper abwechselnd zur rechten und linken Seite drehen. Der Blick wandert dabei jeweils mit.

1
2

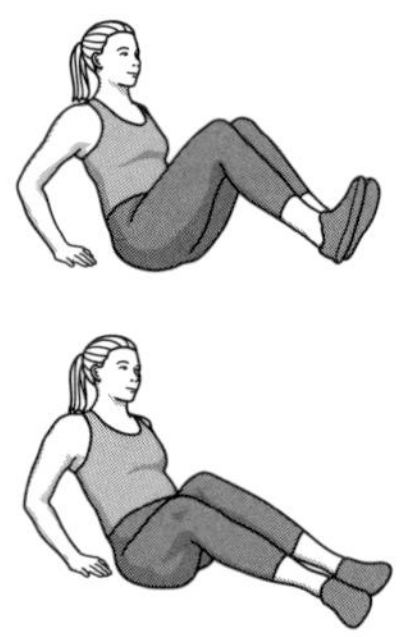

Bauchwipper

1. Auf den Boden setzen, die Beine anwinkeln und vom Boden heben. Die Hände mit etwas Abstand hinter dem Gesäß aufsetzen. Die Arme anwinkeln und den Oberkörper nach hinten neigen. Der Rücken bleibt dabei gestreckt.
2. Die Knie im Wechsel zur rechten und linken Seite in Richtung Boden bewegen. Beide Gesäßhälften behalten während der kompletten Bewegungsausführung den Kontakt zum Boden.

1
2

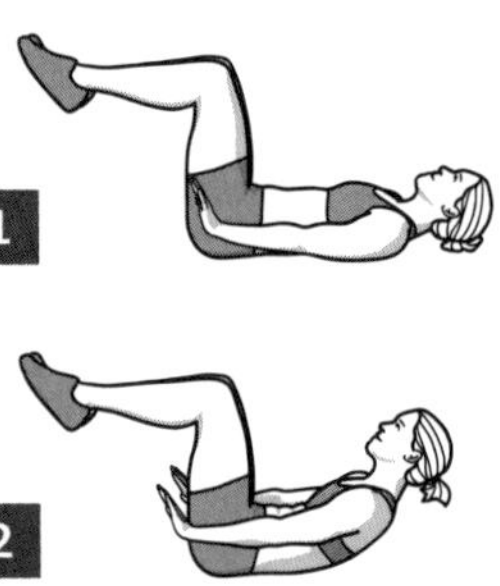

Crunch

1. Auf den Rücken legen. Die Beine anwinkeln und vom Boden anheben. Die Oberschenkel zeigen senkrecht nach oben, die Unterschenkel sind waagrecht ausgerichtet. Die Arme leicht vom Boden anheben und nah am Körper halten. Die Handflächen zeigen nach vorn. Den Kopf ebenfalls leicht vom Boden anheben.
2. Die Hände aktiv nach vorn schieben und dabei den Oberkörper Wirbel für Wirbel etwas nach oben anheben. Langsam und kontrolliert wieder in die Ausgangsposition zurücksenken.

Crunch diagonal

1. Auf den Rücken legen. Die Beine anwinkeln und vom Boden anheben. Die Oberschenkel zeigen senkrecht nach oben, die Unterschenkel sind waagrecht ausgerichtet. Die Arme anwinkeln und die Fingerspitzen seitlich an den Kopf anlegen. Den Kopf leicht vom Boden anheben.
2. Den rechten Ellbogen in Richtung des gegenüberliegenden Knies führen. Dabei den Oberkörper kontrolliert etwas vom Boden anheben. Wieder zurück in die Ausgangsposition und zur anderen Seite wiederholen. Wechselseitig nach links und rechts fortfahren.

1

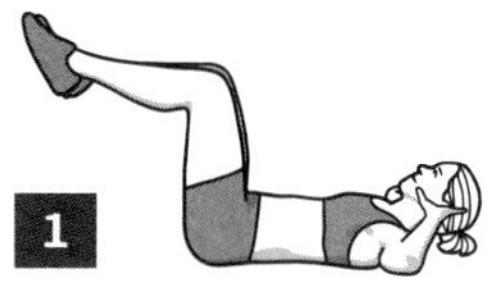

2

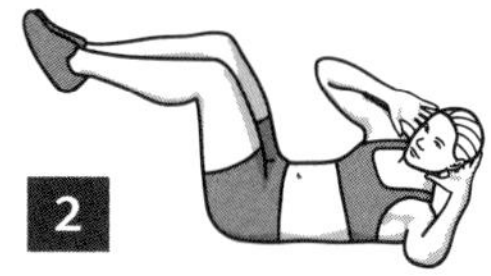

Bauchmuskel-Chop

1. Auf den Rücken legen, die Beine anwinkeln und die Füße flach auf dem Boden aufsetzen. Die Arme über den Kopf strecken und die Handflächen aneinanderlegen.
2. Mit Spannung der Bauchmuskulatur den Oberkörper aufrichten und dabei die Hände zur Außenseite des rechten Oberschenkels führen. Kontrolliert wieder in die Ausgangsposition absenken und wechselseitig nach links und rechts fortfahren.

1

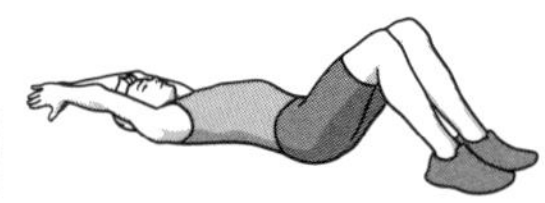

2

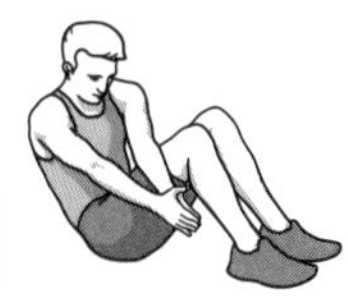

Gestrecktes einbeiniges Beinsenken

1. Auf den Rücken legen. Die Arme mit den Handflächen nach unten seitlich neben dem Körper ablegen. Die Beine senkrecht nach oben strecken.
2. Mit Rumpfspannung ein Bein langsam nach unten bis knapp über den Boden absenken. Danach wieder anheben. Im fließenden Wechsel mit dem rechten und linken Bein fortfahren.

Tipp: Sollte die Übung zu Beginn mit gestreckten Beinen zu schwierig sein, können die Beine leicht angewinkelt werden oder nur bis zur halben Höhe abgesenkt werden.

1

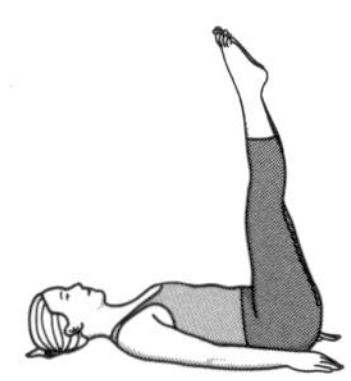

2

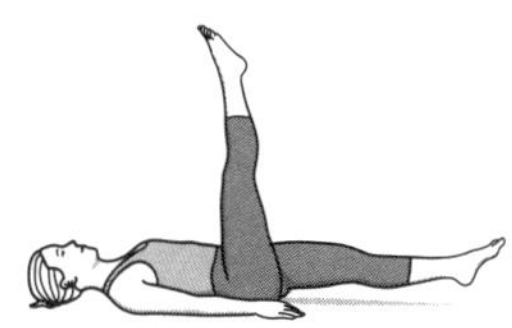

1
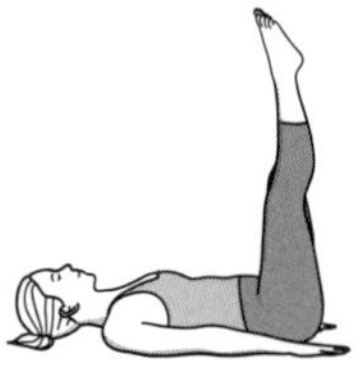

2
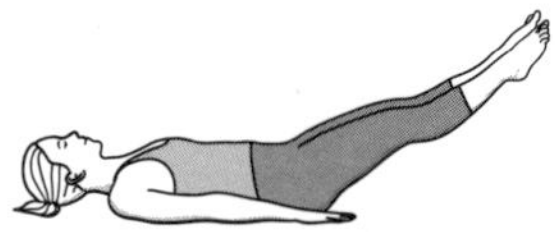

Gestrecktes Beinsenken

1. Auf den Rücken legen. Die Arme mit den Handflächen nach unten seitlich neben dem Körper ablegen. Die Beine senkrecht nach oben strecken.
2. Mit Rumpfspannung die Beine langsam nach unten bis knapp über den Boden absenken. Danach wieder anheben.

Tipp: Sollte die Übung zu Beginn mit gestreckten Beinen zu schwierig sein, können die Beine leicht angewinkelt werden oder nur bis zur halben Höhe abgesenkt werden.

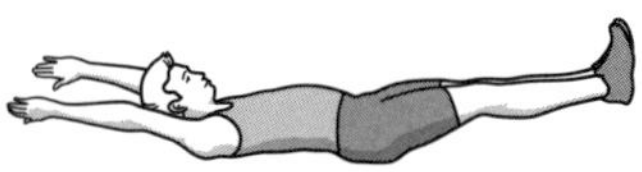
1

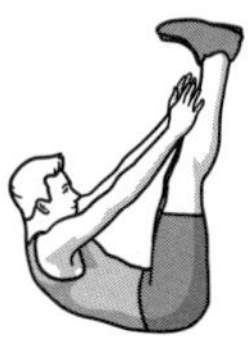
2

Klappmesser

1. Auf den Rücken legen. Die Beine nach vorn und die Arme nach hinten über den Kopf strecken. Arme und Beine knapp über dem Boden anheben, auch den Kopf anheben. Das Kinn in Richtung Brustbein ziehen. Den Rumpf auf Spannung halten.
2. Arme und Beine gleichzeitig nach oben anheben, danach wieder kontrolliert bis knapp über den Boden absenken.

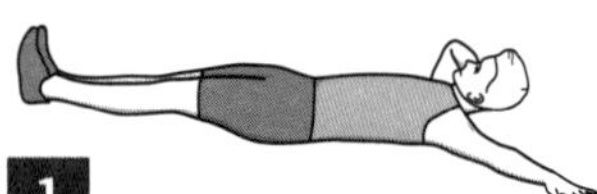
1

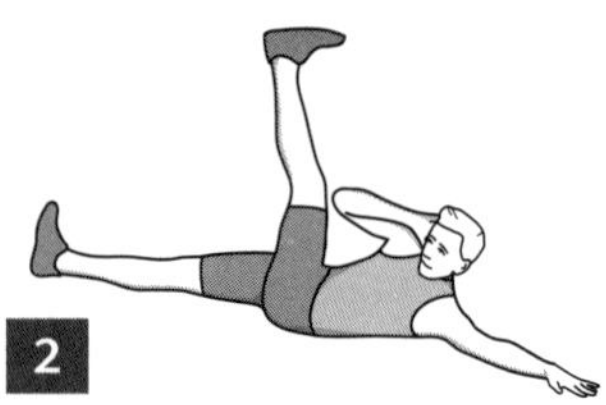
2

Beinscheren-Crunch

1. Auf den Rücken legen. Den linken Arm seitlich etwa auf Schulterhöhe gestreckt ablegen. Die Handfläche zeigt dabei nach unten. Den rechten Arm anwinkeln und die rechte Hand seitlich an den Kopf anlegen. Mit Rumpfspannung beide Beine sowie den Kopf wenige Zentimeter vom Boden anheben. Der untere Rücken hält dabei den Kontakt zum Boden.
2. Das linke Bein gestreckt nach oben anheben. Zeitgleich den Oberkörper langsam aufrichten und zur linken Seite eindrehen, sodass der rechte Ellbogen zum linken Knie zieht. Wieder langsam in die Ausgangsposition absenken, ohne dabei die gestreckten Beine abzulegen. Nach dem Satz die Seite wechseln.

Schere

1. Auf den Rücken legen und den Oberkörper leicht anheben. Beine und Arme nach oben strecken. Gleichzeitig den rechten Arm und das rechte Bein nach vorn absenken. Den linken Arm nach hinten absenken.
2. Den linken Arm und das linke Bein nach vorn absenken und den rechten Arm nach hinten strecken. In einer fließenden Bewegung wechselseitig fortfahren.

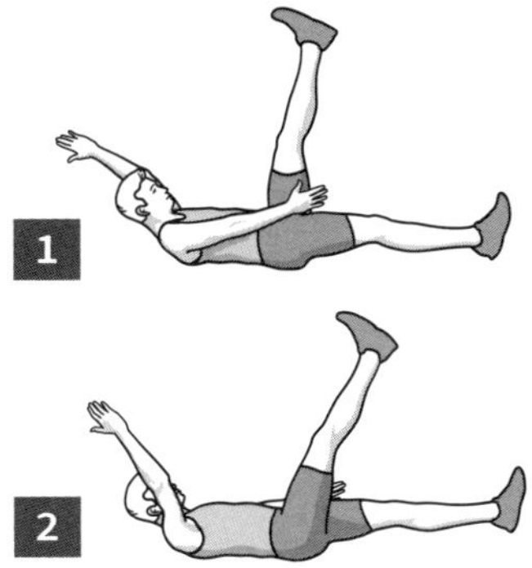

Liegende Rumpfrotation mit angewinkelten Beinen

1. Auf den Rücken legen und die Beine anwinkeln, sodass sich die Oberschenkel in der Senkrechten und die Unterschenkel in der Waagrechten befinden. Die Arme seitlich neben dem Körper mit den Handflächen nach unten ablegen.
2. Die Beine im Wechsel zur rechten und linken Seite pendeln. Beide Schulterblätter behalten während der gesamten Zeit den Kontakt zum Boden. Den Rumpf auf Spannung halten.

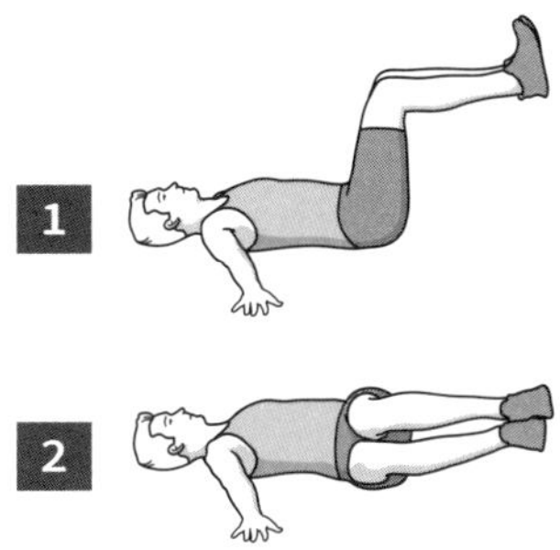

Liegende Rumpfrotation mit gestreckten Beinen

1. Auf den Rücken legen und die Beine nach oben strecken. Die Arme zur Seite strecken und mit den Handflächen nach unten ablegen.
2. Die Beine im Wechsel zur rechten und linken Seite pendeln. Beide Schulterblätter behalten während der Bewegungsausführung den Kontakt zum Boden. Den Rumpf auf Spannung halten.

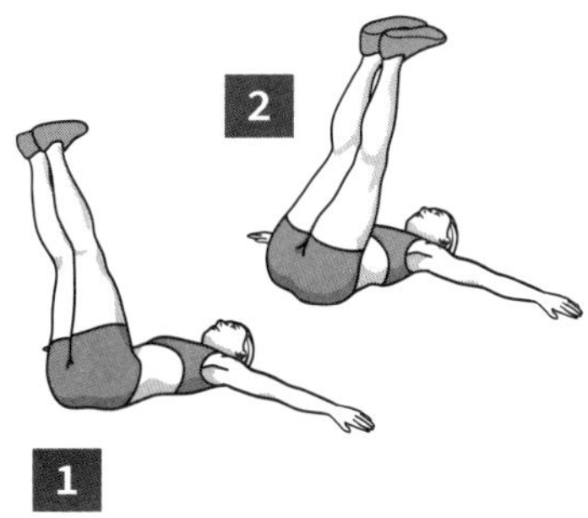

Krabben-Kick

1. Im Sitzen die Hände hinter dem Gesäß aufstützen, die Finger zeigen dabei nach vorn. Die Füße hüftbreit aufstellen und das Gesäß nach oben anheben.
2. Das Gewicht auf die linke Hand und den rechten Fuß verlagern. Den linken Fuß vom Boden lösen und das Bein parallel zum rechten Oberschenkel ausstrecken. Gleichzeitig die rechte Hand vom Boden lösen und mit der rechten Hand die linke Fußspitze antippen. Zurück in die Ausgangsposition und wechselseitig fortfahren.

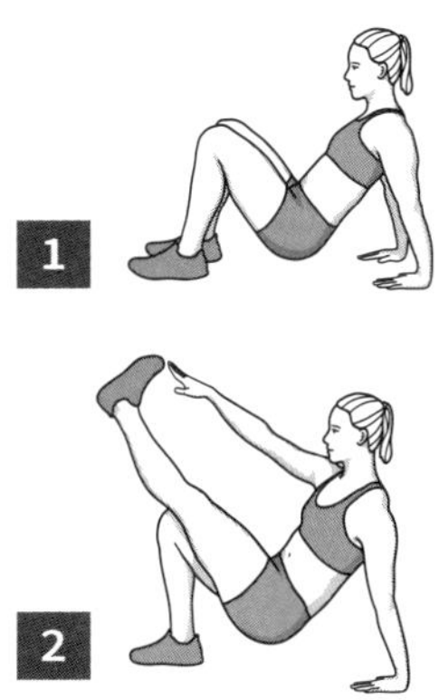

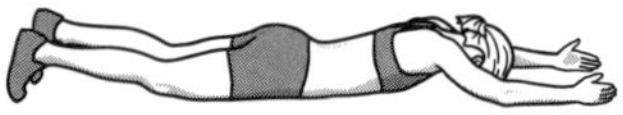

1

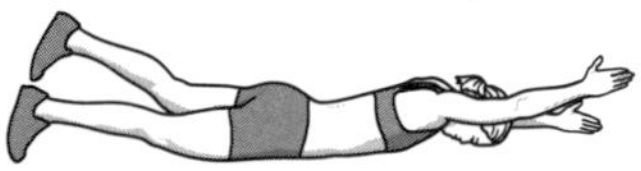

2

Paddeln in Bauchlage

1. Auf den Bauch legen und die Arme über den Kopf strecken.
2. Abwechselnd einen Arm und das gegenüberliegende Bein anheben. Während der kompletten Bewegungsausführung bleiben jeweils beide Arme und Beine vom Boden angehoben.

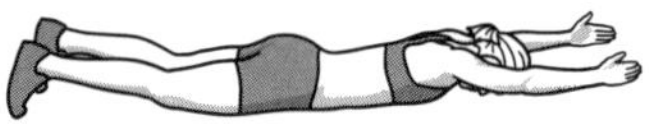

1

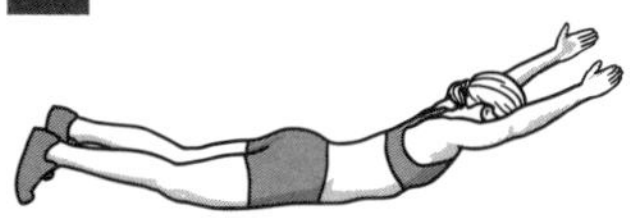

2

Armheben in Bauchlage

1. Auf den Bauch legen und die Arme über den Kopf strecken. Die Handflächen zeigen zueinander, die Daumen weisen nach oben. Die Fußspitzen aufstellen und den Blick nach unten richten.
2. Die gestreckten Arme nach oben heben und auch den Oberkörper langsam nach oben anheben. Danach wieder kontrolliert nach unten absenken. Die Fußspitzen halten immer den Kontakt zum Boden.

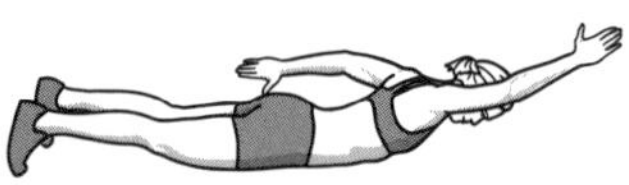

1

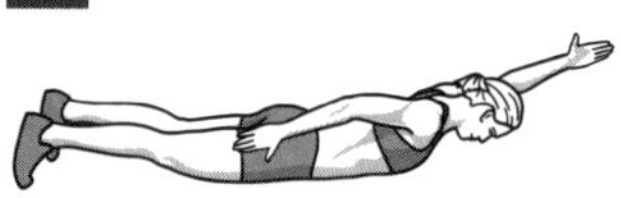

2

Wechselseitiges Armstrecken aus der Bauchlage

1. Auf den Bauch legen. Einen Arm nach vorn und den anderen Arm nach hinten austrecken. Den Oberkörper leicht vom Boden anheben. Den Blick nach unten richten. Die Fußspitzen aufstellen.
2. Im fließenden Wechsel den rechten und linken Arm nach vorn strecken und den jeweils anderen Arm nach hinten.

1

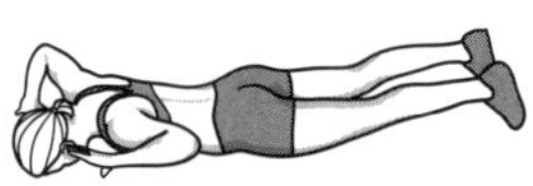

2

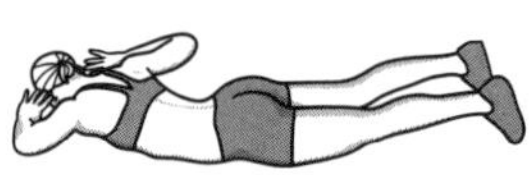

Oberkörperseitneigen in der Bauchlage

1. Auf den Bauch legen. Die Arme angewinkelt anheben und die Fingerspitzen seitlich an den Kopf ansetzen. Die Füße vom Boden anheben und die Beine strecken. Den Oberkörper etwas vom Boden anheben und zur linken Seite neigen.
2. Den Oberkörper über die Mitte zur rechten Seite neigen. Im fließenden Wechsel fortfahren.

Übungen für die Beine

Kniebeuge

1. Die Füße im Stehen schulterbreit platzieren. Die Fußspitzen zeigen nach vorn. Die Arme nach vorn strecken.

2. Die Knie beugen und das Gesäß nach hinten unten schieben. Die Knie bleiben dabei über dem Mittelfuß. Danach wieder in den Stand aufrichten.

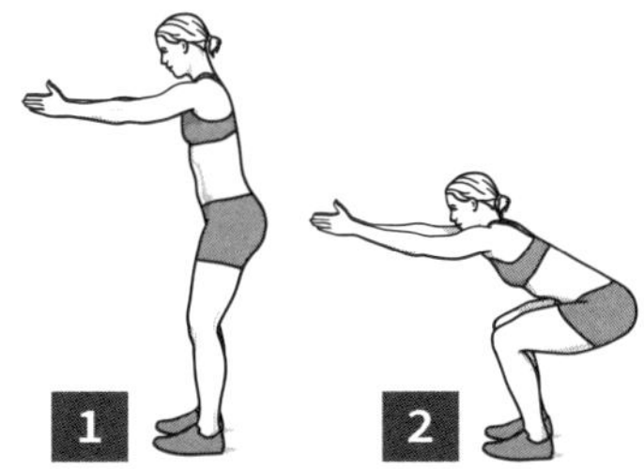

Seitlicher Ausfallschritt

1. Im Stehen die Füße hüftbreit platzieren. Die Hände an die Hüften anlegen.

2. Einen großen Schritt zur Seite ausführen und das Knie beugen. Dabei das Gesäß nach hinten unten schieben. Der Körperschwerpunkt befindet sich auf der Seite des gebeugten Beins. Der Rücken ist gestreckt. Zurücksteigen und sofort wieder in die Ausgangsposition zurückkehren. Nach einem Satz die Seite wechseln.

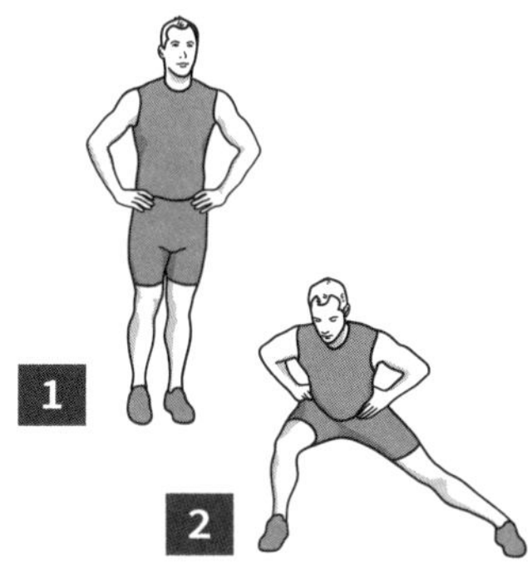

Wandsitzen

Mit dem Rücken gegen eine Wand lehnen und eine sitzende Position einnehmen, bei der sich die Oberschenkel in der Waagrechten und die Knie im rechten Winkel befinden. Die Arme vor dem Brustkorb verschränken oder auf den Oberschenkeln ablegen. Die Position halten.

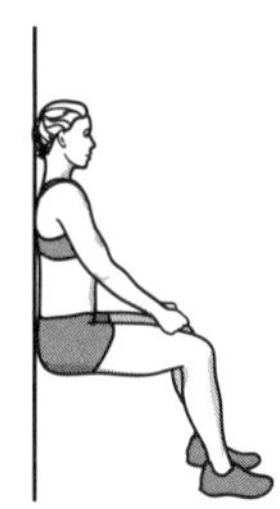

Ausfallschritt

1. Im aufrechten Stand die Füße hüftbreit platzieren.

2. Einen Ausfallschritt nach vorn ausführen. Das hintere Knie bis knapp über den Boden absenken. Das vordere Knie bleibt über dem Mittelfuß ausgerichtet. Den gegengleichen Arm mit nach vorn führen. Danach wieder zurück in den Stand kommen und direkt zur nächsten Wiederholung ansetzen. Nach einem Satz die Seite wechseln.

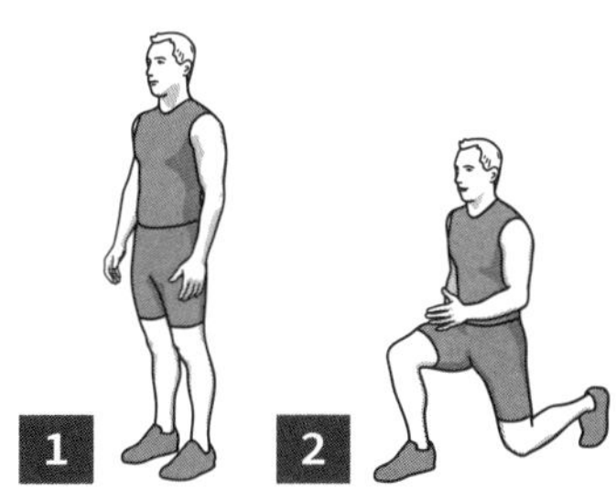

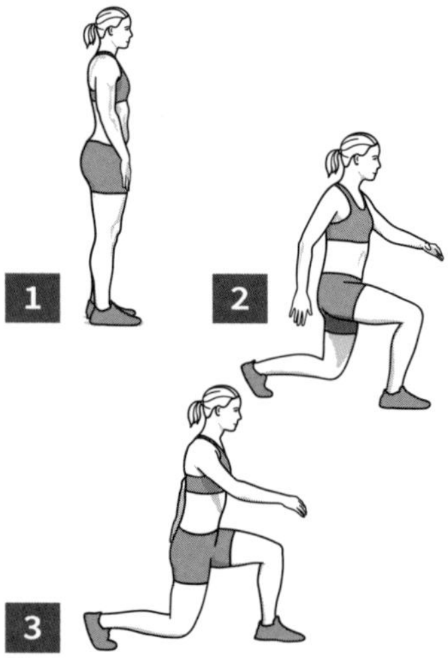

Ausfallschrittkombination

1. Im aufrechten Stand die Füße hüftbreit platzieren.
2. Einen Ausfallschritt mit dem rechten Fuß nach vorn ausführen. Das linke Knie bis knapp über den Boden absenken. Das rechte Knie bleibt über dem Mittelfuß ausgerichtet. Den linken Arm mit nach vorn führen. Danach wieder zurück in den Stand kommen.
3. Nun mit dem rechten Fuß einen Ausfallschritt nach hinten ausführen. Dabei den rechten Arm nach vorn nehmen. Wieder zurück in die Ausgangsposition kommen und direkt zur nächsten Wiederholung ansetzen. Nach dem Satz die Seite wechseln.

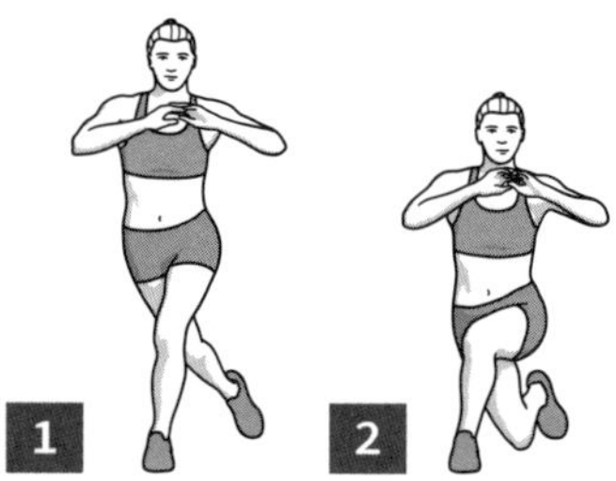

Ausfallschritt über Kreuz

1. Im aufrechten Stand die Füße hüftbreit platzieren. Die Hände auf Höhe des Brustkorbes halten. Einen Ausfallschritt mit dem rechten Fuß im 45-Grad-Winkel nach hinten ausführen.
2. Das rechte Knie bis kurz vor Bodenkontakt absenken. Der Oberkörper bleibt dabei aufrecht. Wieder zurück in die Ausgangsposition und wechselseitig mit dem linken und rechten Fuß fortfahren.

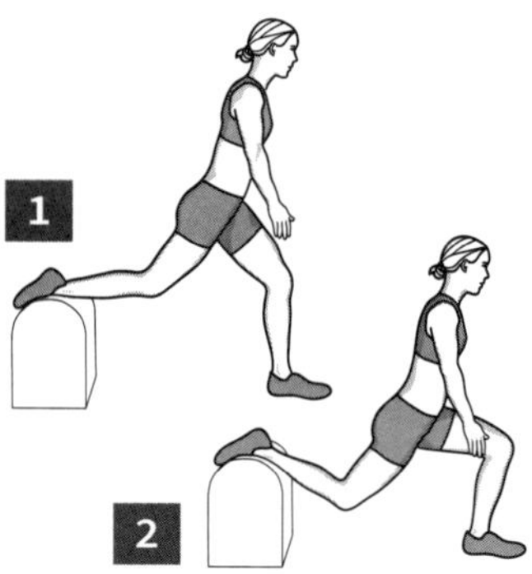

Erhöhter Ausfallschritt

1. In einer Schrittstellung vor einer stabilen Kiste oder einem stabilen Stuhl aufstellen, den hinteren Fuß auf der Kiste ablegen. Die Fußspitze des Standbeins zeigt nach vorn. Die Hände an die Hüften legen.
2. Das hintere Knie bis knapp über den Boden absenken. Das vordere Knie bleibt über dem Mittelfuß ausgerichtet. Danach wieder aufrichten. Nach einem Satz die Seite wechseln.

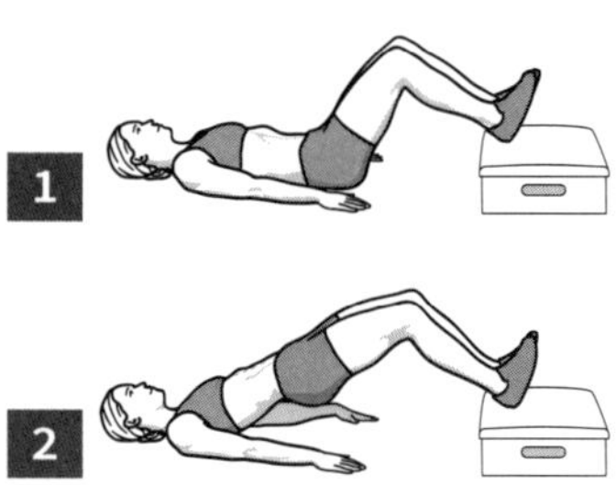

Erhöhtes Beckenheben

1. Auf den Rücken legen, dabei die Fersen auf einer stabilen Kiste oder einem Stuhl platzieren. Die Knie sollten sich etwa im rechten Winkel befinden. Die Arme seitlich ablegen.
2. Das Becken durch die Kraft der Gesäßmuskulatur so weit wie möglich nach oben anheben. Dann bis knapp über den Boden wieder absenken.

Standwaage

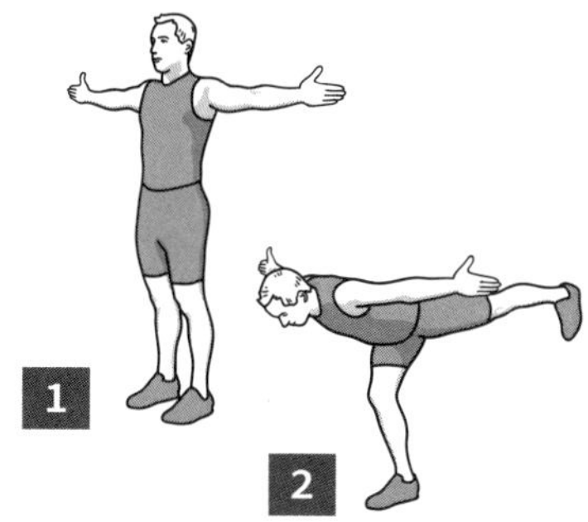

1. Im aufrechten, hüftbreiten Stand die Arme seitlich auf Schulterhöhe ausstrecken. Die Daumen zeigen dabei nach oben. Den Blick nach vorn richten.
2. Die Hüfte beugen, den gestreckten Oberkörper nach vorn neigen und das linke Bein gestreckt nach hinten anheben. Das Standbein dabei leicht beugen. Oberkörper und linkes Bein bilden eine Linie und sind parallel zum Boden ausgerichtet, den Blick nach unten richten. Wieder zurück in die Ausgangsposition kommen und direkt zur nächsten Wiederholung ansetzen. Nach einem Satz die Seite wechseln.

Gehaltene Brücke mit wechselndem Beinheben

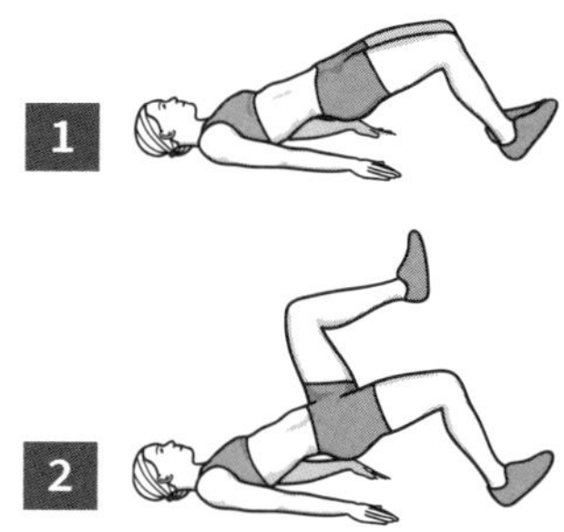

1. Auf den Rücken legen und die Fersen aufsetzen, sodass sich die Knie etwa im rechten Winkel befinden. Die Arme seitlich ablegen. Die Gesäßmuskulatur aktivieren und das Becken nach oben anheben.
2. Ein Bein anheben, sodass der Oberschenkel sich in der Senkrechten und der Unterschenkel in der Waagrechten befindet. Den Fuß wieder absetzen und wechselseitig mit dem rechten und linken Bein fortfahren. Das Becken bleibt dabei konstant angehoben.

Einbeiniges Beckenheben

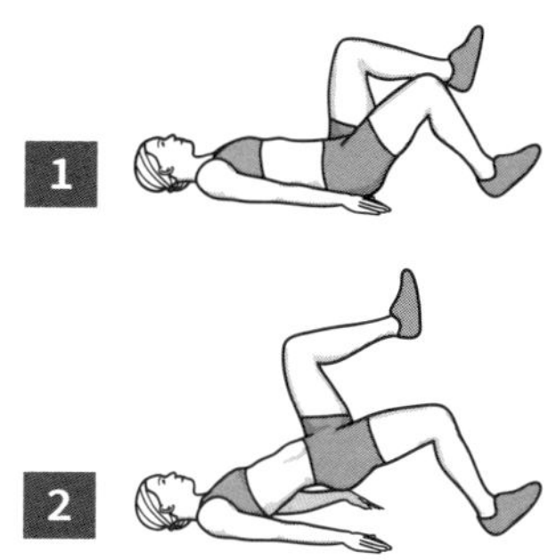

1. Auf den Rücken legen. Die Ferse eines Fußes aufsetzen, sodass sich das Knie auf dieser Seite im rechten Winkel befindet. Das gegenüberliegende Bein angewinkelt anheben, sodass der Oberschenkel senkrecht nach oben zeigt.
2. Das Becken so weit wie möglich nach oben schieben. Danach bis knapp über den Boden wieder absenken. Nach einem Satz die Seite wechseln.

Übungsregister